全国中医药行业高等教育"十四五"规划教材

全国高等中医药院校规划教材（第十一版）

护理管理学

（新世纪第四版）

（供护理学专业用）

主　编　全小明　柏亚妹

U0302426

中国中医药出版社

·北　京·

图书在版编目（CIP）数据

护理管理学 / 全小明，柏亚妹主编 . —4 版 . —北
京：中国中医药出版社，2021.6（2022.9重印）
全国中医药行业高等教育"十四五"规划教材
ISBN 978-7-5132-6877-6

Ⅰ . ①护… Ⅱ . ①全… ②柏… Ⅲ . ①护理学—管理
学—中医学院—教材 Ⅳ . ① R47

中国版本图书馆 CIP 数据核字（2021）第 053487 号

融合出版数字化资源服务说明

全国中医药行业高等教育"十四五"规划教材为融合教材，各教材相关数字化资源（电子教材、PPT 课件、
视频、复习思考题等）在全国中医药行业教育云平台"医开讲"发布。

资源访问说明

扫描右方二维码下载"医开讲 APP"或到"医开讲网站"（网址：www.e-lesson.cn）注
册登录，输入封底"序列号"进行账号绑定后即可访问相关数字化资源（注意：序列号
只可绑定一个账号，为避免不必要的损失，请您刮开序列号立即进行账号绑定激活）。

资源下载说明

本书有配套 PPT 课件，供教师下载使用，请到"医开讲网站"（网址：www.e-lesson.cn）认证教师身份后，
搜索书名进入具体图书页面实现下载。

中国中医药出版社出版

北京经济技术开发区科创十三街 31 号院二区 8 号楼
邮政编码　100176
传真　010-64405721
河北品睿印刷有限公司印刷
各地新华书店经销

开本 889×1194　1/16　印张 16.5　字数 435 千字
2021 年 6 月第 4 版　2022 年 9 月第 3 次印刷
书号　ISBN 978-7-5132-6877-6

定价　65.00 元
网址　www.cptcm.com

服务热线　010-64405510　　微信服务号　zgzyycbs
购书热线　010-89535836　　微商城网址　https://kdt.im/LIdUGr
维权打假　010-64405753　　天猫旗舰店网址　https://zgzyycbs.tmall.com

如有印装质量问题请与本社出版部联系（010-64405510）

全国中医药行业高等教育"十四五"规划教材
全国高等中医药院校规划教材(第十一版)

《护理管理学》
编委会

主 编

全小明(广州中医药大学)　　　　　　柏亚妹(南京中医药大学)

副主编

岳树锦(北京中医药大学)　　　　　　周秀玲(长春中医药大学)

秦元梅(河南中医药大学)　　　　　　沈　勤(浙江中医药大学)

王佳琳(成都中医药大学)　　　　　　邵芙蓉(安徽中医药大学)

张春宇(黑龙江中医药大学)

编 委(以姓氏笔画为序)

王　凌(湖北中医药大学)　　　　　　王　博(山东中医药大学)

田先丽(贵州中医药大学)　　　　　　危絮罡(福建中医药大学)

江　虹(江西中医药大学)　　　　　　李　艳(天津中医药大学)

李东雅(湖南中医药大学)　　　　　　李光珍(西南医科大学)

宋玉磊(南京中医药大学)　　　　　　陈　玲(广西中医药大学)

林雪梅(广州中医药大学)　　　　　　孟艳君(山西中医药大学)

郭　趣(云南中医药大学)　　　　　　黄　铮(上海中医药大学)

焦金梅(首都医科大学)

学术秘书

杨湘薇(广州中医药大学)

全国中医药行业高等教育"十四五"规划教材
全国高等中医药院校规划教材（第十一版）

专家指导委员会

名誉主任委员

余艳红（国家卫生健康委员会党组成员，国家中医药管理局党组书记、副局长）

主任委员

王志勇（国家中医药管理局党组成员、副局长）

秦怀金（国家中医药管理局党组成员、副局长）

副主任委员

王永炎（中国中医科学院名誉院长、中国工程院院士）

张伯礼（天津中医药大学名誉校长、中国工程院院士）

黄璐琦（中国中医科学院院长、中国工程院院士）

卢国慧（国家中医药管理局人事教育司司长）

委　员（以姓氏笔画为序）

王　伟（广州中医药大学校长）

石　岩（辽宁中医药大学党委书记）

石学敏（天津中医药大学教授、中国工程院院士）

匡海学（教育部高等学校中药学类专业教学指导委员会主任委员、黑龙江中医药大学教授）

吕文亮（湖北中医药大学校长）

朱卫丰（江西中医药大学校长）

刘　力（陕西中医药大学党委书记）

刘　星（山西中医药大学校长）

安冬青（新疆医科大学副校长）

许二平（河南中医药大学校长）

李灿东（福建中医药大学校长）

李金田（甘肃中医药大学校长）

杨　柱（贵州中医药大学党委书记）

余曙光（成都中医药大学校长）

谷晓红（教育部高等学校中医学类专业教学指导委员会主任委员、北京中医药大学党委书记）

冷向阳（长春中医药大学校长）

宋春生（中国中医药出版社有限公司董事长）

陈　忠（浙江中医药大学校长）

陈可冀（中国中医科学院研究员、中国科学院院士、国医大师）

金阿宁（国家中医药管理局中医师资格认证中心主任）

周仲瑛（南京中医药大学教授、国医大师）

胡　刚（南京中医药大学校长）

姚　春（广西中医药大学校长）

徐安龙（教育部高等学校中西医结合类专业教学指导委员会主任委员、北京中医药大学校长）

徐建光（上海中医药大学校长）

高秀梅（天津中医药大学校长）

高树中（山东中医药大学校长）

高维娟（河北中医学院院长）

郭宏伟（黑龙江中医药大学校长）

曹文富（重庆医科大学中医药学院院长）

彭代银（安徽中医药大学校长）

路志正（中国中医科学院研究员、国医大师）

熊　磊（云南中医药大学校长）

戴爱国（湖南中医药大学校长）

秘书长（兼）

卢国慧（国家中医药管理局人事教育司司长）

宋春生（中国中医药出版社有限公司董事长）

办公室主任

张欣霞（国家中医药管理局人事教育司副司长）

李秀明（中国中医药出版社有限公司副经理）

办公室成员

陈令轩（国家中医药管理局人事教育司综合协调处副处长）

李占永（中国中医药出版社有限公司副总编辑）

张峘宇（中国中医药出版社有限公司副经理）

沈承玲（中国中医药出版社有限公司教材中心主任）

前 言

为全面贯彻《中共中央 国务院关于促进中医药传承创新发展的意见》和全国中医药大会精神，落实《国务院办公厅关于加快医学教育创新发展的指导意见》《教育部 国家卫生健康委 国家中医药管理局关于深化医教协同进一步推动中医药教育改革与高质量发展的实施意见》，紧密对接新医科建设对中医药教育改革的新要求和中医药传承创新发展对人才培养的新需求，国家中医药管理局教材办公室（以下简称"教材办"）、中国中医药出版社在国家中医药管理局领导下，在教育部高等学校中医学类、中药学类、中西医结合类专业教学指导委员会及全国中医药行业高等教育规划教材专家指导委员会指导下，对全国中医药行业高等教育"十三五"规划教材进行综合评价，研究制定《全国中医药行业高等教育"十四五"规划教材建设方案》，并全面组织实施。鉴于全国中医药行业主管部门主持编写的全国高等中医药院校规划教材目前已出版十版，为体现其系统性和传承性，本套教材称为第十一版。

本套教材建设，坚持问题导向、目标导向、需求导向，结合"十三五"规划教材综合评价中发现的问题和收集的意见建议，对教材建设知识体系、结构安排等进行系统整体优化，进一步加强顶层设计和组织管理，坚持立德树人根本任务，力求构建适应中医药教育教学改革需求的教材体系，更好地服务院校人才培养和学科专业建设，促进中医药教育创新发展。

本套教材建设过程中，教材办聘请中医学、中药学、针灸推拿学三个专业的权威专家组成编审专家组，参与主编确定，提出指导意见，审查编写质量。特别是对核心示范教材建设加强了组织管理，成立了专门评价专家组，全程指导教材建设，确保教材质量。

本套教材具有以下特点：

1.坚持立德树人，融入课程思政内容

把立德树人贯穿教材建设全过程、各方面，体现课程思政建设新要求，发挥中医药文化育人优势，促进中医药人文教育与专业教育有机融合，指导学生树立正确世界观、人生观、价值观，帮助学生立大志、明大德、成大才、担大任，坚定信念信心，努力成为堪当民族复兴重任的时代新人。

2.优化知识结构，强化中医思维培养

在"十三五"规划教材知识架构基础上，进一步整合优化学科知识结构体系，减少不同学科教材间相同知识内容交叉重复，增强教材知识结构的系统性、完整性。强化中医思维培养，突出中医思维在教材编写中的主导作用，注重中医经典内容编写，在《内经》《伤寒论》等经典课程中更加突出重点，同时更加强化经典与临床的融合，增强中医经典的临床运用，帮助学生筑牢中医经典基础，逐步形成中医思维。

3.突出"三基五性"，注重内容严谨准确

坚持"以本为本"，更加突出教材的"三基五性"，即基本知识、基本理论、基本技能，思想性、科学性、先进性、启发性、适用性。注重名词术语统一，概念准确，表述科学严谨，知识点结合完备，内容精炼完整。教材编写综合考虑学科的分化、交叉，既充分体现不同学科自身特点，又注意各学科之间的有机衔接；注重理论与临床实践结合，与医师规范化培训、医师资格考试接轨。

4.强化精品意识，建设行业示范教材

遴选行业权威专家，吸纳一线优秀教师，组建经验丰富、专业精湛、治学严谨、作风扎实的高水平编写团队，将精品意识和质量意识贯穿教材建设始终，严格编审把关，确保教材编写质量。特别是对32门核心示范教材建设，更加强调知识体系架构建设，紧密结合国家精品课程、一流学科、一流专业建设，提高编写标准和要求，着力推出一批高质量的核心示范教材。

5.加强数字化建设，丰富拓展教材内容

为适应新型出版业态，充分借助现代信息技术，在纸质教材基础上，强化数字化教材开发建设，对全国中医药行业教育云平台"医开讲"进行了升级改造，融入了更多更实用的数字化教学素材，如精品视频、复习思考题、AR/VR等，对纸质教材内容进行拓展和延伸，更好地服务教师线上教学和学生线下自主学习，满足中医药教育教学需要。

本套教材的建设，凝聚了全国中医药行业高等教育工作者的集体智慧，体现了中医药行业齐心协力、求真务实、精益求精的工作作风，谨此向有关单位和个人致以衷心的感谢！

尽管所有组织者与编写者竭尽心智，精益求精，本套教材仍有进一步提升空间，敬请广大师生提出宝贵意见和建议，以便不断修订完善。

国家中医药管理局教材办公室

中国中医药出版社有限公司

2021 年 5 月 25 日

编写说明

　　《护理管理学》是全国中医药行业高等教育"十四五"规划教材之一。本次编写是根据行业人才需求和全国各高等中医药院校教育教学改革新发展，在国家中医药管理局的领导下，由国家中医药管理局教材办公室在总结历版中医药行业规划教材建设经验基础上，进行统一规划编写的。

　　本次编写在保留上一版教材以管理职能为主线的经典结构前提下，对教材内容做了整合和补充，吸取国内外护理管理新理念、新知识和新方法，增加了护理管理者的角色及基本素质、护理管理面临的挑战及发展趋势、护士层级管理、护士岗位管理、护士薪酬管理、压力管理、护理信息管理等内容。同时，对一些概念和知识点，配合案例加以解释说明，提高了教材的实用性。每章增加课程思政内容，以更好地培养学生的职业素养及高尚情操。配套的融合出版数字化资源有教学大纲、ppt、习题等。

　　本教材第一章第一节、第二节由宋玉磊编写，第三节、第四节由柏亚妹编写；第二章第一节由沈勤编写，第二节由李东雅编写；第三章第一节、第二节由邵芙蓉编写，第三节、第四节由焦金梅编写；第四章第一节、第二节、第三节由秦元梅编写，第四节、第五节由孟艳君编写；第五章第一节、第二节由全小明编写，第三节、第七节由王凌编写，第四节、第五节、第六节由林雪梅编写；第六章第一节、第二节由周秀玲编写，第三节、第四节由江虹编写；第七章第一节、第二节由王博编写，第三节、第四节由郭趣编写；第八章第一节、第二节、第三节由张春宇编写，第四节由田先丽编写，第五节由李艳编写；第九章第一节、第二节由黄铮编写，第三节、第四节由李光珍编写；第十章由王佳琳编写；第十一章第一节由陈玲编写，第二节由危鬃罡编写；第十二章由岳树锦编写。

　　本教材立足于面向本科护理学专业学生及临床护理人员，既可以作为本科护理学专业学生的教科书，也可以作为临床护理人员提升专业能力的指导用书。

　　在本教材编写过程中，得到了有关专家的支持，参考并引用了国内外大量相关文献，在此一并致谢。对于本教材中不足之处，敬请读者提出宝贵意见，以便再版时修订提高。

《护理管理学》编委会

2021 年 6 月

目 录

学习目标：

识记：能准确地阐述管理、管理学、护理管理的概念；正确叙述管理的职能及方法。

理解：能理解管理的内涵和基本特征；能理解护理管理的内容和任务；能理解护理管理者的角色。

运用：能根据管理职能，结合临床实际，对管理者的工作进行分析和评价；能结合内外部环境，分析影响护理管理发展的因素。

案例导入

黎秀芳，护理专家，护理教育家，是新中国护理事业的主要奠基人、中国军队首位南丁格尔奖获得者（图1-1）。

中华人民共和国成立初期，由于护士人数较少，管理制度不健全，护理管理处于起步阶段。在西北军区总医院开展护理工作期间，黎秀芳看到当时的护理工作分不清先后缓急，治疗中时有差错发生，给患者带来不必要的痛苦，她下决心要改变这种状况。经过调查研究，黎秀芳与同事们一起总结，提出"三级护理"的概念，并加强发药治疗的"三查七对"，以及书写护理文书时的"对抄勾对"等护理管理制度。并且这些制度迅速在全国各医院推广应用，有效降低了护理差错事故的发生。1955年2月，她撰写的论文《三级护理》刊登于《护理杂志》，后被苏联《护士》杂志转载，奠定了我国现代护理科学管理的基础。

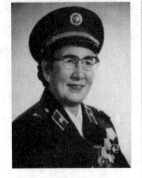

图1-1 军中南丁格尔——黎秀芳

她连续37年担任中华护理学会副理事长，先后担任全军护理专业组副组长、组长、顾问等职。在任职期间，她对护理人员的学历结构、技术状况、人员配置等情况进行调查，多次向政府和有关部门建议改善和提高护士的待遇。为了提高护士的整体素质，她积极健全各级护理专业组织，大力倡导开展学术活动，在培养军队护理人才和提高军队护理质量方面做出了卓越贡献。

2007年7月9日，黎秀芳因病逝世，享年91岁。她虽然走了，但留给我们太多的财富和思考。请从护理管理者的角度分析，护理管理者应该具备哪些素质？一名优秀的护理管理者在临床工作中应承担哪些角色？

随着医学科学的飞速发展，现代医学模式的转变及人类健康观念的更新，护理工作的内容和对象发生了很大的变化，护理管理工作也同样拓展了更广阔的内容。作为一名护理工作者，学习护理管理学就是要总结前人的管理经验，在管理学原理和原则的指导下，通过对护理的含义、内容、方式及管理活动规律的系统研究，从而实现对护理工作的高效管理。

第一节 管理与管理学

管理活动是人类最基本的社会活动之一，是人类所特有的一种社会现象，并伴随着人类社会的发展而发展。管理活动是普遍存在的，并且按照一定规律进行，这些基本规律包括管理的一般原理、理论、方法和技术，于是就构成了一般管理学。而管理学来源于人类社会管理实践活动，是人类长期从事管理实践活动的科学总结，是人类智慧的结晶。所以在管理实践中运用管理学的原理和方法来指导和协调各方面关系，以达到实现组织目标的目的。

一、管理

（一）管理的概念

管理（management）自古有之，可以说自从有了人类就有管理活动。虽然管理和管理思想源远流长，但是对于什么是管理，古往今来，中外专家学者各抒己见，从不同的角度对其进行了阐述，以下是比较有代表性的几种观点。

科学管理之父弗雷德里克·泰勒（Frederick W.Taylor）对管理的解释是："管理就是确切地知道你要别人去干什么，并使他们用最好的方法去干。"这说明管理是一种明确目标，并授予被管理者工作方法，以求更好地达到目标的活动。

管理过程之父亨利·法约尔（Henri Fayor）认为："管理就是实行计划、组织、指挥、协调和控制的过程。"这一观点成为现代管理定义的基础。

决策理论学派代表人物赫伯特·西蒙（Herbert A.Simon）认为："管理就是决策。"这一观点强调了决策能力是管理者必须具备的基本能力。

现代管理学家哈罗德·孔茨（Harold Koontz）认为："管理是设计并保持一种良好环境，使人们在群体状态下高效率地完成既定目标的过程。"这一观点满足了组织行为学和管理伦理学对管理提出的最基本的要求，体现了管理对人的尊重和关怀。

管理学大师彼得·德鲁克（Peter F.Drucker）认为："管理是一种以绩效责任为基础的专业职能，管理是一种实践，其本质不在于'知'，而在于'行'；其验证不在于逻辑，而在于成果；其唯一权威就是成就。"德鲁克充分反映了经验主义学派的观点，一再强调管理是实践的综合艺术。

综上所述，可以给管理做如下定义：管理是运用管理职能，有效配置组织的有限资源，使组织成员在群体状态下高效率地实现组织既定目标和责任的过程。这一定义包括四层含义。

（1）管理是有目的的活动 管理的目的是通过群体的力量实现组织目标。世界上既不存在无目标的管理，也不可能实现无目标的管理。

（2）管理是运用各种管理职能的过程 管理活动具体要落实到计划、组织、人事、领导和控制等一系列管理职能上。它们是管理工作最基本的手段和方法，也是管理活动区别于一般作业活动的主要标志。

（3）管理的本质是协调 通过协调组织内外部的资源，以保证组织目标的实施。①协调组织内部资源（也就是管理的对象），如通过对组织内部人、财、物、时间、信息和空间等资源的协调，使组织成为一个有机的整体，以充分发挥组织的效能。②协调组织外部资源，如国家的政策法规、群众的健康需求、生活方式、风俗习惯，使组织能得到可持续发展。

（4）管理应当是有效的　高效率是管理活动追求的主要目标，主要体现在以尽可能少的投入获得尽可能多的产出。

（二）管理的特征

1. 管理的二重性　二重性是指事物所具有的双重特征。管理存在两种属性，即管理为了合理组织社会生产力所表现出来的自然属性，和在一定社会生产关系下所体现的社会属性。

（1）管理的自然属性　管理是由生产的社会化引起的，是有效地组织共同劳动所必需的。因此，管理具有与生产力、社会化大生产相联系的自然属性，也叫管理的生产力属性。管理的自然属性是管理的共性，在不同的国家和不同的社会制度中都是相同的。因此，在管理中有关组织社会化生产的一些方式，如护理程序、计算机在护理管理中的应用等，各国之间可互相通用。

（2）管理的社会属性　管理作为人类的一种社会活动，必然体现出社会中统治阶级的意志，并为其阶级利益服务。因此，它具有同生产关系、社会制度相联系的社会属性，也叫管理的生产关系属性。管理的社会属性是管理的个性，在不同的国家和不同的社会制度中是不同的。

管理的二重性是相互联系和相互制约的关系。一方面，管理的自然属性不可能孤立存在，它总是在一定的社会制度、生产关系中运行；同时，管理的社会属性也不可能脱离管理的自然属性而存在。另一方面，管理的自然属性要求具有一定社会属性的组织形式和生产关系与之相适应；同时，管理的社会属性也必然对管理的方法和技术产生影响。学习管理的二重性，对于学习与运用管理的科学理论和方法具有直接的现实意义。管理的自然属性为我们学习、借鉴发达国家管理经验提供了理论依据，使我们可以大胆地引进国外成熟的管理经验，以便迅速提高我国的管理水平。而管理的社会属性则告诉我们，决不能全盘照搬国外做法，必须考虑国情，建立有中国特色的管理模式。

2. 管理的科学性和艺术性　高效率的管理是科学性和艺术性的完美结合。管理的科学性是指管理作为一个活动过程，其间存在着一系列客观规律和必须遵守的相应法则。管理活动的科学性是指管理者在管理活动中遵循管理的原理和原则，按照客观规律解决管理中实际问题的行为活动过程。而管理的艺术性就是指管理的实践性，是指管理者在管理活动中除了要掌握一定的理论知识和方法外，还要有灵活运用管理知识和管理技能的技巧，能做到在原则基础上的灵活性，在非常情况下的应变性，强调在实践中发挥管理人员的创造性，并因地制宜地采取措施，为有效地进行管理创造条件。

管理实践活动是一门艺术，而指导这种实践活动的知识体系——管理学则是一门科学，所以管理既是科学，又是艺术，是科学性和艺术性的辩证统一。

3. 管理的普遍性和目的性　管理的普遍性表现在管理广泛存在于人类各种活动之中，涉及社会每一个角落，与人们的各项社会活动、家庭活动及组织活动息息相关。可以说自从有了人类，管理便随之产生并普遍存在。管理的目的性表现在管理同其他社会实践活动一样，都是有意识、有目的的活动，管理的目的就是为了实现组织目标。所谓管理活动就是围绕实现组织目标而进行的一系列社会活动，世界上既不存在无目标的管理，也不可能实现无目标的管理。

（三）管理的职能

管理职能是对管理的基本功能和活动内容的理论概括，是管理或管理人员所应发挥的作用或承担的任务。20世纪初期，法国管理学家亨利·法约尔（Henri Fayol）首次提出管理具有计划、组织、协调、指挥和控制五项职能。20世纪50年代中期，美国的两位管理学家哈罗德·孔茨

（Harold Koontz）和西里尔·奥·唐奈（Cyril O Donnell）认为管理具有计划、组织、人事、领导和控制五项职能。本书将从计划、组织、人力资源管理、领导、控制五个方面阐述管理的职能。

1.计划 计划是管理过程中的首要职能，是为实现组织目标而对未来行动方案做出预先筹划和安排的过程。它包括确定恰当目标，选择最优方案，决定最佳策略等。做好计划可以避免行动之前的盲目性，使管理工作高效有序地进行，以保证组织目标的实现。

2.组织 组织包括静态的组织和动态的组织。静态的组织是指组织形态；动态的组织是指组织工作。本书主要阐述动态的组织，即设计合理的组织结构、配备相关人员、制定相应职责、赋予对应权力等。总而言之，组织工作就是一个"搭台子、组班子、定规矩"的连续动态过程，是完成工作计划和实现组织目标的必要环节。

3.人力资源管理 人力资源管理是指管理者根据组织内部的人力资源供求状况所进行的人员招聘、选择、使用、评价和培训的过程。在管理的资源上来说，人力是最主要的资源。近年来，人力资源管理作为一项独立的管理职能，已逐渐发展成为一门独立的管理学科分支——人力资源管理学。

4.领导 领导是指管理者利用组织赋予的权力和自身素质指挥并影响下属为实现组织目标而努力的活动过程。领导是管理的最基本职能，贯穿于整个管理活动之中。有效的领导不仅需要管理者掌握丰富的沟通技巧和行之有效的领导方法，还要求发展独特的组织文化及营造和谐的工作氛围，为完成组织目标创造良好的环境。

5.控制 控制是管理者对管理活动进行规范、监督、调整的过程。是用正确的标准衡量计划的执行，一旦发现偏差，及时纠正，使管理活动回到既定的轨道上，以保证组织目标的实现。控制贯穿于管理过程的始终，是组织获得成功的重要保障。

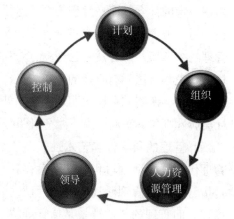

图1-2 管理的职能

管理职能循序完成，并形成周而复始的循环往复，这就是管理的基本过程。其中每项职能之间相互联系、相互影响以构成统一的有机整体。各种职能活动的次序不是一成不变的，常常是多项职能同时进行，互为条件，共同发挥管理作用（图1-2）。

（四）管理的基本方法

管理方法是指为行使管理职能，实现组织目标所采取的措施和手段。常用管理方法有行政方法、经济方法、教育方法、法律方法、数理分析方法等。

1.行政方法 行政方法是指在一定的组织内部，以组织的行政权力为依据，运用行政的手段，按照行政隶属关系来执行管理职能，实施管理的一种方法。行政方法的特点：①具有权威性：行政方法的实质是动用行政组织权威，也就是行政组织中的职务、职位及对应的职权来进行管理活动。②具有一定的强制性：以组织权力为基础，以下级服从上级为原则，其时效性强，见效快。③具有明确的范围：即它只能在行政管辖的区域内有效。行政方法具有集中统一等优点，但若运用不当，容易影响下属的积极性。另外，由于来自横向同等级别的指令往往无效，也会造成横向联系困难。

2.经济方法 经济方法是指以人们对物质利益的需要为基础，按照客观经济规律的要求，运用各种物质利益手段来执行管理职能，实现管理目标的方法。经济方法的特点：①利益性：经济方法主要利用人们对经济利益和物质利益的需求来引导被管理者。②交换性：经济方法实际上是以一定的交换为前提的，管理者运用一定的报酬手段影响被管理者去完成所承担的任务。③关联性：经济方法使用的范围十分广泛，影响面宽，与各个方面都有着直接或间接的联系。

经济方法虽然具有多方面的积极意义，但也有一定的局限性。一方面，单纯使用经济方法，容易导致"一切向钱看"的错误倾向。另一方面，人们除了物质需要外，还有社会、心理等方面的需要。在现代社会，随着生产力的迅速发展和人们生活条件的改善，物质利益的刺激作用将越来越小，因此，要在综合运用经济杠杆建立合理分配制度的基础上，采用多种管理方法，促进组织目标的实现。

3. 教育方法 教育方法是管理者通过长期有计划地、系统地对员工进行多方面的教育，影响下属人员的思想和行为的管理方法。教育方法的特点：①教育以转变人的思想、价值观为特征，以提高人的素质为目的，是一个较缓慢的过程。②在教育的过程中，教育者和受教育者都在提高，是一个相互学习、相互影响的活动。③教育形式具有多样性，教育的具体方法很多，如思想政治工作、企业文化建设、工作岗位培训、对员工的感情投资等都是行之有效的教育方法。

4. 法律方法 法律方法是运用法律、法规、条例等方式调整各种社会关系，实施管理的方法。法律方法的特点：①严肃性：法律和法规一旦颁布施行，就具有相对的稳定性，不得随意更改，并通过严格的执法活动维护法律的严肃和尊严。②规范性：法律、法规具有严格和准确的定义，有明确的执法范围及执法程序。③强制性：法律法规一旦颁布生效，就以国家强制力来保证实施。法律方法明确了社会各方的权利和义务，为组织和个人的行为界定了是非界限，为实施管理活动创造了良好的环境。

5. 数理分析方法 数理分析方法是建立在现代系统论、信息论、控制论等科学理论基础上的一系列数理分析和决策的方法。数理分析方法的特点：①模型化：指在假定前提条件下，运用一定的数理逻辑分析，针对需要解决的问题建立一定的模型。②客观性强：以客观数据说话，基本上不受人为因素影响。

此外，在管理过程中还广泛应用调查方法、社会学及心理学方法等其他方法。随着科技的进步，采用现代化的信息技术，综合运用多种方法，如系统分析法、质量分析法、经济分析法等管理实践的方法不断涌现。可以相信，在未来的管理中将会产生更多更加科学化的管理方法。

二、管理者

在任何一个组织中，成员大概可分为两类：管理者和操作者。管理者在组织工作中行使管理职能，承担管理责任，协调指挥他人活动，以促进组织目标的实现；操作者直接从事某项具体工作或任务，不具有监督其他人工作的职责。组织的管理职能是通过管理者来体现的，管理者必须明确自己扮演的管理角色有哪些，以及在扮演这些角色的过程中必须具备的技能和方法。

（一）管理者的类型

1. 按纵向管理层次划分

（1）高层管理者 高层管理者是对整个组织负有全面责任的管理者，如医院院长、学校校长、企业董事长、政府机关的最高行政领导者等。对于医院护理组织来说则是分管护理工作的副院长或护理部主任。高层管理者的职责是制定组织总体目标和战略方针政策，代表组织对外沟通，并评价整个组织的绩效。

（2）中层管理者 中层管理者是处于高层管理者和基层管理者之间的一个或若干个管理层次

的管理者，在管理层中处于承上启下的中间位置。如医院科主任、科护士长、企业部门经理等。中层管理者的主要职责是贯彻执行高层管理者所制定的重大决策，监督和协调基层管理者的工作。医院的科护士长一方面要接受护理部主任制定的医院护理总体目标和计划，另一方面要将其转化为本护理部门的细化目标和局部计划，还要将基层单位的信息及时反馈给上级主管，供高层管理者参考。与其他层次管理者相比，中层管理者更加注重组织的日常管理，并向高层管理者提供进行决策所需要的信息资料和各种方案。

（3）基层管理者 基层管理者又称一线管理者，是指现场管理、协助作业活动的管理者，如医院护士长、工厂车间的班组长、政府部门内的科长等。基层管理者的主要职责是给基层作业者分派具体工作，直接指挥和监督现场作业活动，确保各项具体工作任务的顺利完成。护士长作为护理组织的基层管理者，管理着病区日常护理工作，指挥协调护士完成各项护理任务。

管理活动离不开计划、组织、人力资源管理、领导、控制五大管理职能，但是不同层次的管理者履行各项管理职能的程度和重点有所不同。高层管理者在计划、组织、人力资源管理和控制职能上花费的时间和精力比较多，而基层管理者在领导职能上占用的时间和精力比较多，中层管理者居于两者之间。而在同一管理职能上，不同层次管理者在管理工作中表现的内涵也有所不同。如在计划职能上，高层管理者制定的是长远的战略规划，中层管理者制定的是中期的、本部门的管理性规划，而基层管理者侧重于制定短期的、本单位的业务和作业计划。

2. 按横向管理领域划分

（1）综合管理者 综合管理者也称为一般性管理者，是指负责某一组织的整体或组织中某部门整体的全面活动的管理者，如学校校长、医院院长、集团公司总裁、工厂厂长等。综合管理者拥有管辖组织的最高权力，有权指挥和支配整个组织或部门的所有职能活动和资源。

（2）职能管理者 职能管理者也称专业管理者，指负责组织中某种特定职能、某些特定专业方面的管理活动的管理者，如总工程师、财务处长、人事处长、护理部主任等。职能管理者大多具有某种专业或技术特长，他们只对组织管理中的某一职能或某一专业领域的活动目标负责，只在本职能或本专业中行使职权和领导工作。

对于现代组织来说，组织规模的扩大和环境的日益复杂使管理活动和业务活动的分工变得越发重要，需要更多不同类型、不同专业领域的管理者。管理者既可按纵向领域划分为不同层次、显示责任和权力的管理者，又可按横向领域划分为不同职能、显示分工和部门的管理者，只有这样才能形成纵横交错的网络管理系统，协助组织共同完成管理任务。

（二）管理者的角色

20世纪70年代初，亨利·明茨伯格（Henry Mintzberg）提出了著名的管理者角色理论，他将管理者在管理过程中需要履行的特定职责归纳为三大类型10种角色，即"三元"角色模式。

1. 人际关系型角色 管理者在履行组织职责时需要不断与组织内外的成员进行沟通，他们就在扮演人际关系角色。管理者在人际关系方面扮演了代言者、领导者和联络者三种角色，其目的是与组织其他成员协调互动，并为员工和组织提供导向和监督管理。

（1）代言者 作为所在单位的领导，管理者必须履行有关法律、社会、专业和礼仪等方面的责任。代言者代表的是组织行为，对组织能否顺利运转十分重要，不能被管理者所忽视。

（2）领导者 管理者是决定组织绩效和成败的重要因素，其个人行为影响着员工的态度和行为。领导者的角色最重要的是通过自身的影响力和创造力营造一个和谐的组织环境，他需要运用组织赋予的权力、各种管理手段和技巧，以及自身的人格魅力等，促使下属发挥出全部潜能。

（3）联络者 管理者不仅要在组织内部与上、下级保持密切联系，而且还要发展与外部的横向联络，进行多方面的接触与协调。通过与其他部门、其他专业的管理者、专家和员工的接触，建立广泛的学习合作关系，由此获得稀缺的资源和所需的信息。

2. 信息型角色 管理者既是所在单位的信息传递中心，也是组织内其他工作小组的信息传递渠道。信息处理是管理者工作的关键部分，组织成员依赖于管理者以获取或传递必要的信息。信息型角色是通过监督者、传播者、发言者三个角色来具体体现的。

（1）监督者 作为监督者，管理者持续监控组织内、外环境的变化以获取对组织有用的信息。如注意内部业务、外部事件、分析报告等，管理者通过掌握分析这些信息，才能有效地控制组织各种资源，识别组织的潜在威胁和机会。

（2）传播者 在传播者的角色中，管理者把他们所获取的大量信息进行分配和分享。在维护组织和谐的基础上，管理者会采用多种方式和方法向有关人员传递信息。

（3）发言者 管理者可运用信息提升组织影响，把信息传递给单位或组织以外的个人，向外界发布有关本部门公开的信息，如举行新闻发布会、向媒体或公众发布消息等，以使组织内外的人都对组织产生积极反应。

3. 决策型角色 在决策角色中，管理者负责做出组织的决策，让组织按照既定的路线行事，并分配资源以保证组织计划的实施。管理者在决策型角色中通过企业家、协调者（危机处理者）、资源分配者和谈判者四个角色来分别体现。

（1）企业家 管理者的角色功能体现在寻求组织和环境中的机会，敏锐地抓住机遇，在观念、思想、方法等方面勇于创新与改革，如提供新服务、发明新技术、开发新产品等，以谋划和改进组织的现状和未来。

（2）协调者 一个组织无论被管理得多么好，它在运行的过程中，总会遇到或多或少的冲突或问题，管理者必须善于处理冲突或解决问题，协调各方面的关系以达成共识。

（3）资源分配者 管理者要负责分配组织的各种资源，以决定怎样才能最有效地利用人力资源和其他资源来提高组织绩效。

（4）谈判者 管理者常代表组织和其他管理者与组织内、外成员，商谈签订有关合同、协议和项目等，同时还要平衡组织内部资源分配的要求，尽力使各方要求达成共识。

护理管理者在任何情况下，承担的人际关系型、信息型和决策型的特定职责都不可分离。这三大类型10种角色表明，管理者从组织的角度来看是一位全面负责的人，但事实上却要担任一系列的专业化工作，既是通才，又是专家。按照亨利·明茨伯格界定的管理者角色，护理管理者角色活动如表1-1所示。

表1-1 护理管理者的角色与角色活动

角色类型	特定角色	举例：护理管理者角色活动
人际关系型	代言者	向护士阐述护理部未来工作目标；与合作单位签署科研协作项目文件；参加辖区内社区老人院开业仪式等
	领导者	为护士树立榜样，带领护士努力完成各项护理目标；主持会议；考核员工成绩；监督指挥员工工作等
	联络者	不断与各级护理人员进行沟通，协调不同部门管理者的工作，以实现资源共享
信息型	监督者	收集各种信息，监控内、外环境中可能对组织未来产生影响的变化，对各项护理活动进行监督管理，并及时反馈采取措施提高护理工作效益
	传播者	告知护士相关信息或告示，提示内外部环境变化可能对个人及组织所产生的变动等
	发言者	向社会推广医院护理部推出的服务新项目；代表护士向医院领导提出有关提高待遇的建议等

续表

角色类型	特定角色	举例：护理管理者角色活动
决策型	企业家	利用组织资源开发创新型护理产品和服务；提出护理文化的新理念；决策并参与医院护理项目方案等
	协调者	通过协商、调解、解释等方法，对护理工作矛盾或突发的护理事件及时采取应对措施
	资源分配者	评估和制定不同护理单元所需的人力资源和其他资源，保证临床医疗护理工作的正常运转
	谈判者	代表本院与合作的护理院校商谈临床教学合作方式及法律责任等

（三）管理者的技能

管理者的管理绩效决定着组织的成败，而决定其绩效的关键因素之一是管理者是否具备与其所在管理岗位相适应的管理技能。因此，管理者除了扮演好各种各样的管理角色外，还要掌握应具备的管理技能。

美国管理学学者罗伯特·卡茨（Robert L.Katz）在 20 世纪 50 年代中期提出管理者必备 3 种基本技能，即概念技能、人际技能和技术技能，这 3 种技能的界定至今仍被沿用。

1. 概念技能（conceptual skill） 是指其观察、理解和处理各种全局性的复杂关系的抽象能力，近年来也有人将其称之为管理者的决策技能。包括感知和发现环境中的机会与威胁的能力；对全局性、战略性、长远性的重大问题的处理与决断能力；对突发事件、危机处境的应变能力等。

2. 人际技能（human skill） 是指管理者处理人事关系及人际关系的技能，具体是指在工作中与他人沟通并和谐相处的能力。护理管理者面对的人际关系纵向上包括上级和下级关系，横向上包括护理组织系统与其他职能部门、其他专业领域的关系，有时还涉及组织中的其他斜向关系和组织以外的相关组织关系。在同等情况下，人际技能可以有效地帮助护理管理者在工作中获得成功。

3. 技术技能（technical skill） 是指管理者运用自身所掌握的某些专业领域内的技术和知识来完成一项特定工作任务所具备的能力，这是管理者对相应专业领域进行有效管理的必备条件。如护理管理者必须具备熟练的护理专业知识与临床护理技能、熟悉医院护理工作程序、掌握护理质量管理标准与方法等。缺乏技术能力的支持，将影响管理者的决策能力和对业务管辖范围内各项管理工作的具体指导。管理者的技术技能可以通过学校专业技术教育和在职培训获得，并在实践中得以提高。

对于任何管理者来说，以上 3 种技能都是必不可少的，由于不同层次的管理者在组织中担负管理责任不同，因而对于不同层次管理者技能结构的要求也不同（图 1-3）。

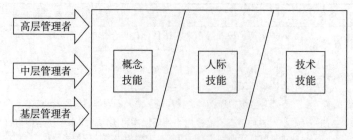

图 1-3 管理者技能模型

概念技能对于高层管理者最重要，对于中层管理者较重要，对于基层管理者较不重要。概念技能在高层管理者的技能结构中是首要的、核心的能力要素，是管理者自身的洞察能力和思维能力的综合体现。高层管理者所面对的管理问题是全局性、长远性和复杂性的，要解决这些问题所涉及的因素很多，涉及范围很广泛，高层管理者的决策能力和组织创新能力都有赖于概念技能。因此，概念技能是考量高层管理者素质高低的重要标准，管理者所处层次越高，对其概念技能要求也越高。

拥有高超精湛的技术技能可以增加管理工作的有效性。技术技能对于基层管理者最为重要，因为基层管理者（护士长）必须直接处理作业者（护士）所从事的工作。相对而言，技术技能对于中层管理者较为重要，对于高层管理者较不重要，但作为高层管理者至少应了解该专业领域的核心技术技能。

人际技能对于各个层次的管理者来说都是同等重要的。人际技能是管理者对外沟通和联络的基础，是信息传递的媒介。管理绩效的优劣离不开人际技能这一重要因素。

三、管理环境

管理环境是指影响组织生存和发展的各方面力量与条件因素的集合，它包括外部环境和内部环境两个方面。

1. 外部环境（external environment） 由外部可能影响组织实现自身目标的一切事物和因素构成，分为两大类。一类是组织面临的任务环境（task environment），通常包括现有的或潜在的竞争对手、资源供应商、服务对象等。另一类是一般环境（general environment），包括政治及法律环境、宏观经济环境、人口作用力、社会文化环境、技术环境及国际环境。一般环境通过影响任务环境而影响组织运行。

2. 内部环境（internal environment） 由组织内部可能影响管理者采取特定行动或战略能力的一切事物构成，包括组织的结构、文化、员工，以及其他有形或无形的资源。管理者在分析组织的内部环境时，通常对组织的优势和劣势进行识别。这种对内部的关注与对外部机遇的识别相互补充，能帮助管理者制定战略，这种分析方法就是 SWOT 分析（strengths——优势，weaknesses——劣势, opportunities——机遇, threats——威胁），这是战略计划和决策的标准内容。

护理管理的环境指医院和护理管理的内、外部环境，即对医院和护理管理的绩效产生影响的内、外部条件和力量的总和。从宏观讲，国家的政治、经济、法律、道德、政策、社会信仰、科技发展等对医院有着直接的推动和制约作用，从外部环境的角度对医院和护理工作起到规范和导向作用，使医院护理管理的活动符合国家和社会的利益。同时，医院的服务宗旨、机构性质、机构设置、管理方法、地理位置、服务对象、护理人员、护理管理者等构成护理管理的内部环境。护理管理人员不但要对外部环境的变化给予充分的关注，还要随着外部环境因素及内部各种因素的改变做出适当的调整，提高管理工作的主动性。

四、管理学

（一）管理学的定义

管理学（science of management）是一门系统地研究管理过程的普遍规律、基本原理和一般方法的科学，是自然科学和社会科学相互交叉产生的边缘学科。管理学研究的是管理的共性，但管理学发展到现代，已衍生出各种不同的管理学分支，如行政管理学、企业管理学、军队管理学、教育管理学、医院管理学、护理管理学等，它们虽然包含着共同的管理学原理和方法，但又具有其独特性。

（二）管理学的性质

1. 实践性 管理学的理论直接来源于管理的实践活动，并且直接为管理实践活动提供指导。管理学是通过对众多的管理实践活动进行深入的分析、总结，并在此基础上形成理论的科学。

2. 综合性 管理活动除了受生产力、生产关系、上层建筑等因素的影响之外，还受自然、心理甚至感情等因素的影响。要做好管理工作，提高管理的效率，管理者必须考虑组织内外存在的各种影响因素，掌握多种学科的知识，如心理学、行为学、社会学、经济学、政治学等。同时，要综合运用现代自然科学、社会科学的理论和方法分析解决社会发展给管理活动带来的各种复杂性难题。

3. 社会性 管理学研究的是管理活动中的各种关系及其一般规律。管理活动中，人既是管理的主体，也是管理的客体。人是社会群体的组成部分，组织是社会系统的子系统，组织中人际关系与管理活动有效性的关系是管理学研究的重点内容，这就决定了管理学必然带有很强的社会性特征。

（三）管理学的研究内容

管理学是系统地研究管理活动，揭示管理规律的基础性学科。它虽然是一门新兴学科，但已发展成一个庞大的学科体系，管理学研究内容既包括生产力、生产关系、上层建筑三个方面，也包括对管理活动的基本规律和一般方法的研究，目的是为管理实践和其他分支学科的发展提供一般性指导。所以管理学研究的内容可以从以下几个方面进行阐述。

1. 生产力、生产关系和上层建筑 包括如何配置与组合各种生产要素，促进生产力的发展与提高；怎样处理组织内部，以及组织与组织之间的关系，制定和完善各种规章制度来激励员工的积极性和主动性；研究如何使组织内部环境与组织外部环境相适应，使组织的意识形态（价值观、理念等）和规章制度与社会的政治、法律、道德等上层建筑保持一致。从而维持正常的生产关系，促进生产力的发展。

2. 管理思想的形成与演变 从历史的角度，回顾性地研究管理思想的形成与发展，主要是对管理史上各种观点、主张、思想、理论进行梳理和提炼，目的是继承和发展管理学的研究成果。

3. 管理原理与原则 管理原理主要研究管理基础理论中的一般性问题，即研究普遍适用于人类社会或某一特定社会形态的一般原理、原则和基本规律。管理原理是普遍性的管理规律，是对管理的实质及其基本运动规律的表述。管理原则是根据对管理原理的认识和理解而引申出的管理活动中所必须遵循的行为规范。

4. 管理职能与管理者 管理职能研究主要从管理的功能、过程、技能、角色、活动等多个方面探讨"管理者做什么"这一问题，目前管理的职能主要体现在计划、组织、人力资源管理、领导和控制五个方面。管理者是管理活动的主体，既包括个体，也包括群体。管理者研究主要探讨"什么人来做"这一问题，一个管理活动的成功与否，与管理者有着密切的关系。

（四）管理学的研究方法

1. 归纳法（inductive method） 是从个别到一般的研究方法，即通过客观存在的典型事物，分析事物之间的内在本质联系，从而找出事物变化发展的一般规律。归纳法有助于在诸多管理经验中总结出普遍规律，在管理实践的发展中提出新的管理理论。

2.演绎法（deductive method） 是从普遍性结论或一般性事物推导出个别性结论的方法。在管理学研究中运用演绎法，表现为从某个概念或原理出发，建立起反映某种逻辑关系的模型，通过计算和推理得到对特定问题的结论。

3.实验法（experimental method） 是一种能够让管理研究者探讨因果关系的观察法。对管理学来说，即人为设定某些条件，观察并比较条件存在与否情形下的结果之间有无不同。实验法在管理学中适用范围有限，须界定明确的概念和假设。著名的"霍桑试验"就是运用实验法进行管理学研究的典范之一。

4.比较研究法（comparative study） 是通过分析一组事物之间的异同，找出一般性和特殊性的内容，是管理学常用的研究方法。20世纪50年代末，由于国际经济一体化日趋明显，跨国公司迅速发展，在比较研究法的基础上发展了比较管理学，以探索适用于不同国家、不同体制和社会背景下的适当管理模式。

5.案例分析法（case study） 是通过对管理实践中典型案例的分析，总结出行之有效的管理经验和方法，再反过来指导管理实践活动。案例分析法能将抽象的管理学理论和原理与具体生动的管理案例结合起来，成为目前管理学界风靡全世界的成功教学法，由此培养出大批优秀的企业家和政治家。

第二节 管理的基本原理与原则

管理的基本原理是对管理工作的本质及其基本规律的科学分析和概括。管理原则是根据对管理原理的认识和理解而引申出的管理活动中所必须遵循的行为规范。由于管理的原理和原则是对大量管理经验的升华，其正确性经管理实践所证明，所以研究管理的基本原理和原则，对于护理管理工作有着普遍的指导意义。现代管理的基本原理包括系统原理、人本原理、动态原理和效益原理。

一、系统原理及相应原则

（一）系统原理

系统原理（systematic principle）是运用系统论的基本思想和方法指导管理实践活动，解决和处理管理的实际问题。系统原理来源于系统论，系统论是20世纪40年代美籍奥地利学者贝塔朗非（L. V. Bertalanffy）创立的，为管理上的系统分析和系统工程的产生、发展奠定了基础。

1.系统的概念 系统是由若干个相互区别又相互联系、相互作用、相互依赖的要素组合而成的，具有特定功能的，并处于一定环境中的有机整体。

系统是一个相对的概念，许多系统可以组成一个大系统，一个系统又可以有许多子系统。要素是系统的基本组成，它决定着系统的联系、结构、功能等性质和状态，从而决定着系统的本质。如医院是一个具有特定功能的完整系统，医院内护理系统是其中的一个子系统。护理系统与医疗、后勤等其他子系统之间有着密切的联系，存在着相互依存又相互制约的关系。而护理系统又可以划分为护理工作运行子系统，护理系统内的各子系统也同样相互联系、相互制约。

2.系统的特征

（1）整体性 表现为系统是由两个或两个以上相互区别的要素，按照一定的方式和目的，有秩序地排列而成的，系统的功效大于各要素的功效之和。例如，医院作为一个整体系统，由医疗、护理、医技、行政、后勤等部分组成，而医院系统的功效远大于护理、医疗等子系统的功效之和。

（2）相关性　指系统中的各要素和组成，都是相互联系、相互作用的。如医院作为一个系统，其护理子系统与医院的医疗、医技、后勤等其他子系统之间有着密切的联系，存在着既相互依存又相互制约的关系。

（3）层次性　复杂的系统是有层次的，对某一系统来说，它既由多个子系统组合而成，同时又要作为一个子系统去参与更大的系统的组成。例如护理系统从业务上可以划分为护理服务子系统、支持子系统、扩展子系统等，但它同时又是医院系统中的一个子系统。

（4）动态平衡性　系统不是静止不动、一成不变的，而是不断运动和发展变化的，以维持动态平衡，并通过反馈来控制动态平衡。系统的平衡性是指系统需要处于一个相对稳定的状态，以保证系统的正常运转和发挥。系统的动态性是指系统的生存和发展需要根据内、外环境的变化随时进行调整和变化，当然这种调整和变化是在系统相对稳定的状态下实现的。也就是说，系统通过不断从外界接受物质、信息和能量，经过系统内部的运行过程，再输出一些物质、信息和能量，同时通过反馈机制调整系统内部的运行程序，从而保持系统的自身平衡，使系统始终处于良性上升阶段。

（5）目的性　任何一个系统都有明确的总目标，子系统为完成大系统的总目标而进行各方面的协调工作，而子系统也有自己的分目标。通常一个系统只有一个目标。目标不明确，或者混淆了不同的目标，都必然导致管理工作陷于混乱。

3. 系统原理的含义　任何一种组织都可视为一个完整的开放的系统和某一大系统中的子系统，在认识和处理管理问题时，应遵循系统论的观点和方法，以系统论作为管理的指导思想。

（二）系统原理相应原则

1. 整分合原则　整分合原则要求管理者在对整体工作充分了解的基础上，将整体分解成若干基本要素，进行功能明确的分工，并在分工基础上进行科学的、有效的组织综合，以实现系统目标。由此可见，把握整体、科学分解、组织综合是整分合原则的三个基本环节。

高效率的管理必须在整体规划下明确分工，并在分工的基础上有效地综合。例如，目标管理就是把总目标按护理组织的层次、等级层层分解，形成各级分目标，再将分目标构成一个网络，在护理总目标的指导下，明确下级和个人的分目标，且分目标是为了保证总目标的实现。

2. 反馈原则　反馈是控制论中一个极为重要的基本概念。所谓反馈就是控制系统把信息输送出去，又把其作用结果返送回来，并对信息的再输出发生影响，起到控制作用，以达到预定的目标。

任何特定组织都是一个闭环控制系统，管理方式和管理手段构成一个连续闭合的回路，在这个闭环系统中，反馈起着关键的作用。反馈将经过处理后输出的信息返送回输入端，以影响系统性能，控制整个系统。只有管理体制上保证信息反馈的有效运转，才能使管理工作充满活力。例如护理部下达任务后，同时要制定反馈方案，进行定期的检查，以验证效果，发现问题，及时纠正和改进，从而使任务保质保量地完成。

（三）系统原理在护理管理中的应用

1. 具有全局观念　系统原理要求护理管理者在错综复杂的实际工作中，不能孤立地看问题，必须把握整体和全局，用系统分析的方法，分析实际问题。如医院是一个大系统，护理部门是医院大系统中的子系统,护理部门的各项工作应与医院总目标一致,并且要与相关部门协调配合,而不能过分强调护理的独立性。所以作为一个护理管理者要正确处理护理系统内部与外部、局部与全局、眼前与长远利益的关系。这也是衡量护理管理者能否做好管理工作的基本标准之一。

2. 运用整分合原则,提高护理管理效率　护理管理者对管理工作要有一个整体规划,将总目标和任务用科学的方法分解落实,明确分工,综合管理,追求管理系统的整体最优,达到提高护理管理效率的目的。

3. 运用反馈原则,完成护理管理目标　护理管理者可通过灵敏的反馈系统发现护理管理中的新情况和新问题,采取相应措施对其做出及时反馈,使管理活动按照预期目标发展,逐步完成护理管理目标。

二、人本原理及相应原则

人性化护理服务,一切从"心"开始

某医院全体护理人员在新的一年从"心"开始,在护理工作中倡导"以人为本"的理念,为患者提供人性化护理服务,将真诚的关怀、细致的服务、精湛的技术贯穿于护理工作的全过程,让患者感受到来自护理人员的真诚和关爱。在实施护理服务的过程中,护理人员始终将患者的需求放在首位,做到专业知识与人文关怀结合,例如在病房内摆放绿植、张贴宣传画、确保灯光柔和等,能够减轻患者的紧张感并提升其身心舒适度;在病区添置轮椅等,为患者日常生活以及治疗提供便利;认真倾听患者的心声,运用专业知识对患者进行疏导,缓解其消极情绪;在病房内张贴小心烫伤、小心地滑等标志,协助行动不便的患者进行皮肤清洁、如厕、起床等,防止出现意外事件;尽量集中进行护理技术操作,防止噪音影响患者休息。

护理因为融入了人文关怀,其内涵才更丰富和深刻,这有助于拉近护理人员与患者的距离,为患者提供更为舒心、更加满意的护理服务。

(一)人本原理

人本原理(human principle)是以人为本的管理原理,又称为主体能动性原理。是指一切管理均应以调动人的积极性、做好人的工作为根本。这一原理要求管理者要将组织内人际关系的处理放在重要地位,把管理工作的重点放在激发被管理者的积极性和创造性上,努力为被管理者的需求满足和自我实现创造各种机会。

(二)人本原理相应原则

1. 能级原则　组织是一个具有不同层次、不同能级的复杂系统。在组织系统中,每一个子系统根据本身能量的大小而处于不同的地位,即构成管理能级,使管理有规律地进行,以获得最佳管理效率和效益。在现代管理活动中,根据不同的能级,建立层次分明的组织机构,安排与职位能级相适应的人去担负管理任务,给予不同的权力与报偿,称为管理的能级原则。能级原则必须保证管理结构具有最大的稳定性,管理能级应与权力、利益相对应,与人才在动态中相对应。

2. 动力原则　人的行为是建立在需要和动机上的。需要使人产生动机,而动机诱发人们采取行动去满足需要。人的行为具有可塑性,同时受到目标高低和外界环境的影响。

人的行为动力主要有三种类型:物质动力、精神动力和信息动力。物质动力是人生存发展的

基础，是组织行为的首要动力；精神动力是实现人高层次需要的源泉，是激发人持久努力的核心动力；信息动力为人在组织中的适应性发展和职业生涯规划提供了前提条件，是人在 21 世纪快速发展时代提高竞争力的关键。管理者要正确认识和把握三种动力的作用和相互关系，建立有效的动力机制，综合协调运用各种动力。

（三）人本原理在护理管理中的应用

1. 树立以人为本的管理理念　传统的护理管理者一味强调严格管理，很少注重发挥护士的积极性和创造性，与人本原理的要求背道而驰，结果往往事倍功半。现代的护理管理者越来越重视组织中"人"的因素，强调以人为本进行管理。如在护理管理中引入激励机制，建立以人为本的科学合理的绩效考评制度等，从而提高护理人员的积极性和创造性，发挥其主导作用。

2. 根据护理人员的特点按层级进行能级管理　护理管理者应准确全面地掌握下属的能力和特长，使护理人员的能力和岗位相匹配，并能根据护理人员的能力与岗位的动态变化而调整，不同的岗位层级承担不同的责任并赋予相应的权力和利益。

3. 运用三种动力提高护理人员的主观能动性　护理管理者应分析不同护理人员的行为基础和工作动态，充分了解其个人和职业发展需求，掌握三种动力对其产生的不同作用，建立有效激励机制，使管理达到最佳效果。

三、动态原理及相应原则

（一）动态原理

动态原理（dynamic principle）体现在管理的主体、对象、手段和方法上的动态变化，同时，组织的目标以至管理的目标也处于动态变化之中，因此有效的管理是一种随机制宜、因情况而调整的管理。动态管理原理要求管理者不断更新观念，避免僵化的、一成不变的思想和方法。

（二）动态原理相应原则

1. 弹性原则　弹性原则指管理应具有伸缩性，要求管理者在进行决策和处理管理问题时，除了尽可能考虑多种因素之外，还要留有余地，以求综合平衡；同时，在组织机构的设计上，在管理层次和管理部门的划分上也应富有弹性，使组织机构能适应环境的变化。

2. 随机制宜原则　随机制宜原则与权变管理学派的管理思想相一致，反映了管理活动应从具体实际出发，任何管理思想、管理理论和方法只适用于特定的管理活动中，而不可能成为解决一切问题的灵丹妙药。

（三）动态原理在护理管理中的应用

1. 在护理管理中树立动态管理指导思想　护理管理活动具有复杂性、不确定性、突发性、风险性等特点。针对这些特点进行有效的预见性管理，可以帮助护理管理者在管理活动中对内、外环境变化做出适应性反应，避免由于其他因素变化给管理带来的被动局面。如护理部每年在年初都会制定详细的年度工作计划，对全年的工作进行计划和部署，但这个计划在实施过程中，可能会随着医疗环境的不断变化而做出相应的调整，以应对不断变化的新形势的需要。所以，一方面要求护理管理者在制定计划时要科学地留有余地，另一方面要不断根据环境的改变及时调整工作重心，这就是护理管理者应具备动态管理的能力。

2. 对护理人力资源实施弹性管理 面对临床护理管理工作中常常出现的护理人力不足的现象，护理部主任或科护士长可以根据各病区的基本人员配备人数、科室工作量及危重患者情况等方面，了解相关科室对各级护士的需求情况，对全院或全科护士进行科学调配，避免护理人力资源浪费。

3. 运用随机制宜原则进行有效管理 护理管理者在制定护理工作计划、人力资源配置、护理改革创新等方面都应遵循随机制宜原则，做到因时、因地、因人、因事实施动态管理，这样才能保证护理管理适应社会发展的需求。

四、效益原理及相应原则

（一）效益原理

效益原理（efficiency principle）是指组织的各项管理都要以实现有效性、追求高效益作为目标的一项管理原理。它表明现代社会中任何一种有目的的活动，都存在着效益问题，效益是组织活动的综合体现。任何企业都应当将追求高效益作为管理活动的根本准则，以最小的消耗和代价，获取最佳的社会效益和经济效益。

（二）效益原理相应原则

价值原则包括了经济价值和社会价值，是二者的统一体。一般来讲，价值决定于功能和成本之比，功能越高，成本越低，价值就越大，反之价值就越小。所以要取得较大价值，可以通过提高功能和（或）降低成本的途径，将大价值、高效能和低成本作为管理工作的目标，落实到每件事、每个人。

（三）效益原理在护理管理中的应用

1. 在护理管理中树立正确的效益观 护理管理者在进行各项护理管理时，都要遵循效益原理，用最少的投入换取最佳的管理效益，并将经济效益和社会效益放在同等重要的位置，保持两种效益的一致性。如果一味追求经济效益而忽视社会效益，两者就会产生矛盾，结果会得不偿失。

2. 运用价值原则提高经济效益 目前各医院普遍实施绩效考核，经济效益高低是其中一项考核指标，医务人员的工资奖金都与考核结果挂钩。作为护理管理者要把高效益作为管理目标，力争以最低的成本投入实现最高质量的经济效益。

3. 提高护理管理工作的有效性 效益原理要求护理管理者不能做一个只讲动机不讲效果的"原则领导者"，或忙忙碌碌的"事务工作者"。护理管理中各项任务的完成都要强化时间观念，只有节约时间，提高单位时间的价值，使管理工作高效有序，才能在激烈的竞争中立于不败之地。

第三节 护理管理概述

护理管理就是运用护理工作的基本规律，针对护理工作的特点，对护理工作的诸要素包括人员、设备、技术、资金等进行科学的计划、组织、控制和协调，最大限度地提高护理质量和工作效益的过程。护理管理水平的高低直接影响护理质量。

一、护理管理的概念

护理管理（nursing management）是以提高护理质量和工作效率为主要目的的活动过程。世界卫生组织（WHO）指出，护理管理是为了提高人们健康水平，系统地发挥护理人员的潜能，合理安排和应用其他人员、设备、环境、社会活动的过程。美国护理专家吉利斯（Gillies D. A.）认为："护理管理是有效地利用人力、财力、物力等资源，以促进护理人员为患者提供高质量护理服务的过程。"

护理管理学（science of nursing management）是研究护理管理活动的基本规律、基本原理、基本方法和技术的一门学科。它根据护理学的特点和规律，运用管理学的原理和方法，对护理工作实施科学的管理，提高护理质量。

二、护理管理的内容

护理管理的内容非常广泛，涉及护理领域各个方面。目前认为护理管理的主要内容包括护理行政管理、护理业务管理、护理教育管理、护理科研管理四个方面。

1. 护理行政管理　指在认真贯彻落实国家卫生方针政策的同时，对护理的组织形式、人员、物质、设备的合理分配和使用，包括制定切实可行的护理工作计划和方案，运用有效的领导方式和艺术，并在实际护理管理工作中加以反馈和控制，以达到高效率完成护理目标，提供高水平护理服务的目的。

2. 护理业务管理　指所有能提高护理质量和效率的护理业务技术管理活动，包括制定的管理制度、技术规范、质量标准，以及开展新技术、新业务等。

3. 护理教育管理　指针对各级护理人员的培训活动的管理，包括医学院校各个不同层次的护理专业学生的在校学习、见习和实习管理、护士规范化培训、在职护士的继续教育学习、专科护士的培训等。

4. 护理科研管理　护理科研管理是运用现代管理的科学原理、原则和方法，结合护理科研规律和特点，对护理科研工作进行领导和协调的控制过程。

三、护理管理的任务

1. 提高护理服务质量　护理质量是衡量医疗护理服务水平的重要指标，也是护理管理的核心。我国医院普遍实行质量分级负责制，通过自我控制、同级控制、逐级控制、预防性控制和反馈性控制等方法，研制出各种护理质量管理方法和手段以保证优质服务。要把好护理质量关，必须实施科学化管理，真正做到管理制度化、操作规范化、工作程序化。因此，建立完善和标准的护理质量控制系统并持续进行质量改进，才能提高护理组织的核心竞争力。

2. 探寻最佳护理管理模式　传统的护理管理属于行政事务的管理，注重对事控制，而现代护理管理强调以人为中心，注重人与事相宜，以达到人、事、职能协调的最大化。"以人为本"的服务模式是现代管理科学发展的必然趋势，护理管理者已从通过命令、决定、通知、条例、章程等规章来进行管理，转变到依靠激励来调动人的积极性，并以经济杠杆调控各方利益来实施管理。

3. 重视护理人力资源管理　护理人力资源的合理配置与优化是护理管理改革研究的重要内容。护理人力资源管理要从建立规范入手，逐步实现从行业规范管理为主到依法管理的转变，建立适宜护理人力资源管理的体系和考核指标体系。对医院和科室护士进行科学合理的测算，制定各级护士的聘任标准和岗位职责。建立护理人才库，研究探讨各级护士继续教育培训机制和内容。

4. 提升护理文化建设 医院护理文化内涵包括了人文科学、思想意识、护理理念、行为规范等，体现了医院护理的文化素质、护理特色和服务意识。护理文化作为一种职业精神和柔性管理方式越来越受到护理管理者的重视，包括在护理实践中用护理理念引导护士转变观念、凝练护士的职业精神、构筑高品质的护理服务、规范护士工作的行为标准等。

5. 加强护理经济管理 随着经济全球化的发展，护理经济学研究已成为护理领域中一个全新的课题，包括护理成本、市场需求及护理相关政策方面的研究。护理管理者在护理管理实践中应增强成本管理意识，对成本进行正确评估与控制，重视成本效益，通过成本核算合理使用护理资源，减少护理资源浪费的现象，以适应护理科学现代化的需求。

四、护理管理者的角色

护理管理者是护理管理活动中的关键人物，在提升护理管理效能中发挥着重要作用，由于护理管理者的工作和任务多元复杂，因此在临床工作中承担着多种角色。

1. 护理团队领导者 护理管理者的领导角色功能体现在需要适应不断变化的环境，能敏锐地抓住机遇，在观念、思想、方法等方面进行顶层设计，不断创新与改革，以谋划和改进组织的现状与未来，引领护理团队发展。

2. 护理业务带头者 护理管理者除承担管理的责任外，还应该承担护理业务发展提高的任务。护理管理者在现代护理理论的学习、推广、运用，新业务、新技术的引进研发，疑难问题的解决，组织指导抢救，计算机现代管理技术应用等方面均应作为带头人，提升整体护理服务水平。

3. 护理团队代言者 护理管理者往往起到上传下达的作用，一方面收集护理工作中的各种信息，并对其进行整理分析，汇报给上层管理者或相关部门，代表护理团队对外发言；另一方面将上层管理者或外部人员发布的信息，如文件、命令、政策、规章制度等传达给下级护士，护理管理者要掌握熟练的公关和沟通技巧，保证信息传递的准确性、及时性和有效性。

4. 护理活动协调者 护理管理者善于把控护理活动的进展，对护理工作矛盾或突发的护理事件，例如护士之间或护患之间的冲突、护理资源调配、突发的危重患者抢救、与职能部门的沟通等，及时处理，组织协调，采取有效的应对措施，协调维持正常的护理工作秩序，创建和谐的工作氛围。

5. 护理人员教育者 护理管理者承担着教育者的角色。作为护理业务技术的带头人，不仅要对下属的护士、进修护士、护士学生进行指导、教育、业务训练和培训，不断提高护士的专业素质，还要对护士的专业精神、护理价值观进行培育，以自身高尚的职业道德、良好的专业素养、娴熟的专业技能，对护士产生正向的引导和教育效应。

6. 护理服务质量监督者 保障护理服务质量是护理管理的核心。护理管理者有责任增强护理人员的质量意识，使每位护士自觉遵守护理服务质量规范，并通过检查监督，从不同角度评估护士的工作，改进存在的问题，不断提高护理服务质量。

五、护理管理者的基本素质

护理管理者的基本素质体现和决定着管理者的管理水平及工作绩效。护理管理者的基本素质主要包括身体素质、政治素质、知识素质、能力素质和心理素质。

1. 身体素质　身体素质主要包括体质、体力、体能、体型和精力。护理管理者每天都要面对繁重的工作，健全的体魄和良好的身体素质是开展管理工作的前提和保障。

2. 政治素质　政治素质是指个人从事社会政治活动所必需的基本条件和基本品质。护理管理者需要具备对护理事业和管理工作的热爱和献身精神，树立"管理即服务"的管理理念，培养强烈的事业心和责任感，不断提高自身的政治修养和道德水平。

3. 知识素质　护理管理者不仅要具备医学、护理等专业领域的理论知识和技术方法，还要掌握现代管理科学知识以及与护理、管理相关的社会、人文科学知识，以适应高速发展的、日趋复杂的综合性护理工作和管理活动的需要。

4. 能力素质　能力是管理者把各种理论和业务知识应用于实践，解决实际问题的本领。护理管理者的能力素质包括展现护理服务水平的业务能力、善于人际沟通的协调能力、分析解决问题的应变能力。

5. 心理素质　良好的心理素质是指具备健康的心理状态，管理者在面对繁重工作时保持稳定的情绪和工作热情，既要培养优良的心理素质，增强心理承受能力，保障心理健康状况，也要克服挫折、从众、偏见、急功近利等负面心理。

第四节　护理管理面临的挑战及发展趋势

护理管理内外部环境的变化直接影响护理事业的发展。随着我国社会经济发展、疾病谱变化以及人口老龄化进程的加快，人民群众对医疗卫生服务有着更多样化、更高层次的需求，因此对护理管理提出了更高的要求。如何顺应社会的发展趋势，为社会大众提供优质的护理服务，在健康中国战略中发挥重要作用，我国护理管理面临着一系列的挑战与机遇。

一、护理管理面临的挑战

（一）护理环境变化带来的挑战

1. 老龄化社会和疾病谱改变　我国已进入中度老龄化阶段，慢性病、老年病逐渐成为管理防控的重点，而老年护理、居家护理存在巨大服务缺口；随着三孩生育政策的实施，对妇产、儿童、生殖健康等护理服务亦提出了更高的要求；同时，新冠肺炎疫情再次提示我们，新发、突发传染病仍会不断出现，护士在重症护理、传染病护理方面的专业能力需要进一步提高。因此，制定与社会需求相适应的护理战略目标，发展适合我国国情的护理服务迫在眉睫。

2. 护理法律法规体系尚未完善　随着国家对护理工作的重视，政府部门逐步出台了相关扶持政策，促进了护理事业的蓬勃发展，但与国外相比，我国的卫生管理体制、护理法律还有待进一步完善。因此，建立健全护理法律法规体系，完善护士执业保障制度，维护我国护士的合法权益，有利于稳定护士队伍，让护士在更加安全的工作环境中为人民大众的健康保驾护航。

3. 社会经济快速发展　由于经济发展的差异性，东西部地区之间、城市大医院和基层医疗服务机构之间存在着医疗资源配置不合理的问题；经济全球化改变了护理工作模式和卫生保健服务形式，导致护理服务水平差异；日益扩大的国际交流与合作为护理专业发展提供了机遇，但容易引发人才、资源的流动。如何解决护理资源分布不均的问题，保障护理服务的公平，给管理者带来了一系列挑战。

4. 社会科技日新月异　现代社会的科学技术发展，导致生产设备工具的创新、信息技术的普及、新型材料的应用、新市场的开辟等，为护理管理创新提供技术支撑。由于护理研究起步较晚，科技创新能力相对局限，如何顺应科学技术的突破与发展，提升护理的核心竞争力，对护理管理提出新的挑战。

（二）护理管理体制改革带来的挑战

1. 护理服务体制改革 老龄化社会和疾病谱的改变，使护理工作重点从医院延伸至社区、家庭，逐步拓展老年护理、慢性病护理、临终护理等领域，护理服务领域的拓展必然带来护理管理体制的改革，即从以往单一的临床护理管理体制扩展为针对医院、社区、家庭的全方位管理。因此，改革护理行政管理体制，建立长效的护理服务体系运行机制，满足社会对护理服务的高品质化和多元化的需求，成为护理管理者需要深入思考的问题。

2. 护理人力资源管理 我国护理人才队伍总数增长迅速，整体素质显著提升，但相比广大人民群众日益提高的健康服务需求以及国家对医疗卫生服务体系的要求，我国的护理人力仍处于相对缺乏的状况。不仅表现为护士整体数量的不足，而且高层次护理人才尤其匮乏，护理人才梯队尚未建立。如何利用有限的护理人力资源，从数量、结构两个方面合理配置护理人力，提高人力资源使用效率，对护理管理者提出挑战。

3. 护理资源均衡配置 护理资源同其他卫生资源一样存在着"相对稀缺性"，如何合理、高效配置护理资源，以完成医院护理、社区服务、康复保健等工作有待探索。同时，护理服务的工作价值带来的效益一直未得到应有的体现。护理管理者建立科学的绩效管理体系，客观地评判护士工作差异及能力水平，进行合理的酬劳分配，不仅能够充分调动护士积极性，使护理组织获得最大绩效，更有助于提高护士的社会和经济地位。

4. 护理教育模式变革 护理学自 2011 年成为一级学科后，相应二级学科的建设有待加强。在院校教育中，护理教育层次结构尚未完善，必须加快护理教育教学改革力度，形成稳定、明晰的二级学科人才培养、科学研究方向；在继续教育中，毕业后教育刚刚起步，培训内容、培训过程、培训师资队伍的建设、教学评价机制及继续教育体制仍有待完善。护理管理者应思考以社会需求为导向，建立具有护理专业特色继续教育模式，完善终身护理教育，培养更多优质专业人才。

二、护理管理的发展趋势

（一）顺应环境变化的发展趋势

1. 围绕健康中国建设，发挥护理力量

护士将是大健康背景下实现健康中国目标的重要力量。护理发展必须坚持以人民健康为中心，精准对接群众护理需求，积极发展老年护理、社区护理、居家护理、安宁疗护、母婴照护等，创新护理技术、服务模式，努力为人民提供全方位、全周期的护理服务，不断满足群众多样化、多层次的护理需求，与时代发展和国家需求同频共振，在大健康视域下，通过多学科深度交叉融合，发挥护理的力量、价值与优势。

2. 突发公共卫生事件管理，体现责任担当

重大突发公共卫生事件已成为世界公害，护士已成为重大突发公共卫生事件的主要力量。以此次新冠肺炎为例，全国派出精锐医疗力量 4.2 万人驰援武汉，其中护士 2.86 万人，占医疗队总人数的 68%，他们为挽救患者生命、促进患者康复、降低病死率、提高治愈率做出了积极的贡献。突发公共卫生事件逐渐呈现出常态化的迹象，在突发公共卫生事件和常态卫生服务需求激增的态势下，应该加快推进创新型复合型护理人才培养，提升常态下的健康护理能力和对突发公共卫生事件的应对能力。

3. 完善护理法律法规，保障护士与患者权益

国家的法律法规、政策扶持、发展规划等对护理发展至关重要。进一步争取政府部门对护理的政策支持，推动护理立法，对已经推行的政策和颁布的法律法规，根据其实施情况和效果适时地进行修改和完善。用政策、法律的形式明确护理的地位、职能、作用和组织形式，维护护士和患者的合法利益，稳定护士队伍。同时，提升护理政策及法律法规的执行力度，积极推动护理政策及法律法规的落实，制定符合护理工作特点的规章制度，建立健全护理内部管理体制，促进护理工作规范化、制度化和科学化。

4. 促进中医护理发展，彰显中医护理特色

《中医药发展战略规划纲要》（2016—2030 年）明确指出：到 2020 年人人享有中医药服务。中医护理作为中医药的重要组成部分，以其预防保健、营养食疗、情志调理、中医护理技术、养生康复、传统体育功法等全生命周期的特色护理，受到社会大众的广泛认可，大力开展中医护理人才培养，促进中医护理技术创新，积极开展辨证施护和中医特色专科护理，创新中医护理服务模式，提升中医护理水平，充分发挥中医护理在疾病治疗、慢病管理、养生保健、康复促进、健康养老等方面作用，将为健康中国建设贡献力量。

5. 强化护理学科建设，促进护理事业长足发展

护理学科建设的重点在于科学研究、人才培养，护理管理者应充分认识到护理科学技术对于护理事业发展的重要性，努力营造护理科研氛围，发现创新人才并积极加以培养，培养科学技术人才，形成人才梯队，健全科研管理组织制度，加强对护理人才、护理技术、护理资源的统筹管理，进而提升整体护理科研水平。

（二）提升护理管理内涵的发展趋势

1. 管理队伍专业化　主要体现在三个方面：①完善的管理体制：培养和建设一支政策水平高、管理能力强、综合素质优的护理管理专业化队伍，建立完善的护理管理体制及运行机制；②管理的科学性：护理管理者需要从经验型管理转向科学型管理，创新管理理念，注重国内外先进理论或模式的学习和应用；③依法依律进行管理：护理管理者应进一步增强法制观念，掌握并运用各项法规，健全护理管理制度，在保障患者安全的同时也能够维护护士的合法权益。

2. 人力资源管理精细化　通过市场机制来促进护理资源的合理配置和有效利用。健全以聘用制度和岗位管理制度为主要内容的用人机制，完善岗位设置管理，促进人才成长发展和合理的人才流动；强化护士分层级管理模式，优化人力资源配置，充分、全面发挥各层级护士的能力，全面保障护理安全，提升护理质量；依据护理工作量和护理工作强度，建立科学合理的人力资源调配方案，合理配置护理人力；建立以服务质量、服务数量和服务对象满意度为核心，以岗位职责和绩效为基础的考核和激励机制，以科学的管理方法促进护士的工作积极性，提高工作效率。

3. 管理手段信息化　随着信息技术的普及，未来护理管理的重点必然是基于信息系统，对大数据的管理和智慧化应用。把综合开发利用信息资源与全面实现人财物信息的数字化管理相结合，能够优化护士的工作流程，保证护理安全，提高工作效率。未来的护理信息化管理将着重于构建系统化、多功能、广覆盖的数字化信息网络平台。在护理管理方面，建立护理管理信息系统，包括护理质量管理、护理人力资源管理、护理研究、教学管理、考核评价等；在临床工作方面，建立临床护理信息系统，如护理电子病历管理、医嘱管理系统、病房信息系统、病情观察、危机预警、费用管理等的 PDA 移动护士工作站、临床护理记录系统、健康宣教系统等；在患者安全管理方面，运用信息化手段，从身份识别、用药安全、供应室无菌物品信息全流程追踪管理系统、自动包药机等方面保证患者安全。此外，通过信息技术平台还能进一步促进"医院－社区－家庭"护理延伸服务，使我们能够对患者的健康状况、生活方式、疾病进展、治疗依从性等进行远程动态监测，从而能够随时随地地提供个性化、精准的智慧健康管理。

4. 人才培养系统化 实施"院校教育、毕业后教育、继续教育"三阶段护理人才培养体系，建立贯穿学校到医院的终身教育体系是护理教育将来的发展方向。在院校教育方面，深化教学改革，提升护理实践能力，在高层次护理人才培养中，尝试与临床并轨培养；在临床继续教育方面，临床建立护士分层培养体系，从年轻护士规范化培训到护士分层培训、专科护士培养，开展不同层次的护理人才规范化教育，满足不同层次护理人员的培训需求，有利于培养一支梯队合理的护理人才队伍，适应护理学科专业化发展趋势。

5. 管理研究科学化 在经济飞速发展和医疗技术不断进步的大环境下，护理管理者应善于发现新的护理现象和护理问题，采用适宜的护理研究方法和手段进行研究，开展护理管理模式研究、护理人力资源管理、护理质量管理、护理经济管理、护理信息管理、护理文化建设、护理管理环境研究，用科学的证据来指导临床实践。护理管理者应有计划、有重点地开展不同层次护士科研培训，逐步带动、提高护理群体的科研素质，制定切实可行的科研激励机制，提升整体护理科研水平，加快护理学科的发展进程。

【案例导入分析】

对本章的导入案例进行分析，黎秀芳护理专家把毕生奉献给护理事业，在护士人数少、工作负荷重、护理水平低、制度不健全的状况下，做出卓有成效的改变，需要具备过硬的政治素质、身体素质、知识素质、能力素质。

黎秀芳护理专家作为一名优秀的管理者，带领护理人员创新护理管理制度、提高护理服务水平；作为中华护理学会副理事长，多次向政府建议改善和提高护士待遇，大力开展学术活动，提高护理服务质量。体现了护理团队领导者、护理业务带头者、护理团队代言者、护理活动协调者、护理人员教育者、护理服务质量监督者的角色职能。

【本章小结】

1. 管理是运用管理职能，有效配置有限的组织资源，使组织成员在群体状态下高效率地实现组织既定目标和责任的过程。管理的特征有管理的二重性、管理的科学性和艺术性、管理的普遍性和目的性。其中，管理的二重性是指管理具有自然属性和社会属性。

2. 管理的职能是计划、组织、人力资源管理、领导与控制。

3. 常用管理方法有行政方法、经济方法、教育方法、法律方法、数理分析方法。

4. 管理者的类型按纵向管理层次分为高层、中层、基层管理者；按横向管理领域分为综合管理者、职能管理者。

5. 亨利·明茨伯格提出了著名的管理者角色理论，他将管理者在管理过程中需要履行的特定职责总结为三大类型 10 种角色，即"三元"角色模式。

6. 罗伯特·卡茨提出管理者必备的 3 种基本技能：概念技能、人际技能和技术技能。

7. 管理学是一门系统地研究管理过程的普遍规律、基本原理和一般方法的学科，是自然科学和社会科学相互交叉产生的边缘学科。管理学的研究方法有归纳法、演绎法、实验法、比较研究法、案例分析法等。

8. 管理的基本原理包括系统原理、人本原理、动态原理、效益原理；管理的基本原则有整分合原则、反馈原则、能级原则、动力原则、弹性原则、随机制宜原则及价值原则等。

9. 护理管理是为了提高人们健康水平，系统地发挥护理人员的潜能，合理安排和应用其他人员、设备、环境、社会活动的过程。

10. 护理管理的主要内容包括护理行政管理、护理业务管理、护理教育管理、护理科研管理四个方面。护理管理的任务包括提高护理服务质量、探寻最佳护理管理模式、重视护理人力资源管理、提升护理文化建设及加强护理经济管理等。

11. 护理管理者的角色包括护理团队领导者、护理业务带头者、护理团队代言者、护理活动协调者、护理人员教育者、护理服务质量监督者。护理管理者的基本素质包括政治素质、身体素质、知识素质、能力素质。

12. 护理管理面临护理环境变化带来的挑战、护理管理体制改革带来的挑战。护理管理的发展趋势包括顺应环境变化的发展趋势、提升护理管理内涵的发展趋势。

【走进护理管理】

实践项目：护理管理者访谈。

实践目的：通过访谈，了解护理管理者的基本职责及工作内容，加深对管理的感性认识与理解。

实践内容：拟订访谈计划，访问一位护理管理者。

实践考核：提交访谈提纲和访谈报告。

【思考题】

1. 作为一名护理管理者，怎样用管理原理和原则指导护理管理实践活动？

2. 结合护理管理的特点，作为护士长如何展现你的角色模式？

扫一扫，查阅本章数字资源，含PPT、音视频、图片等

学习目标：

识记：儒家、道家、法家、墨家、兵家思想的代表人物和主要观点；古典管理理论、科学管理理论、行为科学理论、现代管理理论的代表人物和主要观点。

理解：科学管理理论、人际关系学说在护理管理中的应用；现代管理理论主要流派；管理理论的最新发展。

运用：初步学会运用现代管理理论指导护理管理实践。

案例导入

某省级三甲医院召开护理管理交流会，会上，两位病区的护士长分别介绍管理经验。

甲护士长认为，护理管理工作的关键是严格执行规章制度。科室在年初制定奖惩计划，年终对每位护士的工作业绩进行考核，以此作为晋升、晋级的标准；平时护士上下班采用打卡机考勤，迟到、早退罚款 50 元 / 次，加班按照国家规定，发放两倍于工作日的工资；发表 1 篇论文奖励 200 元，年度最受欢迎的护士奖励 200 元。在甲护士长的领导下，该病区的护理工作完成得相当不错，颇受领导好评。

乙护士长认为，护理管理工作的关键是人性化管理及调动下属的积极性。护士长平时喜欢和护士进行情感交流，了解其心理动态和家庭情况；科室经常开展各种文娱活动，为护士减压；布置任务时，根据护士的特长和兴趣，合理授权，鼓励护士参与管理决策；病区护士成员中有自发形成的小群体是正常现象，护士长引导小群体培养正确的价值观，营造积极向上的病区文化。在乙护士长的带动下，该病区的组织凝聚力强，多次被评为优秀护理科室。

你认为两位护士长于管理实践中分别运用了什么管理理论？

第一节　中国古代管理思想

中国古代管理思想代表学派主要包括儒家、道家、法家、墨家、兵家等诸家。任何管理思想都是根植于一定的社会文化土壤中的，由于东、西方文化的不同，中国古代管理思想相对于西方管理思想来讲，有着不同的体系和结构，从不同的角度揭示了人类社会在发展过程中的管理规律。

一、儒家管理思想

儒家思想由春秋末期思想家孔子创立，后经孟子、荀子的进一步发展，形成了思想体系完整、内容极其丰富的儒学。作为中国古代最有影响的学派，儒学对中国以及东方文明产生过重大影响，并一直持续至今。儒学是一个非常庞大的体系，里面也包含了许多精粹的管理思想。

1. 孔子及其管理思想 孔子是我国历史上著名的思想家与教育家，其言论与行事被其门人整理为《论语》，古人有"半部《论语》治天下"之说。

孔子的核心思想是"仁政、德治、礼治"。《论语》中关于"仁"的论述有 58 章，所谓仁，孔子先后回答弟子说"仁者，爱人""仁者先难而后获""居恭处，执事敬，与人忠，虽之夷狄，不可弃也""夫仁者，己欲立而立于人，己欲达而达于人"。孔子所谓的"仁"，实质上是发展了春秋以来的民本思想，认为管理的最终目的在于实现人民的福利，管理者首先应"仁"，要严以律己，以身作则，身体力行，宽厚爱人，无论是管理者还是被管理者，都要以诚相待。

孔子认为仁政是通过德治的形式实现的，"为政以德""以德治国"是孔子的重要管理思想。孔子认为人性无善与恶之分，"性相近也，习相远也"（《论语·阳货》）。人的性情原本相近，但由于个人所处的习俗不同，经过后天习染，人与人之间便逐渐拉开了距离。因此，管理者应通过道德教化来进行管理，通过自身的模范行为，把一定的价值观念灌输到组织成员的头脑中去，使之转化为一种发自内心的行为，实行内在的自我控制，从而达到管理的目标。

孔子认为德治的重要手段是推行礼治，"礼"包括政治法律制度、道德行为规范、礼节礼仪等内容，"礼治"就是按照"礼"的要求来建构人群关系体系和规定人群活动模式。因此，它在管理过程中的作用就在于提供一整套规范形式，起着重要的管理功能。对所有民众而言，具有正身和自律的作用，对管理者而言，自己身正，起到表率模范作用，要求被管理者做什么事情则不需要动员说服，他们就会自觉、主动地去做，就如同"天不言，而万物化成"一样，达到"不治而治"之效。

2. 孟子及其管理思想 孟子是中国古代著名思想家，著有《孟子》一书，被后世尊为"亚圣"，与孔子合称为"孔孟"。孟子通过对孔子儒家管理思想的继承和发展，扩大了儒家管理思想在当时社会的影响，为儒家管理思想能够成为西汉主导的统治思想奠定了基础。

孟子创立了"性善说"，他认为人的善性是先天所具有的，是人的本性使然，仁、义、礼、智四德是性善的表现，不是外面强加于人的，而是人的本性所固有，其核心是"仁"。孟子的性善论是其仁政学说的基础。

孟子关于国家管理的核心思想是布施仁政观，从道不从君，是一种早期的人本管理思想，他认为"民为贵，社稷次之，君为轻"，主张君主行仁政，即人民放在第一位，国家其次，君在最后。君主应"幼吾幼以及人之幼，老吾老以及人之老"，以爱护人民为先，要保障人民权利。君主只要将自己的仁德推广，由爱护自己的家人，到爱护国民，就是仁政。

3. 荀子及其管理思想 荀子是战国后期著名思想家、教育家，他尊奉孔子，对儒家思想有所发展，著有《荀子》一书。

荀子创立了"性恶说"，该学说后被法家重要思想家韩非子所发展，在我国有着重要的影响。荀子认为人天生就有趋利避害的自然本性，如果顺从人的"好利恶害"的本性任其发展，人就必然会产生争夺、残杀和淫乱等不道德的行为。因此，要治理好国家，就必须用后天圣人或贤人所创造的善道来改造人先天的恶性，同时，应重视人的物质需求，发展经济应与礼治、法治相结合，采取爱民富民的政策。

4. 董仲舒及其管理思想　董仲舒是西汉哲学家、经学大师，在其著名的《举贤良对策》中提出了他的哲学体系基本要点，并建议"罢黜百家，独尊儒术"，为汉武帝所采纳。

董仲舒以《春秋公羊传》为依据，将周代以来的宗教天道观和阴阳、五行学说结合起来，吸收法家、道家、阴阳家思想，建立了一个新的管理思想体系，成为汉代的官方统治哲学。儒家的管理思想经过董仲舒的发展确立了在国家管理思想中的主导地位，结束了管理思想百家争鸣的局面。董仲舒之后，儒学管理思想开始逐渐作为官方管理哲学的意识形态出现，它通过教育、科举等社会制度的推行，渗入社会管理的各个层面，逐步开始了长达两千多年的思想统治。

二、道家管理思想

道家和儒家同属春秋时期的重要思想流派，其创始人是老子。道家其他的代表人物还有战国时期的庄周、列御寇、惠施等人。老子所著的《道德经》（又称《老子》）及庄周所著的《庄子》是道家的经典著作。《道德经》一书从独到的视角，对国家政治和社会管理进行了积极的哲学反思，阐述了统治者的治国安邦之道，蕴藏着丰富的管理思想，形成了比较完整的理论体系，其主要内容有以下几点：

1. 道法自然　道法自然是老子提出的核心管理思想。老子在《道德经》中提出："人法地，地法天，天法道，道法自然。"老子认为，自然规律是宇宙万物普遍存在的，主宰着万物的运行。最大的"道"就是顺应自然。"道法自然"即服从自然法则，自然是道的本性，是道的最高原则，在管理活动中，管理措施必须符合规律并顺应民心。

2. 无为而治　无为而治是老子提出的管理原则，也是道家追求的一种理想境界。老子认为，"无为"就是人们应该按照事物的发展规律去"为"，在顺应客观规律的前提下充分发挥人的主观能动性，与客观事物发展相违背的"不为"。从管理者的角度讲，"无为"就是"有所为""有所不为"，是让事物顺应自然本性，而不是使用强制的管理方法，从而在无为中达到治理和管理的效果。一方面，管理者应顺其自然而"为"，即坚持履行分内职责；另一方面，管理者应顺其自然而"不为"，也就是应遵循事态发展的趋势及其自身规律，不侵犯被管理者的自主权。

3. 弱者道之用　"反者道之动，弱者道之用"（《道德经·四十章》），概括了老子对管理事物的规律认识，矛盾存在于一切事物的运动之中，并且矛盾的双方是可以相互转化的。以静制动、以弱制强是老子辩证法思想的具体表现，也集中体现了老子的管理谋略。"上善若水，水善利万物而不争……夫不争，故无尤。"老子提出，人们待人处世要像水一样，利万物而不争私利，能适应不利的条件，提出了"柔弱胜刚强"的管理战略思想，揭示了矛盾相互转化的辩证规律。

无为而治

老子在《道德经》中说："太上，不知有之；其次，亲而誉之；其次，畏之；其次，侮之。信不足焉，有不信焉。悠兮，其贵言。功成事遂，百姓皆谓'我自然'。"意思是说，最好的统治者，老百姓不知道有他的存在；其次的统治者，老百姓亲近他、称赞他；再次的统治者，老百姓害怕他；更次的统治者，老百姓轻蔑他。领导者若诚信不足，人们就不会信任他。最好的领导者表面上看似悠闲，但慎于出言，很少发号施令，等到事情办成功了，老百姓都认为：我们本来就是这样的。

作为护理管理者，在管理过程中应有所为，有所不为，既要坚持履行分内的管理职责；但也要注意不侵犯被管理者的自主权。重视相互信任、开放交流的组织文化建设，鼓励员工进行自我管理，提高管理成效。

三、法家管理思想

法家是先秦诸子中对法律最为重视的一派，其核心思想是"法治"，主要代表人物有李悝、管仲、商鞅、申不害、韩非子，其中韩非子是法家集大成者。法家排斥儒家的礼治，认为"法"是管理的最有效途径，该思想为秦始皇所接受，成为其统一中国的理论武器。法家管理思想主要内容有以下几点：

1. 主张法治 法家在"人性本恶"的前提下主张"法治"，反对"人治"。韩非子认为治理社会的好方法是法治而不是人（圣贤）治。何谓法？韩非子说："法者编著之图籍，设之于官府而布之于百姓者也。"法不仅要公开，更重要的是百姓能够知晓、理解，这样才能被掌握运用。所以韩非子提出了"三易"：易见、易知、易为。"易见"即容易使人看见；"易知"即容易使人懂得；"易为"即容易使人执行和遵守。韩非子主张各级官吏要学习和精通法律，以便经常向百姓宣传。

2. 富国强兵 法家学派将国富兵强、成就霸王之业作为治国目标。商鞅和韩非子都先后提出了农战政策，就是"耕战合一""寓兵于农"的管理思想，农民应该专心致力于农业生产，同时，广大民众应为国家效忠沙场，从而实现"富国强兵"的目的。韩非子曰："圣人之治也，审于法禁，法禁明著则官治。必于赏罚，赏罚不阿则民用。民用官治则国富，国富则兵强，而霸王之业成矣。"（《韩非子·六反》）。通过严明的法治，可以使官吏治理得当、百姓听从使唤，从而实现国富兵强。

3. "法、术、势"结合 韩非子认为法、术、势三者是法治思想中相互融通的整体。"法"是法令，是为民众制定的制度和规范，并通过行政力量保证其施行。"术"指的是驾驭下属、推行法令的策略和手段。"势"指的是统治权势，令人服从的权威。韩非子曰："君执柄以处势，故行令禁止。柄者，杀生之制也，势者，胜众之资也。"管理者要充分发挥自己的主观能动性，形成权威之势，并利用自己的权威之势推行自己的主张，实现自己的宏图大略。韩非子指出，统治者在管理中要将"法、术、势"三种方式相结合，同时还要赢得民众的尊重和拥戴，才能统治长久。

四、墨家管理思想

墨家思想是对中国传统社会具有深远影响力的管理思想流派之一，代表人物为战国初期的思想家和社会活动家墨子。墨家管理思想主要内容有以下几点：

1. 兼相爱，交相利 兼相爱，交相利是墨家管理思想的核心内容。"兼相爱"是指长、幼、贵、贱都要爱护，主张同等地爱天下人，上自国君，下至平民，都要在"自爱"的同时和睦相处。"交相利"，是指利人与利己是相辅相成的，只有利人才能利己，利人的同时也是为了利己。

2. 尚同 尚同是墨家提出的行政管理原则，墨子认为，在一个国家中，如果政令不一，会导致社会动荡。"尚同"即"上同"，即在国家治理中，应实行集权的行政管理原则，各级行政长官，包括全体人民，都要有统一的意志。只有统一意志、统一思想，才能政令畅通，社会稳定，天下才能大治。

3. 尚贤 尚贤是与尚同相辅而行的行政管理原则。"尚贤"要求在治国中任用贤能进行管理，是人事管理制度的内容；墨子认为一个国家治理的好坏，关键在于各级行政长官的贤能与否。最高统治者应重视人才的选拔、任用和管理。墨子在人才选拔方面提出应在实践中选拔人才；在人才任用方面提出官吏应能上能下，不搞终身制；在人才管理方面则强调对人才不能过于苛求，只要具备德义的基本条件，有自己的特长，就应该把他们选拔上来，在工作岗位上使用、考察。

五、兵家管理思想

兵家管理思想的代表人物是春秋末期的孙武，他所著的《孙子兵法》一书是中国也是世界上最古老的军事理论著作，其基本原则和思想已渗透到军事以外的社会经济、生活等多个领域，在行政管理、企业管理、商业竞争等活动中得到了广泛的重视和应用。兵家管理思想主要内容有以下几点：

1. 未战庙算　孙武认为，打仗取胜的关键在于"庙算"，他指出："夫未战而庙算胜者，得算多也；未战而庙算不胜者，得算少也。"（《孙子兵法·计篇》）。"算"就是战争之前的战略设计和规划。因古人在出征之前一般要在宗庙祠堂里祭祀筹划，故而称"庙算"。所谓"运筹策帷幄之中，决胜于千里之外"，孙子认为，运筹帷幄的关键在于处理好与战争直接相关的事宜，要在知彼知己的基础上确定战略目标，从而做出战略决策，制订战略计划。

2. 令文齐武　为取得战争的胜利，孙武在《孙子兵法·行军篇》中提出了"故令之以文，齐之以武，是谓必取。令素行以教其民，则民服；令不素行以教其民，则民不服。令素信著者，与众相得也"的行政管理原则和方法。所谓"令之以文"，就是通过思想教育的方法，对部属动之以情、晓之以理。所谓"齐之以武"，就是同时利用规章制度规范人们的行为，严明纪律，严肃法度。所谓"令素行"就是要长期坚持，首尾一贯，令行禁止，才能使民众顺从。

3. 择人任势　孙武曰："故善战者，求之于势，不责于人，故能择人而任势。"（《孙子兵法·势篇》）。"择人"，就是善于量才用人。挑选将领是战争胜败的关键，孙武提出挑选将领的标准是："将者，智、信、仁、勇、严也。""任势"，就是善于造势和利用形势。在兵战中"任势"的根本作用是要激发和加强自身的力量，提高队伍的素质和士气，以增强战斗力。所谓"择人而任势"，就是要求军事指挥员重视选用人才，通过造势和利用形势，以战胜敌人。

第二节　西方管理理论的形成与发展

西方文化起源于希腊、罗马、埃及和巴比伦等文明古国，这些古国在国家管理、生产管理、军事、法律等方面都有过辉煌的历史。随着资本主义的发展和社会化大生产的形成，生产过程的协调和指挥日益重要，在该背景下，产生了现代意义上的管理思想和管理理论。工业革命后，生产力水平发展到了空前的高度，如何通过改进管理的制度和方法来进一步提高生产效率，成为社会生产的重要课题。管理科学是随着工厂制度和管理实践的发展，在19世纪末20世纪初开始系统形成的。管理科学按其发展过程可分为三个阶段：古典管理理论阶段、行为科学理论阶段和现代管理理论阶段。

一、西方管理思想的萌芽

系统的管理理论最先产生于西方国家，这些管理理论的产生经历了一个由萌芽到观念，再到思想，以及形成理论的漫长发展过程。18世纪产业革命以前，管理思想处于一种萌芽状态，仅仅以观念的形式存在于人类的管理实践之中。18世纪中叶以后的产业革命把管理实践和管理思想推到了一个新的历史阶段。随着大规模工厂化生产，为适应以手工业为基础的资本主义工场向以机器化大生产为特征的资本主义工厂制度过渡的形势发展需要，当时的一些经济学家和工厂管理者对管理活动进行了深入思考，研究探讨管理问题，总结管理经验，于是出现了一系列早期管理思想。这些思想和观点为后来管理理论的产生与发展奠定了重要的基础。

（一）亚当·斯密

亚当·斯密（Adam Smith），英国古典政治经济学的主要代表人物之一，是较早对经济管理思想进行系统论述的学者。他在 1776 年出版的《国民财富的性质和原因的研究》（简称《国富论》）一书中，系统阐述了其政治经济学观点，为资本主义经济的发展奠定了理论基础，同时，他也提出了劳动价值论和劳动分工协作等影响深远的管理思想。

亚当·斯密在详细分析制针业的情况后，提出劳动分工是提高劳动生产率的因素之一。他认为分工提高经济利益的原因有三个。

第一，分工可以使劳动者专门从事一种单纯的操作，从而提高劳动熟练程度，提升劳动效率。

第二，分工可以减少劳动者的工作转换，节约由一种工作转到另一种工作所需要花费的时间。

第三，分工使劳动简化，可以使人们把注意力集中在一种特定的对象上，有利于发现比较方便的工作方法，有利于促进工具的改革和机器的发明。

此外，亚当·斯密还提出"经济人的观点"，即经济现象是具有利己主义的人们的活动所产生的。他认为，人的本性是"利己心"，是自然赋予的。人们在经济活动中，追求的完全是个人的私利，但每个人的私利又为其他人的私利所限制，这就迫使每个人必须顾及他人的私利，由此产生了相互的共同利益，进而产生了社会利益。亚当·斯密认为，私利与公益似乎是由"一只看不见的手"所引导，逐步趋向和谐与均等，这乃是一种自然的秩序。亚当·斯密的劳动分工理论和"经济人"观点，对后来西方管理理论的形成产生了巨大而深远的影响。

（二）查理·巴贝奇

查理·巴贝奇（Charles Babbage），英国著名的数学家、机械学家。巴贝奇在亚当·斯密提出的劳动分工论的基础上，又进一步对专业化问题进行了深入分析。1832 年，他出版了《论机器和制造业的经济》一书，对专业化分工、机器与工具使用、批量生产、均衡生产，以及成本记录等问题做了充分论述。巴贝奇的管理思想主要可以概括为以下几个方面。

第一，在亚当·斯密提出的劳动分工提高经济利益的三个原因的基础上，补充了第四个原因，即分工可以减少支付工人工资。

第二，主张按照贡献大小来确定工人的报酬，提出一种固定工资加利润分享的报酬制度。报酬的构成分三个部分：①按照工作性质所确定的固定工资；②按照对生产率所做出的贡献分得的利润；③为提高生产率提出建议而应得的奖金。

第三，重视对生产方法的研究和改进，设计并发明了一些有助于提高作业效率的机器和工具，如"计数机器""观察制造业的方法"等。

巴贝奇管理思想的新颖之处在于主张劳资合作，当时人们都认为劳资是对立的，他则认为工人应与资本家一起分配企业利润，他的这种主张为科学管理学派的产生奠定了基础。

（三）罗伯特·欧文

罗伯特·欧文（Robert Owen），19 世纪初期最有成就的实业家之一，也是杰出的管理学先驱，最早播下了人事管理的种子。欧文认为，人是环境的产物，只有处在适宜的物质和道德环境下，才能培养出良好的品德。管理中最重要的因素是人，工厂要盈利，就必须注意关心人。

欧文为了实践他的管理思想，在自己的工厂里进行了一系列改革：合理布局生产设备；改善工厂的工作条件；缩短雇员劳动时间；提高工资；禁止雇佣童工；禁止对工人进行惩罚；在工厂内提供免费膳食；在工厂内开设商店，按成本价出售给工人生活必需品；设立幼儿园和学校；创办互助储金会和医院；发放抚恤金；建设工人住宅与修建街道等。虽然改革最终未能获得成功，然而他提出的在管理中应重视人的因素这一观点，使他成为现代管理中行为学派的先驱者之一。

二、古典管理理论

古典管理理论形成于 20 世纪初期的美国，在这一时期，工业革命使得大规模机器生产代替了手工劳动，伴随而来的是社会分工和协作的日益复杂与深入。面对这一局面，人们越来越感受到凭借个人经验和习惯的管理模式已经不能适应工业生产的要求，并开始探索新的管理方式。

（一）泰勒的科学管理理论

泰勒是美国古典管理学家，科学管理理论的创始人。在费城米德维尔钢铁公司，从学徒到管理者的经历使泰勒认识到，缺乏有效的管理方法与手段是制约生产效率提高的重要因素。为此，泰勒开始探索科学的管理方法，进行了"搬运铁块""铁锹实验""金属切削实验"，并在 1911 年出版的《科学管理原理》一书中提出了科学管理理论。该著作的发表标志着管理学科的正式诞生。由于对科学管理的杰出贡献，泰勒被尊称为"科学管理之父"。

1. 科学管理理论的主要内容　泰勒认为，科学管理的根本目的是谋求最佳的劳动生产率，这是雇主和雇员达到共同富裕的基础。而达到最佳生产效率的重要手段是用科学化、标准化的管理方法代替经验管理。科学管理理论具体包括：

（1）效率至上　通过对工人工时和动作的分析制定科学的工作定额，谋求最高的工作效率。

（2）精心挑选工人　根据岗位要求挑选最适合该工作的一流人员，并依据科学的培训方案对工人进行培训。

（3）标准化原理　要使工人掌握标准化的操作方法，使用标准化的工具、机器和材料，并使作业环境标准化，从而提高生产效率。

（4）实行"差别工资制"　按照工人完成的定额和实际表现，实行刺激性的计件工资制度。由此调动工人的积极性，提高生产效率。

（5）劳资双方共同协作　认识到提高效率对双方都有利，劳资双方应为实现目标而共同努力。

（6）计划职能同执行职能分开　计划部门制定计划，对工人发布命令；工人则严格按照计划规定的标准，履行执行职能。

（7）实行"职能工长制"　将管理工作予以细分，使所有的基层管理者只承担一种管理职能。

（8）实行例外原则　高级管理人员把例行事务授权给下级管理人员处理，自己只保留对例外事项的决定权和监督权。

2. 对科学管理理论的评价

（1）贡献　科学管理理论开创了管理理论的新纪元，对管理实践具有积极影响。

①开辟了科学管理的新时代：科学管理理论冲破了传统、落后经验管理方法的束缚，将科学管理引进管理领域，用精确的调查研究和分析方法将其形成观点和理念来代替个人的判断、意见和经验，开创了实证式管理研究的先河，使管理从经验管理迈进了科学管理的新时代。

②提出了工作标准化思想：依靠科学的管理方法和操作程序，使各项工作标准化，有效地提高了生产效率，适应了当时社会经济发展的需要。

③实现了管理专业化：科学管理理论将管理职能与执行职能分离，将管理者和被管理者的权责分开，为管理理论的实践、验证和发展奠定了基础。

④鼓励劳资双方合作：科学管理理论在劳资双方掀起一场精神革命，劳资双方把注意力从如何进行盈余分配转移到如何增加盈余、提高生产率上，鼓励劳资双方合作，追求共赢。

⑤"职能工长制"使管理更加精细化：精心挑选出来的职能工长对某项具体工作更加精通，在管理中能更好地发挥指导作用，进而提高工作效率。

（2）局限性　尽管科学管理理论对工作效率的提高产生了重大作用，但由于该理论是基于"经济人"假设而提出的，因而仍具有不少局限性。

①缺乏人性化：把工人视为机器，使工人的体力和技能受到最大限度的挑战。同时，以身体最强壮、技术最熟练的工人，以及最紧张的状态从事劳动为依据制定标准，使得大多数工人无法达到。

②忽视了人的多种需求：把人看作单纯的"经济人"，忽视了工人的情感、职业安全、个人发展等需求，以及这些因素对生产效率的影响。

③管理视角狭窄：科学管理理论仅解决了个别具体工作的作业效率问题，而没有解决企业作为一个整体如何经营和管理的问题。

3. 科学管理理论在护理管理中的应用　科学管理理论的核心是提高生产效率，通过改良生产中的各环节、各要素来实现这一目的。临床护理实践亦可视为一种生产活动，同样可以依据泰勒的理论对其进行优化。

（1）科学确定护理流程标准与操作规范　为提高护士工作效率，必须科学确定各项护理工作的流程标准及各种操作规范，使工作有据可依，减少工作的盲目性。例如，对住院患者采用临床护理路径的护理模式，针对特定的患者群体，以时间为"横轴"，以入院指导、各项检查指导、用药指导、治疗配合、饮食活动指导、健康教育、出院计划等标准护理措施为"纵轴"，制定日程计划，详细描述并记录诊疗过程。

（2）科学制定岗位职责　根据各护理单元的具体工作内容，科学设定工作岗位，明确岗位职责。依据护士自身特点，结合岗位需求合理分配工作，并对其进行规范化培训。例如，手术室护士长可根据敷料间的工作内容设置敷料间组长，明确岗位职责。挑选细心、认真、责任心强的护士担任组长，并对该组长进行针对性培训，进而提高工作效率。

（3）合理制定奖惩制度　各护理单元应根据自身工作特点，制定切合实际的薪酬分配制度，实现多劳多得，少劳少得，避免平均主义和"大锅饭"现象。

（4）鼓励护士参与制定工作目标　护理管理者在制定工作目标时应注意倾听广大护士的意见与建议，让大家认识到提高工作效率对组织和护士本人的意义，使个人目标与组织目标相统一。

（二）法约尔的一般管理理论

法约尔是法国20世纪早期的机械工程师、科学管理专家、古典管理理论的杰出代表。法约尔早期就参与企业管理工作，并长期担任企业高级领导职务，他的代表作《工业管理和一般管理》对古典管理理论的发展具有重大影响。鉴于法约尔对经济管理理论的杰出贡献，他被尊称为"现代经营管理理论之父"。

1. 一般管理理论的主要内容

（1）管理的十四项基本原则　①劳动分工原则；②权力与责任对等原则；③纪律原则；④统一指挥原则；⑤统一领导原则；⑥个人利益服从整体利益原则；⑦人员报酬原则；⑧集中原则；⑨等级制度原则；⑩秩序原则；⑪公平原则；⑫人员稳定原则；⑬鼓励创新原则；⑭团结原则。

（2）区别经营活动和管理活动　经营和管理是两个不同的概念，管理活动是经营活动的一部分。他将企业全部经营活动分为六种，即技术活动、商业活动、财务活动、安全活动、会计活动和管理活动。其中管理活动处于核心地位，是其他活动能否顺利进行的关键。

（3）管理的基本职能　管理活动可以划分为不同的职能性活动，这些活动概括起来可分为五类，即计划、组织、指挥、协调和控制。

（4）管理能力的获得　管理能力可以通过教育来获得，因此应该在学校设置管理课程，并在社会各个领域普及、传授管理知识。

（5）各类人员的知识结构　在管理活动中，不同地位的人员应具备不同的知识和能力，对工人来说，技术是最重要的；而对管理人员来说，随着管理等级的不断提升，其管理知识就显得更为重要。

2. 对一般管理理论的评价

（1）贡献　法约尔的一般管理理论对管理学理论体系的形成和发展做出了重大贡献，具体体现在以下几个方面：

①提出了管理的"普遍性"：法约尔强调，所有的机构——工业、商业、政治、宗教等都需要管理。其管理理论是概括性的，所涉及的是具有普遍性的管理问题，能适用于各种行业和部门，具有普遍性和一般性的特点。这种对管理"普遍性"的认识和实践克服了当时的狭隘观点，不再把管理局限于某一个范围，而是看成某一方面的活动，强调了管理活动的重要性及核心地位。

②为管理过程学派奠定了理论基础：一般管理理论不仅最先归纳了管理的五大职能，而且特别强调五大职能之间的关联性，强调必须重视管理的各个环节和过程。法约尔本人因此获得了"管理过程之父"的美誉，他的理论则成为后来管理过程学派的理论基础，被誉为管理史上的第二座丰碑。

（2）局限性　一般管理理论最大的局限性在于把管理原则划分过细、过于僵硬，缺乏弹性，甚至存在矛盾，以至于在实践中管理者无法完全遵守。以统一指挥原则为例，法约尔认为，不论什么工作，一个下属只能接受一个上级的命令，并把这一原则当成一条定律。这和劳动分工原则可能存在矛盾，因为根据劳动分工原则，只有将各类工作按专业进行分工，才能提高效率。而现实中某一人员可能承担不同的工作任务，分属两个或更多的上级领导，但这是统一指挥原则所不允许的。

3. 一般管理理论在护理管理中的应用

（1）遵循管理原则，保障护理实践工作有序进行　法约尔提出的十四条管理原则中多数原则对护理人力资源管理有很大的指导作用，主要表现在以下几个方面：

①人尽其才与能级对应：根据"劳动分工原则"和"秩序原则"，在护士选择和岗位安排上应充分考虑到"人"和"工作"的特点，做到人尽其才、才尽其用。例如，护士甲本科毕业并在临床工作多年，有丰富的临床经验，工作作风严谨，护士长可安排她为科室总带教老师；护士乙刚刚硕士毕业，科研意识和科研能力强，但缺乏临床工作经验，护理部及其所在科室则应给予机会，除了完成正常的临床工作之外，鼓励其利用自身优势，发展和带动护理科研工作。

②分级管理与权责对应：根据"集中原则"和"等级制度原则"确定每个护理管理者的权限，有利于对护理系统进行有序的分级管理；坚持"统一领导原则"，实行医院护理系统的垂直管理，可避免因多头领导而导致的无效管理；坚持"责权统一"原则，在赋予权利的同时授予相应的责任，可避免一味谋求权力而不愿承担责任、工作推诿等不良现象的发生。

③岗位稳定与人员稳定：人力资源管理过程中应保持护士及护理岗位的相对稳定，以实现护理工作的连续性和有序性。例如，手术室护士长在分配工作时，应尽量安排由相对固定的护士负责器械管理和特殊物品管理，避免因人员不固定、业务不熟练而导致的效率低下、时间浪费和安全隐患。

④公正平等：护理管理者要在不违背原则的情况下，努力做到公平公正地对待每一位护士，提高护士的公平感，进而提高护士工作的主动性和积极性，增强护士的责任心和职业荣誉感。

⑤鼓励创新：护理管理者要注重护士创新能力的培养，给护士提供更多进修学习机会，鼓励护士用评判性思维的方法主动发现、分析、解决工作中的问题，并进行临床科学研究。

（2）重视护理管理活动与培养管理者管理能力　护理管理活动是保证临床护理质量和护理组织有序运行的必要条件。有效的管理能最大限度地发挥护理组织的功能，有助于实现组织目标。因而，护理管理者应高度重视管理活动的作用与意义。而要想提高管理效能，管理者就必须强化管理意识，学习管理知识，积极寻求有效的管理方法，提高自身的管理能力。

（3）重视过程管理　护理管理者应对护理工作的每个过程进行质量控制，督促护士严格执行各项操作规范，进而实现全面质量管理，确保护理工作的整体质量。例如在护理操作中严格执行"三查七对"制度，不仅能降低护理差错的发生率，也有助于护理计划的落实。

（三）韦伯的行政组织理论

韦伯是德国著名社会学家，他在 1910 年出版的代表作《社会和经济组织理论》中提出了"理想的行政组织理论体系"。该理论强调组织活动要通过职务或职位而不是通过个人或世袭地位来管理，这对后世产生了深远的影响，韦伯也因此被称为"组织理论之父"，与泰勒、法约尔并列为西方古典管理理论的三位先驱。

1. 行政组织理论的主要内容

（1）"理想的行政组织体系"的特征　企业应建立一种高度结构化的、正式的、非人格化的"行政组织体系"，该体系具有以下特征：①明确的分工；②自上而下的等级系统；③合理任用人员；④管理队伍的职业化制度与晋升制度；⑤严格的、不受各种因素影响的规则和制度；⑥理性化的行动准则。

（2）权利是组织形成的基础　组织中的权力分为三种：①传统的权力，由传统惯例或世袭得来，服从者基于对神圣习惯的认同和尊重而服从；②超凡的权力，来源于对管理者超凡魅力或模范品格的崇拜和信任；③法定的权力，指依法任命，并赋予行政命令的权力。管理者依据制度规定而暂时拥有法定的权力，但追随者服从的是制度而非个人。

韦伯认为，理想的行政组织是最符合理性原则的，其效率是最高的，在精确性、稳定性、纪律性和可靠性方面都优于其他组织。

2. 对行政组织理论的评价

（1）贡献　韦伯的行政管理组织理论对后来行政组织体系的构建产生了重要影响。

①提出了理想的行政组织体系：韦伯以合理合法的权力作为行政组织的基础，设计出了具有明确的分工、清晰的等级关系、周密详尽的规章制度、非人格化的理想的行政组织体系。该体系

强调规则而非个人意志，强调能力而非偏爱，摆脱了传统组织随机、主观、偏见的不足。

②重视知识和技术的作用：在"理想组织体系"中，成员的任用和升迁均以成员知识和技能水平为准则，促进了实证科学在行政管理中的应用和发展。

③重视管理队伍的职业化和专业化：在"理想组织体系"中，管理者由接受过管理知识和技能培训的专职人员担任，强调管理队伍的稳定性和专业性，使管理行为更加切实有效、组织结构更加科学合理。

④重视制度建设和制度管理：组织中规章制度的建立和执行不应受个人感情的影响。应建立完善的组织制度，加强制度管理。应对每个成员的职权和协作范围做出明确规定，使其能正确地行使职权。人员一切活动都必须遵守一定的程序和规则，从而减少内部冲突和矛盾，实现管理目标。

（2）局限性　韦伯对组织的分析偏于静态研究，过分强调组织的严密性、科学性和纪律性，忽视了组织成员的心理需求及人性发展；过分强调专业分工、职权划分和上下等级秩序，容易影响成员间的协作性和下级成员工作主动性、积极性的发挥。

3. 行政组织理论在护理管理中的应用　行政组织理论强调合理的劳动分工、有明确意义的等级、详细的规则制度和非个人关系的组织模式，这些观点在护理管理实践中值得借鉴。

（1）实现分级管理　目前我国医院的护理组织结构有三级管理模式（即护理部主任、科护士长、护士长）和二级管理模式（即总护士长、护士长）两种，体现了分级管理思想。同时还应根据护士的工作能力、技术水平、工作年限、职称等级等因素，以能级对应为原则对护士进行分层管理。

（2）明确岗位职责　明确各级管理人员的权利和责任。如护理部主任的工作职责包括全面负责医院护理工作，拟定全院护理工作计划，与人力管理部门共同负责护理人力资源战略规划的制定，定期检查护理质量和各种计划落实情况，具体负责院内护士的调配，提出护士升、调、奖、惩意见等。

（3）完善规章制度　建立健全各项护理规章制度和操作规范，完善护士各项行为准则，并督促护士落实。

（4）重视管理队伍　重视护理管理人才的选拔和培养，加强护理管理队伍建设，为护理管理人员设计合理的、切合个人实际的职业发展路径。

三、行为科学理论

在1929～1933年爆发的全球性经济危机中，各国资产阶级为了维护自身利益，不断加重对工人的剥削，从而激起了工人阶级的强烈反抗。在日益加剧的劳资冲突中，不少管理学者意识到古典管理理论的不足和缺陷，开始重视对人和人的行为的研究，形成了许多新的管理理论，其中最具代表性的是行为科学管理理论。

（一）梅奥的人际关系学说

行为科学产生于对人的本性问题的关注，而探讨人的本性与工作之间的关系始于1924～1932年由梅奥主持的"霍桑实验"。之后，梅奥相继出版了《工业文明中的人的问题》《工业文明中的社会问题》等著作，提出了著名的人际关系学说。

1. 人际关系学说的主要内容　依据霍桑实验的结果，梅奥提出了以下观点：

（1）人是"社会人"而不是"经济人"　人们的行为不仅仅出自对金钱的追求，还深受其社会、心理需要的影响，且后者更为重要。因此，要调动工人的积极性、提高生产效率，不能单纯从技术和物质条件入手，而必须尽可能满足工人在社会、心理方面的需求。

（2）正式组织中存在着非正式组织 "正式组织"是指为了实现组织目标而明确规定各成员相互关系和职责范围的组织管理体系，其特点是有明确的目标、任务、结构和相应的机构、职能和成员的权责关系以及成员活动的规范。"非正式组织"是人们以感情、喜好等情绪为基础自然形成的、松散的、没有正式约束力的群体。这些群体不受正式组织的行政部门和管理层次的限制，也没有明确规定的正式结构，但在其内部也会自然形成一些特定的关系结构和群众领袖，以及某些不成文的行为准则和规范。非正式组织能够影响正式组织劳动效率和目标的实现。因此，管理者必须正视非正式组织的存在及其作用，发现并利用非正式组织为正式组织服务，而不是无视或取缔非正式组织。

（3）新型领导重视提高工人的满意度 在决定劳动生产率的诸因素中，处于首位的是工人的满意度，而生产条件、工资报酬则是第二位的因素。员工的满意度越高，其士气就越高，生产效率也相应提高。

2. 对人际关系学说的评价

（1）贡献 人际关系学说是对古典管理理论的重大发展，在某些方面具有颠覆性意义，其主要贡献表现在以下几个方面：

①为行为科学的诞生奠定了理论基础：人际关系学说弥补了古典管理理论忽视人的因素的缺陷，不仅为管理理论的发展开辟了新的领域，也为行为科学的发展奠定了基础。

②重视人的因素："霍桑效应"发现，员工可能因为被夸奖等额外关注而提高绩效，这提示管理者在管理中应选择适当的管理方法和手段。此外，梅奥通过实验揭示了人的需求、思想感情、行为方式对提高生产效率有重要影响。这是第一次把管理研究的重点从"物"的因素转到"人"的因素上来，使人们对组织中的人有了新的认识。

③重视非正式组织与组织文化的使用：人际关系理论的重要贡献之一就是发现了非正式组织。管理者应该重视非正式组织对员工的影响，培养组织共同的价值观，营造积极向上的组织文化，协调个人与组织的利益关系，以增强组织的凝聚力。

（2）局限性 该学说过于偏重"心理－社会"关系，忽略了组织结构和技术因素的影响。具体体现在：①过度强调非正式组织的作用。②过度强调感情的作用。③忽视经济报酬、工作条件、外部监督、作业标准对提高员工工作积极性的影响。

3. 人际关系学说在护理管理中的应用

（1）重视"霍桑效应"的应用 "霍桑效应"启示护理管理者，护士的工作积极性和效率会因为在工作中得到足够的关注而大幅提高。特别是在进行创新或者改革时，可以通过树立"典型—局部试点—全面推广"模式保障工作的顺利进行。

（2）重视非正式组织的作用 护理管理者应正视护士自发形成的"小圈子"，并对其进行正确的引导，使这些非正式组织成员的个人目标和护理组织的目标尽可能一致，以求得更融洽的人际关系和更高的工作效率，从而有助于护理工作任务的圆满完成。

（3）重视护理组织文化的建设 护理管理者要在组织中营造和谐向上的文化氛围。例如在制定计划时要倾听护士的意见，充分发扬民主作风，给予护士足够的尊重，使其对组织有安全感和归属感，以改善护理系统上下级的关系。护理管理者应尽量满足护士的各种合理需求，协调好各方面的利益关系，提高护士士气，激发组织成员的积极性和凝聚力，以保障组织目标的实现。

（二）行为科学理论的发展

在梅奥的人际关系学说的基础上，1949 年在美国芝加哥大学召开的有关组织中人类行为的理论研讨会上正式提出了"行为科学"这一概念。20 世纪 50 年代以后，行为科学得到了新的发展，20 世纪 60 年代以后被称为"组织行为学"。行为科学管理理论把人的因素作为管理的首要因素，强调以人为中心的管理，重视多种需要的满足；强调人的感情和社会因素，忽视正式组织的职能及理性和经济因素在管理中的作用。其主要研究内容包括两大方面，一是有关人的本性、需要和行为等，代表理论有需要层次论、双因素理论、期望理论、公平理论等；另一方面是关于领导方式的研究，代表理论有不成熟 – 成熟理论、管理方格理论等。

四、现代管理理论

第二次世界大战后，西方管理理论和思想的发展进入了现代管理理论阶段。这一阶段最大的特点就是学派林立，新的管理理论、思想、方法不断涌现。1961 年，美国著名管理学家哈罗德·孔茨认为，管理理论至少形成了 6 大学派。1980 年，哈罗德·孔茨在《再论管理理论的丛林》一文中指出，管理理论发展到当时至少已经有 11 个学派，形成了"管理理论丛林"现象。

（一）管理过程学派

该学派主张按管理职能建立一个研究管理问题的概念框架，认为管理就是在组织中通过他人或与他人共同完成任务的过程。该学派将管理职能分为计划、组织、人力资源管理、领导和控制五项，而把协调作为管理的本质。哈罗德·孔茨是该学派的代表人物，他在继承亨利·法约尔理论的基础上，对管理职能进行了更加系统化、条理化的研究，使管理过程学派成为各管理学派中最具影响力的学派。

（二）社会系统学派

美国管理学家切斯特·巴纳德是该学派的创始人。他在 1938 年出版的《经理人员的职位》一书中阐述了系统的特征及其构成要素，分析了经理人员的任务和作用，并以协作系统为核心论述了组织内部平衡和对外部条件适应的新管理理论——社会系统理论。该理论认为组织是一个协作系统，无论组织规模大小或级别高低，都有 3 个基本要素：协作的意愿、共同的目标和成员间的信息沟通。为此，管理人员的职能主要有 3 项：①建立和维持一个信息联系的协作系统；②招募和选聘合适的组织成员，以保证协作系统的生命力；③设定组织的共同目标，并以各个部门的具体目标来加以阐明。

（三）决策理论学派

决策理论是以社会系统理论为基础，融入行为科学和系统论的观点，运用计算机技术和统筹学的方法发展起来的一种管理理论。该学派的主要代表人物是诺贝尔经济学奖获得者西蒙。决策理论的主要观点有：①管理就是决策，决策贯穿于整个管理过程；②决策的过程包括四个阶段，即搜集情报、设计方案、选择方案和评估抉择；③决策准则不是"最优"，而是"令人满意"；④根据组织活动的性质可以将决策分为"程序化决策"和"非程序化决策"。

（四）管理科学学派

管理科学学派，又称"数量学派"或"运筹学派"。该学派的特点是利用有关的数学工具，为企业寻求在采购、人事、财务、库存等方面的最有效的数量解。研究目的在于把科学的原理、方法和工具应用于管理的各种活动，以取得最大的经济效益，着重于管理过程中的计划、控制职能。该学派发展了许多数量分析方法和决策技术，如盈亏平衡分析、决策树、网络计划技术、库存控制模型、线性规划、动态制化等。

（五）系统管理学派

美国管理学家卡斯特、罗森茨韦克等将贝塔朗非的一般系统论和维纳的控制论应用于企业管理中，形成了系统管理理论。该学派应用系统理论的范畴、原理，全面分析和研究企业和其他组织的管理活动和管理过程，并建立系统模型以便于分析。该理论认为：①企业的成长和发展受人、物资、机器和其他资源等要素的影响；②企业是由许多子系统组成的开放的社会技术系统；③应运用系统观点来考察管理的基本职能，以提高组织的整体效率。

（六）社会技术系统学派

社会技术系统学派是在社会系统学派的基础上进一步发展而形成的。创始人是美国的特里·司特及其在英国塔维斯托克研究所中的同事。他们在煤矿"长壁采煤法"的研究中发现，技术系统是组织同环境进行联系的中介，对社会系统有很大的影响。个人态度和群体行为都受到人们在其中工作的技术系统的重大影响。他们认为，要解决管理问题，只分析企业中的社会问题是不够的，还必须注意其技术问题。因此，必须把企业中的社会系统同技术系统结合起来考虑，而管理者的主要任务之一就是要确保这两个系统相互协调。

（七）经验主义学派

彼得·德鲁克是这一学派的代表人物。德鲁克于1954年首次在其《管理实践》一书中提出了"管理学"的概念，并强调应该通过分析经验（管理案例）来研究管理。该学派的主要观点有：①管理是一个特殊的、独立的活动和知识领域；②管理人员的主要任务是造成一个"生产的统一体"，使企业的各种资源得到充分发挥；③提倡实行目标管理。

（八）权变理论学派

权变理论发起于20世纪70年代的美国，众多管理学家从组织结构、人性假设、领导方式等不同侧面阐述了权变理论。该理论的核心观点是：管理没有绝对正确的方法，管理者要根据组织所处的内、外部环境和条件，随机应变地设定管理模式、方案或方法，即所谓"权宜应变"。

此外，管理理论丛林还包括人际关系学派、群体行为学派、沟通中心学派等，在此，不再一一列示。

五、管理理论新发展

（一）全面质量管理理论

全面质量管理是指在全社会的推动下，企业中所有部门、所有组织、所有人员都以产品质量为核心，把专业技术、管理技术、数理统计技术集合在一起，建立起一套科学、严密、高效的质量保证体系，控制生产过程中影响质量的因素，以优质的工作、最经济的办法提供满足用户需要的产品的全部活动。

（二）非理性管理理论

20世纪70年代末、80年代初，针对以管理科学理论为代表的理性管理，西方管理理论研究中出现一种非理性管理倾向。研究者认为，在纯理性管理理论的影响下，许多人一味追求管理中的定量化、精确化、严密化、制度化、程序化，以及明确的分工与严格的控制。而实际上，管理活动是复杂多变、极不稳定的，管理绝不是纯科学的，它既是科学又是艺术，不能只靠逻辑推理和精确计算，还要靠热情甚至是直觉，某些违背管理理论条文的"反常"之举，可能会出奇制胜。

（三）学习型组织的管理

圣吉（Peter M.Senge）是学习型组织理论的奠基人，他用了近十年的时间对数千家企业进行研究和案例分析，于1990年完成其代表作《第五项修炼——学习型组织的艺术与实务》，书中提出，面临剧烈变化的外部环境，组织应力求精简、扁平化、终生学习，不断自我组织再造，以维持竞争力。

1. 学习型组织的内涵

（1）学习型组织基础　团结、协调及和谐。

（2）学习型组织核心　在组织内部建立完善的"自我学习机制"。

（3）学习型组织精神　学习、思考和创新。

（4）学习型组织关键特征　系统思考。

（5）组织学习的基础　团队学习。团队是现代组织中学习的基本单位。

2. 建立学习型组织的技能——五项修炼

（1）建立共同愿景　愿景可以聚集公司上下的意志力，透过组织共识，大家努力的方向一致，个人也乐于奉献，为组织目标奋斗。

（2）团队学习　团队智慧应大于个人智慧的平均值，以做出正确的组织决策，透过集体思考和分析，找出个人弱点，强化团队向心力。

（3）改变心智模式　组织的障碍，多来自个人的旧思维，例如固执己见、本位主义等，唯有透过团队学习及标杆学习，才能改变心智模式，有所创新。

（4）自我超越　个人有意愿投入工作，专精工作技巧的专业，个人与愿景之间有种"创造性的张力"，正是自我超越的来源。

（5）系统思考　应透过资讯搜集，掌握事件的全貌，以避免见树不见林，培养纵观全局的思考能力，看清楚问题的本质，有助于清楚了解因果关系。

（四）团队管理理论

当代美国著名管理学家罗宾斯（Stephen P.Robbins）认为"团队是指一种为了实现某一目标而由相互协作的个体所组成的正式群体"。所有团队都是群体，但只有正式群体才是团队。团队的基本要素包括规模、目的、目标、技巧、方法和责任心。所以，作为一支高效团队必须具备以下8项基本特征：明确的目标、基本的技能、相关的技能、共同的语言、良好的沟通、谈判的技能、合适的领导、内部与外部的支持。从以上特征可以看出，团队管理是以情感、归属、社交等心理需要为前提，以目标、责任、真诚、合作、友好、绩效为宗旨的。

著名的《团队的智慧》的作者卡曾巴赫（Jon R.Katzenbach）和史密斯（Douglas K.Smith）甚至认为，如果一位主管人员的目的在于领导充满活力的组织，那么，他就必须放弃事必躬亲的方式，应该建立起允许进行自我管理、自我控制的经营结构和系统，即团队。他们还认为，团队有效运转必须具备4个相互关联的条件：一是团队内必须充满活力；二是团队内必须有一套为达到目标而设置的控制系统；三是团队必须拥有完成任务所需要的专业知识；四是团队必须要有一定的影响力。

（五）合作竞争理论

合作竞争理论是20世纪90年代以来产生的一种新的企业管理理论，其主要代表人物是麦肯锡高级咨询专家布利克（Joel Bleeke）与厄恩斯特（David Ernst）。他们在《协作型竞争》一书的开篇就道出了这一理论的核心，即"对多数全球性企业来说，完全损人利己的竞争时代已经结束。驱动一公司与同行业其他公司竞争，驱动供应商之间、经销商之间在业务方面不断竞争的传统力量，再也不可能确保赢家在这场达尔文游戏中拥有最低成本、最佳产品或服务，以及最高利润"。自从20世纪末开始，西方企业战略已从"纯竞争战略"为主导，向"合作竞争战略"为主导转变。"商场如战场"是传统理念，在这种理念指导下，竞争的成功建立在对手失败的基础之上，商家使用激烈的竞争手段，击败竞争对手，扩大市场份额。而在如今的商战中，和平与战争同时存在或交替出现。

合作竞争是一种高层次的竞争，合作竞争并不是意味着消灭了竞争，它只是从企业自身发展的角度和社会资源优化配置的角度出发，促使企业间的关系发生新的调整，从单纯的对抗竞争走向了一定程度的合作。竞争不以伤害竞争对手为目的，重要的不是他人是否赢了，而在于自己是否赢了，这就是合作竞争所反映的竞争理念。

20世纪80年代后，管理理论的新发展还包括情境管理理论、企业能力理论、企业再造理论、知识管理理论、智力资本理论、企业文化理论、可持续发展理论和六西格玛理论等。

【案例导入分析】

甲护士长主要运用了泰勒的科学管理理论。甲护士长主张严格执行规章制度，符合科学管理理论观点：强调制定岗位职责和奖惩制度，效率至上。在科学管理理论的指导下，甲护士长的管理工作取得较好成效。

乙护士长主要运用了梅奥的人际关系学说。乙护士长主张人性化管理及调动下属的积极性，符合人际关系学说观点：重视提高员工的满意度，满足员工心理、社会、经济等多方面的需求，发现并利用非正式组织为正式组织服务。在人际关系学说的理论指导下，乙护士长的管理工作同样取得了较好成效。

【本章小结】

1. 中国古代管理思想代表学派主要包括儒家、道家、法家、墨家、兵家等诸家。相对于西方管理思想来讲，中国古代管理思想有着不同的体系和结构，从不同的角度揭示了人类社会在发展过程中的管理规律。

2. 西方管理理论萌芽于18世纪中叶以后的产业革命时期，亚当·斯密等经济学家和工厂管理者提出了一系列管理思想和观点，为后来管理理论的产生与发展奠定了重要的基础。

3.古典管理理论侧重于研究组织内部活动的管理，从组织职能、组织方式等方面研究效率问题。代表理论包括科学管理理论、一般管理理论和行政组织理论。

4.行为科学理论侧重于运用心理学、社会学、人类学等理论和方法，从人的工作动机、情绪、行为与工作、环境之间的关系，来探索影响生产率的各种因素。

5.第二次世界大战以后，新的管理理论、思想、方法不断涌现，形成了"管理理论丛林"现象。

6.20世纪80年代以后，管理学研究出现了一些全新的发展趋势，代表学派包括全面质量管理理论、企业文化理论、战略管理理论、企业再造理论及学习型组织理论等。

【走进护理管理】

实践项目：查阅管理理论文献。

实践目的：通过查阅文献资料，了解管理理论在护理管理中的应用情况，加深对管理理论的理解，提高应用能力。

实践内容：选择一个管理理论，查阅该理论在护理管理中应用的相关文献。

实践考核：组织一场课堂讨论。

【思考题】

1.中国古代管理思想的主要学派及代表人物有哪些？

2.国外管理思想形成与发展经历了哪几个阶段？详细叙述各阶段的代表人物及其主要思想。

3.古典管理理论对管理实践的贡献有哪些？

4.现代管理理论的主要学派有哪些？简要叙述各学派的主要观点。

第三章
计划职能

扫一扫，查阅本章数字资源，含PPT、音视频、图片等

案例导入

某高等医学院校附属医院，为适应社会需求，促进重点学科的发展，拟成立中医康复病区。陈钦是一名从事护理工作 25 年且具有丰富的护理管理经验的护士长，她被推荐负责中医康复病区的护理筹备工作。医院要求新病区应尽快完善护士与物资、仪器设备等的配备，争取 3 个月内新病区投入使用。针对此情况，陈钦护士长认真编制了一份新病区筹备计划书，对护士的选配、护理组织结构、病区物资与仪器设备的申购、设备安装及调试等具体事宜进行逐一安排，并明确完成的时间与相关负责人员，确保了新病区如期顺利投入使用。此案例中，陈钦护士长如何做组织计划？应用了哪些科学的管理方法？

计划职能是管理职能中最基本的职能。计划职能是各级管理者为有效地使用资源条件、把握发展方向所进行的预测未来、设立目标、决定政策、选择方案的连续程序，是制定计划的管理过程。有效的计划管理有利于监督管理者始终把实现组织目标作为工作重点，防止组织活动偏离组织目标，减少工作失误，加强管理者对于组织活动的控制。同时，由于计划职能强调效率，避免了组织资源浪费，使人、财、物、时间得到合理分配，减少不必要的重复投入，从而提高工作成效和经济效益。而失败的计划管理和无计划管理都会导致组织成员在组织活动中缺乏工作重心，使组织活动处于一片混乱之中，不仅浪费了组织的人力、物力、财力，还使得组织成员丧失了工作积极性和工作动力。因此计划管理是管理过程中最关键的阶段。

第一节 概 述

古人云，凡事预则立，不预则废。管理的过程是以计划职能为开始，有成效的计划对任何一

个组织的成功都具有积极的作用和重要的意义。无论经验观察还是理论研究，均证明有效的管理必须注重计划和计划职能。

一、计划的概念

计划是指工作或行动之前预先拟定的方案，包括工作的具体目标、内容、方法和步骤等。有管理学家将制定计划的过程归结为"6W1H"，即预先决定做什么（what），论证为什么要做（why），确定何时做（when）、何地做（where）、何人做（who）、为谁做（for whom）、如何做（how）。

计划职能是根据需要解决的问题，经过科学的预测，权衡客观的需要和主观的可能，提出未来要达到的目标及实现目标的方法。计划职能是管理工作的首要职能，其他职能也都是围绕着计划职能而行使的。它有广义和狭义之分，广义的计划职能是指制定计划、实施计划和检查计划三个阶段的工作过程，贯穿管理工作的始终。狭义的计划职能是指制定计划的单一过程。本章所说的计划职能是指狭义的计划职能。

二、计划的特征

1. 目的性 组织是为了实现组织目标而存在的，而计划的目的就是实现组织目标，为组织目标服务。计划限定了组织活动的范围，保证组织成员的所有活动都围绕一个目标进行。

2. 普遍性 计划存在于组织管理中的各个层次。无论是高层管理者，还是中层管理者，甚至是被管理者在工作中都需要计划，但计划的特点和范围随各级管理者的层次、职权不同而不同。

3. 纲领性 计划可以影响并始终贯穿于组织、人事、领导、控制和创新等管理活动的全过程。计划在发挥组织成员创造性的过程中，也限定了组织成员的活动内容，规定了要以实现组织目标为前提，在实现组织目标的过程中体现计划对组织活动起到的纲领性作用。

4. 效率性 计划的效率体现组织管理的效率。计划的制定可以防止组织活动偏离组织目标，避免了人力、物力、财力的重复使用和浪费，确保了组织各项工作有条不紊地实施，提高了组织管理的效率。

5. 前瞻性 计划是在活动实施前制定的方案，不仅包括了组织活动的步骤，还包括了管理者对未来内、外环境变化的预见及应对变化的方案。它不是一味地墨守成规，而是一种创造性的管理活动。

立鸿鹄志，做奋斗者

2018 年 5 月 2 日，在五四青年节和北京大学建校 120 周年校庆日即将来临之际，习近平总书记来到北京大学考察，同师生座谈并发表重要讲话。总书记说："广大青年既是追梦者，也是圆梦人。追梦需要激情和理想，圆梦需要奋斗和奉献。广大青年应该在奋斗中释放青春激情、追逐青春理想，以青春之我、奋斗之我，为民族复兴铺路架桥，为祖国建设添砖加瓦。"青春理想、青春活力、青春奋斗，是中国精神和中国力量的生命力所在。结合总书记讲话，有目的地引导护理专业学生用计划来指导自己的学习和生活，同时从"凡事预则立"的角度向学生讲明，计划对于其大学生涯、职业生涯的重要性。同时引导学生在奋斗中释放青春激情、追逐青春理想，以青春之我、奋斗之我，为民族复兴铺路架桥，为祖国建设添砖加瓦。

三、计划的类型

计划是在权衡组织的实际情况和目标的基础上，决定行动路线，安排行动步骤，贯彻行动方针，并建立监督检查方案的整个活动过程。可见，制定计划实质上是一系列的决策过程，因此根据制定计划所涉及的作用时间、范围及规模不同，可将计划分为不同的种类。

1. 按计划时间长短分类

（1）长期计划　一般指5年以上的计划。长期计划是由高层管理者制定，对组织具有纲领性的指导意义。其涉及时间较长，具有战略性、纲领性、指导性和综合性等特点。例如，创建三级甲等医院达标计划。

（2）中期计划　一般指2～4年的计划。中期计划多由中层管理者制定，涉及时间较长期计划短。中期计划的制定要注意与长期计划及短期计划相衔接。例如，创建三级甲等医院达标计划中的人员配备、培养计划。

（3）短期计划　是针对未来较短时间内的工作安排及一些短期内需完成的具体工作部署，时间通常为1年左右或更短。短期计划多由基层管理者制定。例如，病房护理的年度计划、月计划，新知识及新技术的学习计划等。

2. 按计划作用范围分类

（1）整体计划　指一个组织和系统所有工作的总体设计。

（2）局部计划　亦称专项计划，指为完成某个局部领域或某项具体工作而制定的计划。

3. 按计划规模分类

（1）战略性计划　是指制定整个组织的基本目标和方向的计划，一般是长期计划，包括目标及达到目标的基本方法、资源的分配等。一旦实施，则不易更改。例如，国家的"十四五"发展规划、中国护理事业发展规划等。

（2）战术性计划　是指针对具体工作问题，在较小范围内和较短时间内实施的计划。战术性计划具有灵活性，往往是某些大型战略性计划的一部分。例如，护士排班计划、设备维护计划等。

四、计划的程序

制定计划的过程大致可分为以下八大步骤：分析形势、确定目标、评估组织潜力和条件、提出备选方案、比较各种方案、确定方案、制定辅助计划、编制预算。如图3-1。

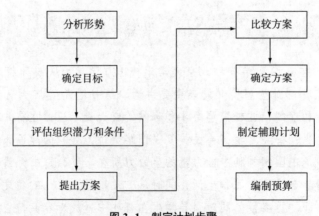

图3-1　制定计划步骤

1. 分析形势　对组织现存形势的分析是计划工作的起点。通过适当的社会调查与分析，总结组织现状，包括组织可利用的资源及有限的资源，并获取有关活动的发展背景资料，加以总结，保证在充分掌握相关信息的基础上形成计划。分析形势应从以下几个方面进行评估：①社会需求；②市场竞争；③组织资源情况，如组织的内部优势及劣势、组织的人力资源情况等；④服务对象的需求。通过适当的社会调查获得一定的资料，然后进行分析，这样才能做出科学的决策。这也是我们所提倡的"知己知彼，百战不殆"的管理思想。

2. 确定目标　计划工作的第二步是在分析形势的基础上确定要完成的目标。目标制定的程序，从理论上讲可以分为三种形式："由上而下""由下而上""由上而下"和"由下而上"相结合。通常采用的是"由上而下"的制定方式，即在确定组织的总目标后，组织中各部门按照总目标拟定各部门的分目标，而各部门的分目标又控制其基层下属单位的目标。如此层层控制，可有效地把握全体员工努力的方向。明确的目标应包括发展方向、预计完成项目和预计完成时间。

3. 评估组织潜力和条件　护理管理者如果对组织现有的潜力和条件缺乏客观、全面的了解，是不可能制定出切实可行的工作方案的。因此，管理者应对组织的人力资源、物资状况、与相关部门的关系等进行 SWOT 分析，其中 S（strength）指组织内部的优势，W（weakness）指组织内部的劣势，O（opportunities）指来源于组织外部可能存在的机遇，T（threats）指来源于组织外部可能威胁组织发展或对组织发展不利的因素。这样便于利用组织中的优势去克服劣势，把劣势和威胁减少到最小。

4. 提出备选方案　在评估组织现有潜力和条件的基础上，根据目标提出备选方案。一个计划往往同时有几个备选方案，应在分析的基础上，选择最有成功希望的数个方案。在拟定备选方案时应从以下几点考虑：①方案与组织目标相关；②可预测的投入与效益之比；③公众的接受能力；④下属的接受程度；⑤时间因素等。

5. 比较各种方案　备选方案拟定后，可根据预期目标、社会效益、专家论证，并广泛征求群众意见，对各种备选方案进行比较、分析和评价。可以从计划的可靠性、科学性、实施的可行性、经费预算的合理性及计划实施后效益如何等方面来进行比较。

6. 确定方案　这一步是计划工作的关键。对各种备选方案进行分析和评价后，权衡利弊，选择经济、可行的方案，并确定实施的具体时间和步骤。

7. 制定辅助计划　辅助计划是总计划的基础，是总计划下的分计划，它包括人、财、物等单项计划。辅助计划是在总计划确定后，由各职能部门和下属单位制定的，主要是用来辅助总计划的落实。一个总计划往往需要制定若干个辅助计划，只有当辅助计划完成了，总计划的实现才有保证。

8. 编制预算　编制预算是计划过程的最后一步，是将计划转化为预算的形式，使之数字化。编制预算实质上是资源的分配计划，包括人力资源的配置、业务活动费、培训费、设备费等。这也是衡量计划工作进度和完成程度的重要标准。如果把预算工作做好了，就可以为计划提供有力的保证。

第二节　目标管理

目标管理是 1954 年由美国著名管理学家彼得·德鲁克在《管理的实践》一书中提出的。当时科学管理理论和行为科学管理理论得到了充分的发展，泰勒、法约尔的管理思想形成了只重视生产效率的监督式、压迫式管理方法，而梅奥的行为科学理论提出了人性化管理。在这种情况下，需要一种管理方法将两种思想结合起来，目标管理正是二者结合的产物。德鲁克提出"目标管理和自我控制"的主张，由于这种管理方法能够提高工作效率，调动员工的工作积极性，在二战后被日本和西欧国家广泛应用，我国也在 20 世纪 80 年代初开始引进目标管理方法，并取得了较好的成效。

一、目标管理概述

（一）目标的概念与作用

目标是组织在一定时期内所要进行的主要活动内容及期望达到的目的和结果。目标的作用主要体现在以下几方面：

1. 主导作用 目标决定着组织管理活动、组织发展规划、成员努力方向等组织活动内容。组织内进行的一切活动都是以实现组织目标为目的，都是以组织目标作为一切工作的主导方向。目标直接影响组织活动及成员的行为，目标制定的高低直接影响组织的兴衰。

2. 协调作用 目标的制定明确了组织内部各成员的具体任务及工作范围，对组织各部门及成员的思想和行动具有统一和协调作用。可以使组织内部成员各司其职，减少组织活动所产生的矛盾。

3. 推动作用 明确的目标使管理者和被管理者受到刺激，并将这种刺激转化为一种强烈的推动力，使组织成员尽最大努力完成组织任务。一个具体、可行、适当的组织目标促使组织成员为完成组织目标而不懈努力，推动组织活动进程，提高了工作效率。

4. 激励作用 目标反映了社会、集体及个人对某种需求的愿望和要求。明确、具体、可行的目标可以将组织目标与个人需要有机地结合在一起，组织成员可以通过完成目标而实现个人发展价值，从而提高了组织成员的责任感和积极性。

5. 标准作用 目标可成为衡量工作成效的尺度，以评价工作成绩和效果。明确的组织目标为组织成果评价、组织成员工作绩效评价提供了可参考的评价标准。在进行组织成员的绩效及组织成果评价中，组织管理者如果仅凭主观臆断来实施评价显然是不科学的，也是不理性的，只有通过明确的目标体系进行量化考核，才能更加有效地对员工进行正确的绩效评价。

（二）目标管理的概念和特征

目标管理（management by objectives，MBO）是指组织中管理者与被管理者共同参与目标制定，在工作中实行自我控制，并努力完成工作目标的一种管理方法。目标管理通过鼓励员工参与管理，使之从工作中满足了自我实现的心理要求，促使组织成员尽心竭力为组织服务。同时组织成员通过亲自参加工作目标的制定，更加明确了各自的权责，实现了员工的"自我控制"，从而使组织目标得以实现。

目标管理的主要特征为：

1. 强调"参与管理" 传统管理中目标常由上级管理者制定，再指派给下属。由于沟通渠道常常受到人为因素的影响，经常造成下属对目标及努力方向认识不够清楚，导致各成员间协调、配合困难，直接影响组织绩效。而目标管理则是由上、下级共同制定目标及目标评价方法，强调组织成员的自我管理和自我控制。每个部门根据总目标，制定分目标，每名职工根据本部门目标和个人职责制定个人目标，各层目标均在共同参与下制定和管理，形成了目标连锁。

2. 强调"自我管理" 在目标管理体系中，组织内部成员都可以参与组织目标的确立。无论是通过"由上到下"还是"由下到上"，或是"由上到下"和"由下到上"相结合的形式制定目标，都使组织内部成员明确其在组织活动中的责任与权力。而在组织管理中明确的个人权责会使组织成员根据其自身的责任，实现组织成员的"自我管理"，从而提高管理者的管理效率。

3. 强调"自我评价"　目标管理为组织成员的工作绩效提供了评价方法。组织中的每一个人都可以通过工作绩效评价方法来评估自己的业务绩效，进而对自己的工作成果进行自我评价。通过实施自我评价，组织成员能够了解到在组织活动中自身存在的不足和活动偏差，以便做进一步改善，促进组织目标的早日实现。

4. 强调"整体性管理"　目标管理是把总目标逐级分解为分目标，各分目标均必须以总目标为依据，与总目标方向保持一致。各分目标相互关联、相互作用，形成一个有机整体。

二、目标管理过程

根据目标管理的内容，可将目标管理过程划分为三个阶段（图 3-2）。这三个阶段形成循环周期，下一周期可提出更高的目标，三者互相制约，周而复始。

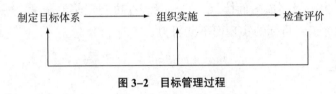

制定目标体系 ──────→ 组织实施 ──────→ 检查评价

图 3-2　目标管理过程

（一）制定目标体系

此阶段主要是建立一套完整的目标体系，是实施目标管理的第一步，同时也是最重要的一步。如果目标设置合理、明确，则后阶段的实施和评价就容易进行。这一阶段可细分为四个步骤。

1. 高层管理者制定总目标　总目标的制定由上级主管人员和下级主管人员甚至员工共同参与，从本组织、本部门的实际条件和职能出发制定出适合本部门的目标体系。目标的制定者同时也是目标的组织实施和实现者，各级主管人员和员工的积极参与，加强了组织内部的沟通联络和以总目标为中心的凝聚力，调动了组织成员实现目标的积极性。通过制定目标，上、下级主管人员和员工熟悉了本组织、本部门的基本信息，明确了本组织可利用的各种资源，以及在哪些方面存在缺陷，在实际的管理工作中可以做到有的放矢、扬长避短。

2. 下属及个人制定分目标　下属及个人应在总目标指导下制定分目标，分目标的制定要支持总目标，个人目标与组织目标要保持协调。在制定具体目标时应注意：目标必须有重点，不宜过多；而且要尽量具体化、定量化，以便测量；下级及个人制定分目标应群策群力。

上下级目标之间常表现为"目标—手段"的关系。上层管理者制定的总目标的实现，需要一定的手段。而这手段成为下层管理者的工作目标，按照从上向下逐渐递推，直至作业层的作业目标。这样就形成了链式目标体系。

3. 对每个具体目标进行审核　对具体目标进行审核时要考虑目标内容是否清晰、明确；目标制定的高低是否适当。目标制定过高，下属完成起来困难，会使下属失去信心或产生挫折感，不利于组织目标的实现；目标过低又不具有挑战性。同时，目标的分解要客观，内容要具体、实际，要有时限和主次之分，最好能量化体现。一般有效目标的标准为以下几个方面：

（1）目标的陈述要规范　目标的陈述应为主语 - 谓语 - 宾语 - 状语（主体 - 行为 - 行为标准或行为结果）。准确的目标陈述可以使目标执行者对于目标的内容有一个清晰的了解，而表述不明的目标会使执行者对目标产生偏解。例如，"使 ICU 的护士熟悉呼吸机的使用"就是一个模糊的目标。

（2）注明目标的时限　目标应有时间跨度，应规定实现目标的明确截止时间。例如，在 1 年内使全院护士护理技术操作考试合格率达到 90%。

（3）兼顾挑战性和实用性　目标应适当，要高出现有水平。具有一定挑战性的目标可以激发组织成员士气，激励组织内部人员为实现组织目标和成员自身价值而不断努力奋斗。但是，组织目标也不可过高，过高的组织目标会给组织成员带来过大的压力，使组织成员会因为觉得无法实现组织目标而缺乏工作斗志，消极怠工。

（4）目标应具有可测量性　为了便于对组织目标进行监督检查、考核和评价，应将目标数量化、具体化。目标的数量化是通过一些观察指标（发生率、百分比、评分）将目标实施情况进行量化。具体化是对目标的描述尽可能详细和明确，便于操作。例如，在提高患者满意率的前提下，1 年内的床位周转率提高 10%。

4. 制定目标责任　上级和下级应就实现组织目标所需达成一致，并建立完善的奖惩制度。双方意见达成一致后，由下级写成书面协议。目标管理通过制定奖惩制度，明确组织成员的责权，有利于激励组织成员为组织目标的实现而不断努力。

（二）组织实施

组织目标确定以后，上一级组织管理者就要下放一部分权力给下一级组织管理者。目标任务主要依靠于下级组织管理者"自我控制"去完成。如果上一级组织管理者过多地干涉下一级的组织实施工作，不仅不能获得较好的目标管理效果，还会造成组织活动与目标管理的原则相背离。但是上述所说的"放权"不等于完全放手不管，管理者应对目标实施过程予以定期指导、检查。检查方法是自上而下的，由下级主动提出问题和报告，管理者主要是协助、支持、提供良好的工作环境和信息情报。由于在目标管理中，目标体系中任何一个环节的失误，都会影响组织目标的实现，因此上、下级要定期检查双方协议的执行情况。

（三）检查评价

对各级目标的完成情况，要有有效期限，并在期限内定期检查。检查可灵活地采用自我检查、互相检查、相关部门督导检查等多种方法。到期后由主管部门根据目标标准，集中检查。根据检查结果进行评价、奖惩，并提出整改措施，以激励员工自我约束、自我控制、自我完善。总结在目标管理实施过程中的经验和教训，找出不足，同时讨论下一轮的目标，开始新的循环。

目标管理是一个反复不间断的循环过程，每一循环的目标体系都是在前一轮循环周期的管理实践基础上建立起来的，而且比上一轮的目标管理有了新的内容，从而使组织的管理活动达到更高的水平。

三、目标管理的优点和局限性

（一）目标管理的优点

1. 改善管理工作　目标管理以最终结果为导向，这一特点要求各级管理人员更加注重管理活动的实效性，迫使管理人员考虑依据结果拟定目标，并且根据自己的经验、能力和手段来制定实现目标的方法和途径。同时目标管理为组织活动提供了工作绩效的评价指标，提高了对组织成员的工作绩效的评价水平，完善了监督体制，提高了管理效率。

2. 提高工作绩效　组织活动的根本目标就是组织目标的实现，这种管理理念更为注重实质性的东西，自然要以绩效为中心，进而转变为以能力为中心。绩效的评价依据不是人的特性和工作态度，而是组织目标的完成情况。这种评价体制激发了组织成员的创造力，为组织的迅速发展提供动力，进而提高组织绩效。

3. 鼓励职工勇于承诺和自我实现　目标管理的一个最大优点是鼓励组织成员对其目标承担责任。组织成员不再是只做所分配的工作，他们实际上已参与目标的制定，并对其所制定的目标负有责任，同时有机会将自己的想法加入组织计划中。下级组织成员通过与上级组织成员共同参与目标制定，充分展示了下级组织成员的业务能力，满足组织成员在组织中自我实现的要求。

4. 形成有效控制　实施目标管理可以使各级部门、管理人员责任更明确，有利于在目标管理活动中进行检查和评价。通过对目标实施成果与原预定目标的对照比较，来实现目标实施情况的定期检查和监督控制，这样就可以做到管理人员的有效控制和组织成员的自我控制。

5. 促进思考和行动方法合理化　目标管理为组织成员及管理者明确了组织目标。组织成员有了明确的组织目标就有承担完成任务的责任，就会努力寻找合理、有效的工作方法。从原则上讲，企业的思考方法、行动模式应该基于合理的目标，而这点正好可以通过推行目标管理来实现。

（二）目标管理的局限性

1. 目标难定　目标是为不确定的未来而定的，要设定具体的、科学的、切实可行的目标是很难的。在实际管理中，有些目标是容易制定并考核的，例如临床护士工作量的评价，而有些行为导向型的管理活动就很难进行考核，例如组织成员的相互协调性和责任心等。

2. 偏重短期目标　大多数目标管理中的目标通常是一些短期的目标，如年度的、季度的、月度的。短期目标会导致短期行为，有时可能以损害长期目标为代价，换取短期目标的实现。

3. 目标缺乏弹性　目标管理要取得成效，就必须保持其明确性、稳定性，但未来存在许多不确定因素，当内外环境发生变动时，就必须对目标进行适当调整。在进行目标弹性调整的过程中，组织成员为适应目标的新变化，而大大浪费了时间和精力，造成组织管理人员的负担，导致组织活动成本增加，不利于组织发展。

4. 奖惩的不公正性　有时奖惩不一定都能和目标成果相配合，也很难保证公正性，从而削弱了目标管理的效果，打击组织成员工作的积极性。

第三节　决策管理

美国著名管理学家赫伯特·西蒙（Herbert Simon）曾经说过：管理就是决策。决策普遍存在于社会生活的各个领域，贯穿于管理过程的始终。大至国家领导人处理国家大事，小至病房护士长安排病房护理工作，都需要决策。

"运筹帷幄之中，决胜千里之外"是形容古代兵家卓越决策才能的一句成语，在当今复杂的管理活动中，如何才能运筹帷幄、稳操胜券？正确决策的产生基于管理者扎实的管理理论和丰富的管理实践经验。管理者只有在掌握丰富管理理论知识的前提下，在管理实践中善于思考、学习和总结，不断积累管理经验，才能做出正确的决策。

一、决策的概念

决策（decisions）是为实现一定目标，在两个以上的备选方案中，选择一个最佳方案的分析判断过程。

决策的本质是择优，目的是解决问题或利用机会。这种选择通常不是简单的"是"与"非"之间的选择，而是对一个缺乏确定性的情境的选择。如果决策正确，实施起来就会顺利，效率就高，效果就好。反之，就难以实施，效率不会高，效果也不会好。

决策的主体既可以是组织，也可以是组织中的个人；决策要解决的问题，既可以是组织或个人活动的选择，也可以是对这种活动的调整；决策选择或调整的对象，既可以是活动的方向和内容，也可以是在特定方向下从事某种活动的方式；最后，决策涉及的时限，既可以是未来较长的时期，也可以是某个较短的时间段。

决策是一个全过程的概念，包括环境分析、拟定备选方案、分析方案、选择方案、实施方案、评估方案的整个过程，是组织或个人为了解决当前或未来可能发生的问题，从确定行动目标到拟定、论证、选择和实施方案的整个活动过程。

二、决策的类型

（一）个人决策和集体决策

按决策主体的不同，决策可分为个人决策和集体决策两种。个人决策是指只有管理者个人进行决策，优点是速度快、具有创造性；不足之处是决策质量完全取决于决策者个人的决策水平。集体决策是由一个群体共同制定的决策，优点是可以集思广益，更易被理解、接受；缺点是倾向于折中，决策迟缓、责任不明。

（二）宏观决策和微观决策

按决策影响范围的大小，决策可分为宏观决策和微观决策两种。宏观决策又称为战略决策或全局决策，主要是指与确定组织发展方向和长远目标有关的重大问题的决策，具有全局性、长期性与战略性的特点，主要解决的是"干什么"的问题，实施时间较长，对组织影响较为深远，一般由高层管理者做出。微观决策也称战术决策或局部决策，主要指基层的、局部的、针对具体问题的决策，是为完成战略决策所规定的目标而制定的组织在未来一段较短的时间内的具体的行动方案，主要解决"如何做"的问题。

（三）常规性决策和非常规性决策

按对决策问题的了解程度不同，可分为常规性决策和非常规性决策。常规性决策也叫确定性决策，是指对经常出现的活动进行的决策，是可以依标准化的例行做法处理的重复决策。决策问题所处的环境是确定的，每一个方案只有一个结果，决策者只需从备选方案中选择经济效果最好的方案。如对经常出现而又有一定处理规范、有章可循的问题做出的决策，就属于常规性决策。非常规性决策也称非确定性决策，一般指涉及面广、偶然性大、不定因素多、无先例可循、无既定程序可依的决策。在可供选择的方案中，存在两种或两种以上的自然状态，状态发生的概率无法估计。这类决策一般是过去从未出现过的、非例行性的，通常用于对新出现的、不确定性的机会或威胁做出应对，更多依赖于决策者个人的知识、经验、判断力和创造力等来进行定夺。非常规性决策包括风险型决策和博弈型决策。如果存在两种以上的决策方案，而任何一种均有利有弊，这种决策称作风险型决策；如果决策所涉及的是同一定的对手进行竞争的问题，则称为博弈型决策。

三、决策的原则

1. 目标原则 组织中的任何一项决策，不管是事关全局，还是具体小事，都应围绕组织预定的整体目标而进行，各项微观决策应是宏观决策在本地区、本部门、本单位的具体化。护理组织的各级领导者一方面要根据所处的情境，做出符合实际的决策；另一方面，要注意所做的决策不能与护理组织的目标、医院的目标、卫生工作的目标，以及国家、社会的有关政策相违背。

2. 信息真实原则 信息是科学决策的基础。只有掌握了大量真实的信息，并对其进行科学的归纳、整理、比较、选择，去粗取精、由表及里、由此及彼地加工制作，才可能做出正确的决策。没有资料、情报、数据做依据，难以做出科学的决策。由于信息对决策具有十分重要的意义，所以，各级护理管理者务必要高度重视信息工作，力求各种数据、资料的全面性和真实性。

3. 可行性原则 在做出任何一项决策前，都应考虑到该项决策是否可行。因此，决策前要从实际出发，分析现有人力、财力、物力等主客观条件，研究决策实施过程中可能出现的各种变化，预测决策实施后在各方面可能产生的影响。在做出较重要的决策前，更需经过慎重论证，周密审定、评估，确定其可行性。切忌只强调需要、只考虑有利因素或不利因素。遵循可行性原则，有利于防止片面性和局限性，保证决策的正确性。

4. 对比择优原则 对比择优是决策的一个重要原则。科学的决策，必须建立在对多种方案对比择优的基础之上。如果只有一种方案，就无法对比，也无从择优。对于较重要的决策，应事先准备两种以上的方案，以供管理者对比择优。从某种意义上说，决策就是管理者从多种方案中选择出最优方案的过程。

5. 集体决策原则 现代医院服务内容多、涉及面广，可以说现在的医疗服务系统是一个复杂的大系统。虽然护理组织是医院大系统中的一个子系统，但是护理组织也是十分复杂的。组成医院系统的各个部分，相互联系、相互制约，形成了牵一发而动全身的局面。护理管理决策中哪怕是一个小小的失误，也会引起其他部门的连锁反应。坚持集体决策原则，有利于集思广益，克服领导者个人在知识和经验方面的局限性。同时，也有利于调动其他人的积极性。集体决策原则并不排斥个人在决策中的重要作用。

四、决策的程序

决策必须程序化。决策作为管理的一种活动，包括了一定的步骤和程序，虽然各领域决策的具体过程不尽相同，但就一般决策程序而言，主要分为以下七个步骤：

1. 识别问题 也叫发现问题。是决策的起点，是进行科学决策的前提，也是领导者决策能力的集中反映。决策是为了解决问题而做出的决定和采取的行动。只有发现问题，搞清问题的性质，找出产生问题的原因，才能确定目标，并进行决策。决策者要善于在全面调查研究、系统收集环境信息的基础上发现差距，在众多的问题中，抓住主要问题。

2. 确定目标 目标是决策的方向，管理者确定了要解决的问题，就要针对问题确定解决问题所要达到的目标，这就是确定目标。确定目标是进行科学决策的重要一步。没有目标的决策，是盲目的决策。目标选择不准确，势必导致决策的失误。

3. 拟定备选方案 发现存在的问题，确定了正确的目标之后，就要从多方面寻找实现目标的有效途径。绝大多数决策都是在已形成的方案中经过选优而做出的。所以，制定可供选择的各种方案，是决策的重要步骤。科学决策的一个特点就是它的选择性。仅有一个方案，就无从比较，无从选择，也就难以做出"满意"的决策。一个备选方案的产生，至少要经过两步：一是初步设计，即根据目标，大致勾勒出各种不同的方案，提出轮廓的设想。二是具体设计，即对初步设计出来的方案进一步修改、补充、完善，拟订出具备执行条件的各种方案。

4. 评估方案　在这一步骤中，领导者凭借自己的经验、才能，对提供选择的几种方案，从总体权衡利弊，进行综合评价，最后选出"满意"方案，或者在诸方案的基础上，归纳出一套"满意"的方案。方案要选择得好，必须具备两个条件：一是要有一个合理的选择标准；二是要有一个科学的选择方法。为了追求优化的"满意"方案，应有一个统一的选择标准。"满意"的决策应当符合以下三个标准：①全局性标准：考虑全局为首要标准；②适宜性标准：要适合我国的国情，要因地制宜、因时制宜；③经济性标准：要从经济方面进行评估和比较，力争以最少的投入获得最大的效益。对于风险型决策，还应有动态性标准，因为风险型决策的主要特征是不确定性。因此，对于这类决策应当制定出具有不同决策变量的各种备选方案。

5. 选定方案　这是决策过程中最为关键的一步。一般有两种方法，如直接从各备选方案中选出最优方案，或者在各方案的基础上归纳出一套最优方案。最优化的决策需要符合三个标准：①全局性标准：即考虑全局效益；②适宜性标准：决策不单纯追求最好结果，还注重过程合理适宜，符合组织实际状况，因地因事而异；③经济性标准：以最少的投入获得最大的产出。值得注意的是，在绝大多数情况下，十全十美的方案并不存在，所以方案只有满意与不满意、合适与不合适之分，不能苛求完美。

6. 实施方案　方案实施是将决策意图传递给有关人员并得到他们采取行动承诺的过程。做出的决策是否科学，有待于在实施过程中检验。一般情况下，人们的认识只能大致而不能完全同客观实际相一致，领导者所做的决策在实施过程中不可避免地要根据实际情况的变化而不断地进行调整、修改，甚至做大的改变。这一步骤应包括：组织发动，落实责任，监督检查，反馈评价。

7. 评价决策效果　决策实施的过程，又是信息反馈的过程。领导者在确定方案时，尽管已经尽可能地对实际情况做了估计，但实际情况是丰富多变的。实际情况与方案的关系，大体上有这样几种可能：第一种是实际情况与决策方案在方向、途径方面基本一致，只是在个别问题上存在偏差。领导者只要对方案做一些局部的调整即可。第二种是偏差较大，如果坚持既定决策方案，就会产生较严重的不良后果。这时，领导者应对方案做重大修正。第三种是实际情况发生了重大变化，既定方案不可能继续实施。这时，领导者应该寻找新的决策方案。因此，在方案的实施过程中，领导者要注意收集有关信息，了解反应和动向，对决策的实施情况进行追踪评价，根据信息反馈，及时做出调整和修正。

对于一个合格的、优秀的决策者，熟练运用程序化决策是基本前提；而往往如何运用非程序化决策更能考察决策者的水平。决策者要在熟练运用程序化决策的前提下，运用直觉、判断和创造力提高自己非程序化决策的能力。

五、决策的方法

（一）定性决策方法

1. 德尔菲法　德尔菲法（Delphi technique）是由美国兰德公司于 20 世纪 50 年代初发明的最早用于预测，后来推广应用到决策中的一种决策方法。

德尔菲法是专家会议法的一种发展，是一种向专家们进行调查研究的专家集体判断。它是以匿名方式通过几轮函询征求专家们的意见，专家之间不发生横向联系，组织决策小组对每一轮的意见都进行汇总整理，作为参考资料再发给每个专家，供他们分析判断，提出新的意见。如此反复，专家的意见渐趋一致，最后做出最终结论。

2. 头脑风暴法 头脑风暴法（brain storming）又称思维共振法、集思广益法。是为了克服障碍，产生创造性方案的一种简单方法。原则是鼓励一切有创意的思想，禁止任何批评。头脑风暴法是比较常用的一种定性决策方法，便于发表创造性意见，因此主要用于收集设想。通常是将对解决某一问题有兴趣的人集合在一起，在完全不受约束的条件下，敞开思路，畅所欲言。当所有的备选方案都被提出后，群体成员从正反两个方面对每个备选方案进行讨论，并按优劣对备选方案进行排序。风暴式思考主要能够吸收专家积极的创造性思维活动。

3. 电子会议 最新的定性决策方法是将专家会议与尖端的计算机技术相结合的电子会议（electronic meeting）。多达50人围坐在一张马蹄形的桌子旁，这张桌子上除了一系列的计算机终端外别无他物。将问题显示给决策参与者，将他们自己的回答打在计算机屏幕上。个人评论和票数统计都投影在会议室内的屏幕上，成员可以自由地表达自己的思想和对其他成员方案的评价，不会遭到群体压力，不必担心打断别人的思想和发言，环境是宽松的。其主要优点是匿名，可诚实快速地进行汇总和统计，有较高的效率。电子会议也有缺点：那些打字快的人使得那些口才好但打字慢的人相形见绌；再者，这一过程缺乏面对面的口头交流所传递的丰富信息。

（二）定量决策方法

1. 确定型决策方法

（1）线性规划 线性规划是指在一些线性等式或不等式的约束条件下，以此求解线性目标函数的最大值或最小值的方法。运用此方法要建立数学模型，其步骤为：确定影响目标大小的变量；列出目标函数方程；找出实现目标的约束条件；求出最优解。

（2）量本利分析法 量本利分析法又称为盈亏平衡分析法或保本分析法，是通过考查销售量或产量、成本和利益的关系，以及盈亏变化的规律，掌握盈亏变化的临界点（保本点）而进行选择来为决策提供依据的方法。

2. 风险型决策方法 风险型决策方法多采用决策树分析法。决策树法就是借助于树形分析图，根据各种自然状态出现的概率及方案预期损益，计算比较各方案的期望值，从而抉择最优方案的方法。

决策树的绘制可分为建树和计算期望值两个步骤。建树时，从左到右依次绘出所有的决策点（用口表示），从决策点出发引出若干方案枝，方案枝末端画出自然状态点（用○表示），从自然状态点引出概率枝，概率枝末端标出损益值，然后进行计算和分析。计算和分析由右向左，即按右端结束点后的损益值与相对应的概率值，计算出各方案在不同自然状态下的损益期望值，并注明在各方案状态点上，再比较其大小后进行优选，删除一些分枝就可得到完整的决策树（图3-3）。

决策树分析法的基本步骤是：

（1）绘制决策树 实际上是拟定各种决策方案的过程，也是对未来可能发生的各种状况进行周密思考和预测的过程。

（2）计算期望损益值 根据图中有关数据，计算不同备选方案在不同自然状态下的损益期望值及其综合值，将综合值填写在相应的方案枝末端的机会点上方，表示该方案的经济效果。

（3）剪枝决策 比较各方案的期望收益值，从中选择收益值最大的作为最佳方案，其余的方案枝一律剪掉，最终剩下一条贯穿始终的方案枝，即决策方案。

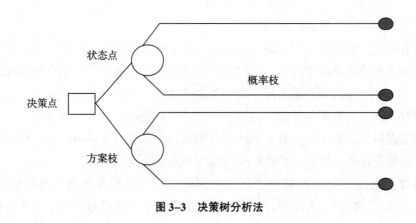

图 3-3　决策树分析法

（三）不确定型决策方法

由于不确定型决策需要决策的问题存在较大的风险，故使用的决策方法在很大程度上取决于决策者对风险的态度。

1. 大中取大法　采用这种方法的管理者对未来持乐观的看法，认为未来会出现最好的自然状态，因此不论采取哪种方案，都能获取该方案的最大收益。即在最好自然状态下的收益。管理者先从每个方案中选取一个最大的收益值，然后从这些方案的最大收益中选择一个最大值。

2. 小中取大法　采用这种方法的管理者对未来持悲观的看法，但从悲观的选择中取最大收益的方案。即在最差自然状态下的收益，或从最坏的结果中选最好的。先从每个方案中选择一个最小的收益值，然后从这些最小收益值中选取数值最大的方案作为决策方案。

3. 最小后悔值法　这种方法的基本思想是如何使选定决策方案后可能出现的后悔值达到最小，即蒙受的损失最小。各种自然状态下的最大收益值与采用方案的实际收益值之间的差额，叫作后悔值。这种决策方法的步骤是：先从各种自然状态下找出最大收益值；再用最大收益值减去实际收益值，求得后悔值；然后，从各个方案后悔值中找出最大后悔值进行比较，并从中选择最大后悔值最小的方案为决策方案。

第四节　时间管理

富兰克林曾说："时间是构成生命的基本材料。"在现代社会中，快节奏的时代步伐使人们对时间的价值又有了进一步的认识。护理管理人员常常被时间的安排和管理困扰，因此，护理管理人员应学会把握时间，并有效率地运用时间，以完成组织和个人的目标。

一、时间管理概述

（一）时间的定义与特征

时间的本质是一种有价值的无形资源。从管理角度看，时间是分配各种活动过程所需要的周期及其起点和终点，规定各种活动衔接和循环的连续性。

时间具有客观性、方向性和无储存性的特点。

（二）时间管理的概念与意义

时间管理（time management）是指在同样的时间消耗下，为提高时间的利用率和有效率而进行的一系列活动。它包括对时间进行的计划和分配，以保证重要工作的顺利完成，并留出足够的余地处理那些突发事件或应对紧急变化。

时间管理通过研究时间消耗的各种规律，认识时间的特征，以探索科学安排和使用时间的方法。时间管理可使管理者自己控制时间而不被时间控制，控制自己的工作而不被工作左右，从而对时间资源进行科学的使用，提高了工作效率，减轻了管理者的压力。对于员工来说，有效利用时间可使员工获得更多的成功和业绩，从而激发成就感和事业心。

二、时间管理的方法

（一）ABC 时间管理法

1. 概念　ABC 时间管理法是事件优先顺序法的"鼻祖"，是以事件的重要程度为依据，将待办的事件按照重要性划分为 A、B、C 三个等级：A 为最优先的事件（必须完成的）；B 为次优先的事件（很想完成的）；C 为较不重要的事件（目前可以暂时搁置的）。然后按照事件的重要等级依次完成任务。

2. 核心　ABC 时间管理法的核心是抓住主要问题，解决主要矛盾，保证重点工作，兼顾全面，有效利用时间，提高工作效率。

3.ABC 事件分类特征及管理要点　见表 3-1。

表 3-1　ABC 事件分类特征及管理要点

分类	比例	特征	管理要点	时间分配
A	占总工作量 20%～30%，每天 1～3 件	1. 最重要； 2. 最迫切； 3. 后果影响大	重点管理： 1. 必须做好； 2. 现在就做； 3. 亲自去做	占总时间的 60%～80%
B	占总工作量 30%～40%，每天 5 件以内	1. 重要； 2. 一般迫切； 3. 后果影响不大	一般管理： 最好亲自做，也可授权	占总时间的 20%～40%
C	占总工作量 40%～50%	1. 无关紧要； 2. 不迫切； 3. 后果影响小	不必管理： 授权	0

4. 步骤

（1）每天工作开始时对全天的工作日程列出清单。

（2）对清单上的工作进行归类，如果工作是常规性的，如晨间交班等，即按程序办理。

（3）根据事件的特征、重要性及紧急程度，确定 ABC 顺序（图 3-4）。

（4）按 ABC 类别分配工作项目、各项工作预计的时间安排，以及实际完成的时间记录，并列出分类表。

（5）实施：首先全力投入 A 类工作，直到完成，取得效果再转入 B 类工作，若有人催问 C 类工作时，可将其纳入 B 类；大胆减少 C 类工作，以避免浪费过多时间。

（6）每日进行自我训练，并不断总结评价。

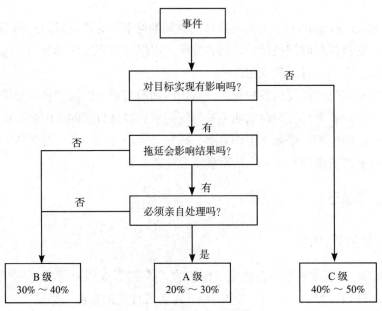

图 3-4 确定 ABC 事件的方法

（二）"四象限"法

著名管理学家史蒂芬·科维（Stephen Richards Covey）提出了一个时间管理的理论，把工作按照重要和紧急程度进行了划分，基本上可以分为四个"象限"，见图 3-5。

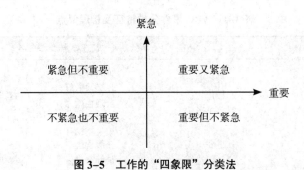

图 3-5 工作的"四象限"分类法

第一象限：紧急又重要，为首要解决的工作。如危重患者的抢救、患者的急诊手术等，必须立刻去做。

第二象限：重要但不紧急，为次要解决的工作。如常规的临床工作、制定计划等，只要是没有需首要解决的问题，就应该把次要解决的问题及时完成。

第三象限：紧急但不重要，为一般解决的工作。在优先考虑了重要的事情之后，再来考虑此类事件。切记勿把"紧急"当成优先。如客人来访、下级请示、向上级汇报工作等。

第四象限：既不紧急也不重要，为最后解决的工作。如供应商约谈等事情，可以等到有时间再考虑。

综上，应该先从第一象限的工作做起，再依序进行第二、三、四象限的事情，其顺序如一反写的"N"字，故称为"N字形法则"，见图 3-6。

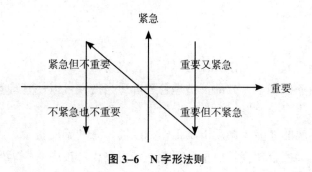

图 3-6　N 字形法则

（三）GTD 时间管理法

GTD 是 getting things done（完成每一件事）的缩写。来自 David Allen 的著作 *Getting Things Done*，GTD 通过更好地帮助管理者跟踪和管理思绪，从而在合适的情景中集中精神完成最重要的任务。GTD 的具体做法可以分成收集、整理、组织、回顾与执行五个步骤。

1. 收集　将能够想到的所有的未尽事宜（GTD 中称为 stuff）统统罗列出来，放入收集箱（inbox）中，这个收集箱既可以是用来放置各种实物的实际的文件夹或者收件箱，也可以是存储信息的电子邮件、掌上电脑等。收集的关键在于把一切赶出你的大脑，记录下所有的工作。

2. 整理　将收集到的信息放入收集设备之后，就需要定期或不定期地进行整理，清空收集箱。将这些收集到的信息按是否可以付诸行动进行区分整理，对于不能付诸行动的内容，可以进一步分为参考资料、日后可能需要处理及垃圾等类型，而对可行动的内容再考虑是否可在两分钟内完成，如果可以则立即行动完成它，如果不可行则对下一步行动进行组织。

3. 组织　个人组织是 GTD 中的最核心的步骤，组织主要分成对参考资料的组织与对下一步行动的组织。对参考资料的组织主要就是一个文档管理系统，而对下一步行动的组织则一般可分为下一步行动清单，等待清单和将来 / 可能清单。

等待清单主要是记录那些委派他人去做的工作，将来 / 可能清单则是记录延迟处理且没有具体的完成日期的未来计划。而下一步清单则是具体的下一步工作，而且如果一个项目涉及多步骤的工作，那么需要将其细化成具体的工作。

GTD 对下一步清单的处理与一般的日程记录最大的不同在于，它做了进一步的细化，比如按照地点（电脑旁、办公室、电话旁、家里、超市）分别记录只有在这些地方才可以执行的行动，而当你到这些地点后也就能够一目了然地知道应该做哪些工作。

4. 回顾　也是 GTD 中的一个重要步骤，一般需要每周进行回顾与检查，通过回顾及检查你的所有清单并进行更新，可以确保 GTD 系统的运作，而且在回顾的同时可能还需要进行未来一周的计划工作。

5. 执行　GTD 时间管理的最终步骤是付诸行动。在具体行动中可能会需要根据所处的环境、时间的多少、精力情况及重要性，来选择清单及清单上的事项来行动。

（四）保持时间利用的相对连续性和弹性

心理学研究认为，人们专心做一件事或思考一个问题时，最好能连续完成，不要间断。如果出现间断，需耗费一段时间重新集中注意力，有时甚至在间断后再也达不到间断前的效果。因此，在处理关键工作时，要排除各种干扰，让精力完全集中。护理管理过程中容易出现突发事件，在计划时间时要留有余地，并需注意劳逸结合，有利于工作的持久性。

（五）学会授权

授权是指在不影响个人原有工作责任的情形下，将自己的某些责任改派给另一个人，并给予执行过程中所需要的职务权利。一方面，护理管理者适当授权可以使管理者从日常事务中脱离出来，增加自由支配的工作时间，摆脱日常忙碌的事务，集中时间与精力专心处理重要问题。另一方面，授权可以发挥下属的才能，调动下属工作积极性，有利于后备管理人才的培养。值得注意的是，在授权时要灵活掌握合理授权、量力授权、带责授权、授中有控等原则，以免后续要花费更多的时间来进行补救。

（六）学会拒绝

作为护理管理者必须明确一个人不可能在一定的时间内完成所有的任务，达到所有人的期望，满足所有人的要求。因此，护理管理者在遇到以下几种情况时要巧妙果断地说"不"，以更好地完成工作目标：①不符合个人的专业或职务目标的事情；②不属于自己职责范围的事情；③非自己能力所及，且需花费业余时间的事情；④会影响自己正常职责范围内工作的事情。

（七）养成良好的工作习惯

时间管理强调自我管理，管理者必须抛弃陋习，引进新的工作模式和生活习惯，学会自我约束，学会避免几个常遇到的"时间陷阱"，如活动轮回、欠缺计划、事必躬亲、会议病、电话、不速之客的干扰、文件满桌、做事拖拉等。良好工作习惯的形成，可以提高时间的利用率和有效性，保证任务的完成，促进目标的实现。

（八）减少负面情绪的干扰

一个成功的管理者，一定是一个情绪管理高手。情绪状态不同，工作效率也会不同。情绪低落，会导致注意力涣散、反应迟钝、工作拖沓，甚至会犯一些低级错误。作为护理管理者，要掌握有效管理情绪和调节情绪的方法，树立积极主动的心态，改变对于挫折的回应，不断提高工作效率，让自己有效的时间更有价值。

【案例导入分析】

此案例中，陈钦护士长具有丰富的护理管理经验，在制定计划中按照分析形势、确定目标、评估组织潜力和条件、提出备选方案、比较各种方案、确定方案、制定辅助计划、编制预算等步骤，制定出科学合理的计划。同时在计划实施过程中，她应用了目标管理法并取得一定成效。

【本章小结】

1. 计划是指工作或行动之前预先拟定的方案，包括工作的具体目标、内容、方法和步骤等。

2. 计划职能是根据需要解决的问题，经过科学的预测，权衡客观的需要和主要的可能，提出未来要达到的目标及实现目标的方法。

3. 计划的程序分为以下八个步骤：分析形势、确定目标、评估组织潜力和条件、提出备选方案、比较方案、确定方案、制定辅助计划、编制预算。

4. 目标管理是在组织内管理人员和工作人员共同参加目标的制定，在工作中实行自我控制并努力完成工作目标的管理方法。

5. 目标管理的过程分为制定目标体系、组织实施、检查评价三个阶段。

6. 决策是为实现一定目标，在两个以上的备择方案中，选择一个方案的分析判断过程。决策管理贯穿于领导活动的全过程。

7. 决策过程分为识别问题、确定目标、拟定备选方案、评估方案、选择方案、实施方案和评价方案七个步骤。

8. 决策的方法包括：定性决策方法（德尔菲法、头脑风暴法、电子会议）；定量决策方法（确定型决策方法和风险型决策方法）；不确定型决策方法（大中取大法、小中取大法、最小后悔值法）。

9. 时间管理指在同样的时间消耗下，为提高时间的利用率和有效率而进行的一系列活动。

10. 时间管理的方法主要有 ABC 时间管理法、管理"四象限"法、GTD 时间管理法。

【走进护理管理】

实践项目：护士长访谈。

实践目的：通过访谈，了解病房管理中各种计划的制定方法及过程；了解护士长在繁忙的工作中怎样有效利用时间，并通过护士长的工作案例，分析、体验、理解计划职能、目标管理、时间管理、决策管理在护理管理中的应用。

实践内容：拟定访谈计划，访问一位护士长。

实践考核：提交访谈提纲和访谈报告，结合课堂教学和访谈完成一份护理计划书。

【思考题】

1. 简述计划的步骤。

2. 简述目标管理过程的三个阶段。

3. 简述目标管理的局限性。

4. 某医院护理部年度工作计划中推出两项竞赛，分别是护理技术表演赛和技术革新竞赛。某护士长考虑到本科护士虽然抢救技术娴熟，但年龄结构偏大，无足够的把握取得技术表演赛第一名；而高年资护士具有丰富的临床经验，在护理革新方面有获胜优势。所以在技术革新上加大了投入。年终，该科室完成了 7 项技术革新，名列全院第一。请问：该护士长是如何成功决策的？

学习目标：

识记：正确描述组织、组织结构、组织设计及护理组织文化的概念；准确说出正式组织与非正式组织的概念和特征。

理解：能举例说明组织结构的类型；能用实例解释组织设计的原则与要素；解释组织文化的特征和功能。

运用：能运用所学知识进行组织设计；结合现实情况阐述护理组织文化建设对促进医院发展所起的作用。

案例导入

某天，普外科李护士长递给护理副院长一封辞职信。她写道："我在普外科当护士长4个多月，简直干不下去了。我要面对几个领导，每个人每天都有不同的安排，而且都要求优先处理。昨天早晨7:45，护理部王主任要我上午10:00前准备一份床位使用率的情况报告，供她下午在例会上汇报用，准备这样一份报告至少要花费一个半小时。30分钟后科护士长到病区质问我为什么有两个护士不在岗位，我告诉她是病区赵主任从我这里要走了她们，说是急诊手术缺人手。科护士长叫我立即让两名护士回来，1个小时后她还会来检查。类似的事情每天都发生好几次，我实在难以应对。"该医院的组织结构类型是什么？各级管理人员的层次和职责是否清楚？权利使用有何问题？

组织职能是管理的基本职能之一，是进行人力资源管理、领导、控制的前提。为了实现既定的工作目标，需要通过组织设计，建立适合的工作模式，把人员之间的相互关系、分工与协作、时间和空间等环节合理地组织起来，形成一个有机的整体，使人们能够高效率地工作。护理组织管理就是运用有关原理和方法，研究医院护理系统结构的合理化问题，发挥护理人员的积极性，从而提高工作的效能。

第一节 概 述

在管理的基本职能中，组织是以计划中确定的管理目标为依据而设立的，是实现目标的保证。组织能够完成许多个人无法完成的任务，是提高效益的根本。其工作的基础是分工合作，领导者通过稳定这种状态，与组织成员进行良好的信息沟通，实行统一指挥，实现有效的领导。

一、组织的概念

组织（organization）是为了实现共同的目标而结合起来的、具有合法社会关系的人的群体，是职、权、责、利四位一体（既有职位又有权力，既有责任又有利益）的机构。

管理学上，组织包含静态组织和动态组织两种含义。静态意义上的组织是指两个或两个以上的个体，为达到共同目标以一定方式有意识地联系在一起从事活动的社会团体，如工厂、医院、学校等。一般具有以下三个特征：①目标性：组织成员通过努力所实现的共同目标。②分工性：组织成员分工后专门从事某项工作。③秩序性：通过制定规章制度形成组织成员之间的正式关系。动态意义上的组织是指一种工作过程，即为实现目标而创建组织结构，并随着环境的变化，不断地维持和变革组织结构，使其发挥作用，维持其生存发展的过程。

综上所述，组织既是一种结构，又是一种实现组织共同目标的工具和载体；既是一个合作的系统，又是一个资源配置的过程。它是相对静态的社会实体和动态的组织活动过程的统一。

二、组织的类型

现实生活中，组织可以按不同标准进行分类。常见的分类方法有：①按组织的规模程度可分为小型组织、中型组织和大型组织。如同是医院组织，有个人诊所、小型医院和大型医院之分。②按组织的社会性质可分为文化组织、经济组织和政治组织。如各类学校、工商企业、国家政权组织等。③按组织的形成方式可分为正式组织和非正式组织。本节重点介绍正式组织和非正式组织。

（一）正式组织

1.概念 正式组织是通过正式组织设计而形成的职务或职位结构，是为了达到某个目标而按一定程序建立的、具有明确的职责关系和协作关系的群体。一般应有组织系统图、组织章程、职位及工作标准说明等文件。如医院护理组织，就是一种有共同的目标、经过正式设计的、有各层次职位结构的正式组织。

2.基本特征

（1）目的性 正式组织是为了实现组织目标而有意识建立的，成员有共同活动的目标。因此，正式组织要采取什么样的组织结构形态，从本质上说应该服从于实现组织目标的需要。这种目的性决定了组织工作通常是在计划工作之后进行的。

（2）正规性 正式组织中成员的职责范围和相互关系要通过书面文件加以明确，以便确保成员行为的合法性、精确性、纪律性和可靠性。成员间有明确的信息沟通系统和组织赋予的正式职权、上下隶属关系，强调专业化的分工、协作。

（3）稳定性 正式组织一经建立，将会维持一段较长的时间，以充分发挥组织的效能。频繁的变动在正式组织中不仅是不可能的，而且也不利于提高工作效率。如何做到稳定性与适应性相结合，从而达到持续性与变动性的平衡，这是正式组织必须解决的问题。

（二）非正式组织

1.概念 非正式组织是人们由于地理上相邻、兴趣上相似或者利益相同等而自发形成的群体，其中蕴藏着深厚的友谊与感情的因素。非正式组织没有正式的组织结构，人们无意识、无规律地行动，是感情和习惯的反映，一般均存在某种共同的价值观，有一套约定俗成的行为规范。

如同一科室志趣相投的同事所形成的就是非正式组织。因为有共同的感情基础，所以非正式组织具有较强的凝聚力。

2. 基本特征

（1）自发性　非正式组织中个人行动的共同性有时可以达到某种共同的目标，但组织中的人员并不是本着有意识的共同目的参与活动的。他们只是在自然的人际交往中自发地产生交往行为，由此形成一种未经刻意安排的组织状态。

（2）内聚性　非正式组织没有制定严格的规章制度来约束其成员的行为，但是通过成员的团体意识、团体固有的规范和压力，以及非正式领导者的说明和影响作用，可以使组织成员团结在一起，并产生内在的凝聚力。

（3）不稳定性　非正式组织是自发产生、自由组合而成的，因此呈现出不稳定性。它可以随着人员的变动或新的人际关系的出现而发生改变，从而使其组织结构表现出动态的特征。

（三）正式组织与非正式组织的关系

无论在什么地方，都存在着正式组织与非正式组织。两者既有区别，又有联系。非正式组织直接或间接地影响和制约着组织成员的行为，对正式组织的工作效率产生重要的影响。

非正式组织的积极作用在于，可以为职工提供在正式组织中很难得到的心理需要的满足，创造一种更加和谐、融洽的人际关系，提高员工间相互合作精神，最终改变正式组织的工作情况。

非正式组织的消极作用在于，如果非正式组织与正式组织的目标发生冲突，则可能对正式组织的工作产生极为不利的影响。非正式组织要求成员一致性的压力，可能会束缚成员的个人发展，还会影响正式组织的变革，造成组织创新的惰性。

管理者既不能创建非正式组织，也不能废除非正式组织，但管理者可以学会与之共处并对之施加影响。正式组织的管理者在思想上应正视非正式组织存在的客观必然性和必要性，正确处理组织内的人际关系，善于听取组织成员的意见，公平待人，关心其成员的疾苦，使正式组织团结和谐，满足其成员在感情归属、人格尊重等方面的需要。在行为上应为其提供存在的必要条件，同时建立、宣传正确的组织文化，引导和影响非正式组织为正式组织目标的实现做出贡献。

三、组织的作用

1. 实现管理目标的保证　组织职能是根据计划职能中制定的管理目标，进行组织结构设计，协调各部门之间的关系，并需要不断调整组织结构以适应内、外环境的变化，以确保管理目标的有效实现。

2. 实现有效领导的前提　组织的实质是社会分工，以组织内部合理分工为基础形成的权责利关系，使得组织成员间可以进行信息沟通。若领导者与员工之间的信息、情感沟通是稳定、良好的，就能实现有效的领导。

3. 提高经济效益的根本　组织是两个或两个以上个体有意识的协作系统，能够完成单个个体难以完成的任务。组织的系统性体现了组织的力量不仅仅是个人力量的简单叠加，还能使其放大，实现产出远大于投入的经济效益。

四、组织的环境

1. 组织内部环境　是指管理的具体工作环境，如物理环境、心理环境、文化环境等。物理环境包括工作地点的空气、光线和照明、声音（噪音和杂音）、色彩等，它对于员工的工作安全、工作心理和行为以及工作效率都有极大的影响。物理环境因素对组织设计提出了人本化的要求，创造一种适应员工生理和心理要求的工作环境，是实施有序而高效管理的基本保证。心理环境是组织内部的精神环境，包括组织内部人际关系、人事关系，以及组织成员的责任心、归属感、合作精神和奉献精神等。心理环境制约组织成员的士气和合作程度，影响组织成员的积极性和创造性的发挥，进而决定了组织管理的效率和管理目标的达成。文化环境一是指组织的制度文化，包括组织的操作规程和工作流程、规章制度、考核奖励制度以及健全的组织结构等；二是指组织的精神文化，包括组织的价值观念、组织信念、经营管理哲学以及组织的精神风貌等。一个良好的组织文化是组织生存和发展的基础和动力。

2. 组织外部环境　是指组织所处的社会环境，影响着组织的管理系统。可以分为一般外部环境和特定外部环境，一般外部环境包括社会人口、文化、经济、政治、法律、技术、资源等。对组织的影响是间接的、长远的。特定外部环境主要是针对组织而言的，包括供应商、顾客、竞争者、政府和社会团体等。对组织的影响是直接的、迅速的。外部环境从总体上来说是不易控制的，因此它的影响是相当大的，有时甚至能影响到整个组织结构的变动。对外部环境做分析，目的是要寻找出在这个环境中可以把握住哪些机会，必须要回避哪些风险，抓住机遇，健康发展。

组织作为一个开放的系统，必然时刻与环境进行物质、能量、信息的交换。在现代社会中，组织环境的基本特征是变化速度快、综合性作用日益显著。

五、护理管理的组织原则

1. 等级和统一指挥的原则　是在组织的管理工作中，实行统一领导，避免出现多头指挥和无人负责的现象，提高管理效率。强调无论什么岗位，组织的每一个层级只能有一个人负责，下级只接受一位上级管理人员的命令和指挥，对一位管理人员负责，避免两个以上领导人同时对一个下级和一项工作行使权力，容易造成下级无所适从。下级只向直接上级请示，只有在确认直接指挥错误时可越级上报。上级不要越级指挥，以维护下级组织领导的权威。如护理组织上划分为护理部主任－科护士长－护士长－护士的管理等级结构。

2. 专业化分工与协作的原则　现代组织的管理，工作量大、专业性强，分别设置不同的专业部门，有利于提高管理工作的质量与效率。但随着分工越来越细，协作工作就越来越难、越来越重要。因此，在合理分工的基础上，各专业部门只有加强协作与配合，才能保证各项专业管理的顺利开展，达到组织的整体目标。

3. 管理层次的原则　在组织规模给定条件下，管理层次与管理幅度呈反比关系，即当管理幅度越大，需要的管理层次就越少；反之，管理幅度越小，管理层次就增加。管理层次与管理幅度的反比关系，决定了组织结构的两种基本形态：扁平结构与高耸结构。扁平结构是指管理层次少而管理幅度大的一种组织结构形态。该结构形态有利于缩短上下级距离，密切上下级关系；信息纵向流通快，管理费用低。由于管理幅度较大，管理者有较大的自主性、积极性和满足感，有利于发挥基层管理者的才干，利于基层管理者的成长。高耸结构又称直式结构，是管理层次较多而管理幅度较小的高耸的金字塔式的组织结构形态。高耸结构具有高度的权威性和统一性，组织成员分工明确、职责分明，管理层次较多，下级的晋升机会多，纪律严明，稳定性较高。近年来，随着现代通信设备的应用，出现了加宽管理宽度，减少层次，使组织趋于扁平结构的趋势。如护理管理的组织结构由原来的三级管理变成扁平式的二级管理。

4. 有效管理幅度的原则　管理幅度是指不同层次管理人员能直接领导的隶属人员人数，管理幅度应是合理有限的。管理幅度是随着各自的工作性质、类型、特点、护士的素质、技术水平、经验、管理者的能力而定。根据情况和条件适当建立管理幅度，有效的管理监督要在合理的管理幅度下才能实现。层次越高，管理的下属人数应相应减少。护理管理中，护理部主任、科护士长、护士长的管理幅度要适当和明确，管理幅度过宽，管理的人数过多，任务范围过大，使护理人员接受的指导和控制受到影响，管理者则会感到工作压力大；如果管理幅度过窄，管理中又不能充分发挥作用，造成人力浪费。应根据具体条件确立适当的管理幅度，以确保能够提供有效的监督和管理。

5. 职责与权限一致的原则　权利是完成任务的必要工具，职位和权利是相对等的。分工本身就意味着明确职务、承担责任，并确定与职务和责任相对应的利益。为了实现职、责、权、利的对应，要做到职务实在、责任明确、权利恰当、利益合理。遵循这一原则，要有正确的授权，组织中的一些部门或者人员所负责的任务，应赋予相应的职权。授予的权利不应大于或小于其职责，下级也不能超越自身的权利范围。上级掌管总的权限，其他权限分配给下级，既统一领导，又分级负责。如果有权无责会助长瞎指挥和官僚主义，有责无权或权限太小，会阻碍或束缚管理者的积极性、主动性和创造性，使组织缺乏活力，不能真正履行相应的责任。

6. 集权分权结合的原则　集权是把权力相对集中在高层领导者手中，使其最大限度地发挥组织的权威。集权能够强化领导的作用，有利于协调组织的各项活动。分权是把权力分配给每一个管理层和管理者，使他们在自己的岗位上就管理范围内的事情做出决策。分权能够调动每一个管理者的积极性，使他们根据需要灵活有效地组织活动。分权使不同层次的管理者对于日常例行性业务按照常规措施和标准执行，领导只需要加以必要的监督和指导。下属定期向上级汇报工作，只有在偏离正常运作的特殊情况时，才向上级报告，由上级亲自处理。这种上下级的分工，有利于领导摆脱日常事务，集中精力研究及解决全局性管理问题，也有利于调动下级的工作积极性。

7. 任务和目标一致的原则　强调各部门的目标与组织的总目标保持一致，各部门或者科室的分目标必须服从组织的总目标。只有目标一致，才能同心协力完成工作。例如，护理部的目标必须根据医院总体目标制定，并始终保持一致。病区、门诊、手术室等护理管理目标必须服从护理部的总体目标。组织的存在和发展是以任务和目标为核心的，组织的调整、改造也应以是否实现组织目标为衡量标准。要因任务、目标设事，以事为中心，因事设机构、因事设职位、因事配人员。

8. 稳定适应的原则　稳定是指组织内部结构要有相对的稳定性，这是组织工作得以正常运转的保证。但组织的稳定是相对的，建立起来的组织不是一成不变的，应随着组织内外环境的变化做出适应性的调整。因此，组织应保持一定的弹性和适应性，能在多变的环境中生存和发展。在组织设计时，既要保证组织在外部环境和组织任务发生变化时，能够继续有序地运转，又要保证组织在运转过程中，能够根据变化情况做出相应改变。为此，需要在组织中建立明确的指挥系统、责权关系及规章制度；要求选用一些具有较好适应性的组织形式和措施，使组织在变动的环境中，具有一种内在的自动调节机制。

9. 精干高效的原则　组织必须形成精简高效的组织结构形式，以社会效益和经济效益作为自身生存和发展的基础。根据组织目标，减少管理层次，精简管理机构和人员，充分发挥组织成员的积极性，利用最先进的管理手段，提高管理效率，实现以最少的投入争取较大的效益。

10. 执行与监督分设的原则　执行机构与监督机构分开设立，赋予监督机构相对独立性，才可能发挥作用。在组织的运行过程中，必然会出现各种各样的问题，如何保证这些问题得到及时发现和解决，就需要监督机构的有效监督。监督机构在执行监督职能时，要加强对被监督部门的服务职能。

第二节　组织结构与组织设计

组织是由人组成的，不同的人在个性方面往往会有差异，从而呈现行为的多样性。如果这些人都按自己的个性行事，组织就无法正常运行。通过组织设计，确立组织某一阶段最合理的组织结构，以实现组织资源价值最大化和组织绩效最大化。

一、组织结构

（一）组织结构的概念

组织结构（organizational structure）是指组织内各构成要素之间工作关系的基本模式，表现了组织各部分的排列顺序、空间位置、聚集状态、联系方式，以及各要素之间的相互关系，为组织提供了一种实现工作目标的框架。

（二）组织结构的类型

管理者在各种类型的组织结构框架中协调着人们的活动。实际工作中，组织结构的类型多为综合体，而且较为复杂。组织结构的基本类型包括直线型、职能型、直线职能型、事业部型、矩阵型和网络型。

1. 直线型组织结构　直线型组织结构（pure line structure）又称单线型组织结构，如图 4-1。直线型组织结构是最早也是最简单的组织形式。在这种组织结构中，每个管理职位对结构中的下级行使全面职权。组织结构简单且权力明显，下属人员只接受一个上级的命令，所有的人均有明确的上下级关系。适用于小企业或作业性组织，不适合于大型组织的总体结构。

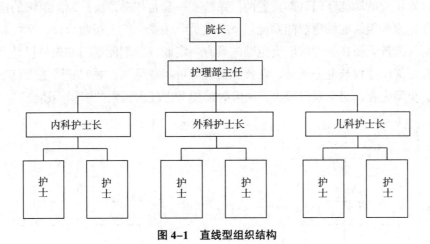

图 4-1　直线型组织结构

优点：①命令统一，个人责任和权限明确。②工作间的联系协调较少，容易较迅速地做出决定。③办事效率高，容易维持纪律和秩序。

缺点：①对高层管理者的知识、技能要求较高，当组织规模较大、业务较复杂时，管理集中由一人承担比较困难，不利于专业分工。例如规模较大的医院中，临床护理、教学、科研等多项复杂的管理活动很难由一人负责。②组织中各部门成员只关注本部门工作，进行信息的垂直交流沟通，因而，组织内横向联系与协调较差。③在组织内部较难培养出全能型并熟悉组织情况的管理人才。

2. 职能型组织结构　职能型组织结构（functional structure）又称多线型组织结构，如图 4-2。

职能部门或岗位是为分管某项业务而设立的单位，有一定职权。各职能部门在分管业务范围内直接指挥下属。管理者专业分工明确，代替了直线型组织结构中的全能型管理者。适用于任务复杂、各项管理需要具有专门的知识和技能的社会组织。

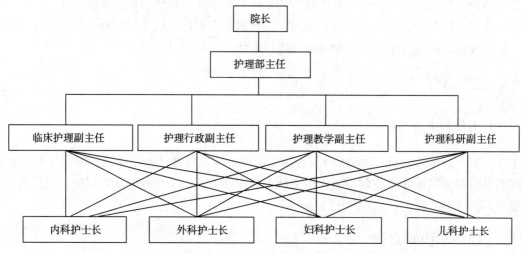

图 4-2　职能型组织结构

优点：①管理分工较细，各职能部门由专门的人员管理和负责，提高了组织专业化管理的程度。②能充分发挥职能机构的专业管理作用，减轻上层管理者的负担。

缺点：①多头领导，不利于组织统一指挥。②职能机构横向联系差。③环境变化时适应性差。

3. 直线职能型组织结构　直线职能型组织结构（line and staff structure）如图 4-3。它将"直线型"和"职能型"的特点相结合，形成新的组织形式。是以直线型组织为基础，在各级直线管理者之下，设置相应的职能部门，即设置两套系统：一套是按命令统一原则组织的指挥系统，另一套是按专业化原则组织的管理职能系统。下层成员除接受一位上级命令外，又可以接受职能人员的指导。直线指挥人员在分管的职责范围内具有一定职权。职能部门和人员仅是直线管理者的参谋，对下级可提出建议与业务指导，在特殊情况时可指挥下属，并对直线主管负责。该组织类型适用于中、小型企业，对于规模较大，决策时需要考虑较多因素的组织不适合。

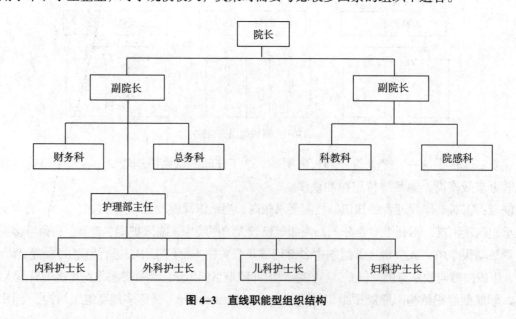

图 4-3　直线职能型组织结构

优点：①既可统一指挥、严格责任制，又可依分工不同和授权程度，发挥职能人员的作用。②职能高度集中、职责清楚、秩序井然、工作效率较高，整个组织有较高的稳定性。

缺点：①下级部门主动性、积极性受到限制。②若职能参谋部门和直线部门间目标不一致，容易产生矛盾，导致上层管理者的协调工作量增大。③管理费用较高。④如果授予职能部门权力过大，容易干扰直线指挥命令系统。

4. 事业部型组织结构 事业部型组织结构（department system organizational structure）是一种分权制组织形式，如图 4-4。在组织高层领导者之下，按照产品、地区、顾客等来划分事业部。高层领导者负责制定整个组织的方针政策，并授予各分部处理日常事务的权利。事业部型组织结构具有集中决策、分散经营的特点。适用于规模庞大、品种繁多、技术复杂的大型企业。

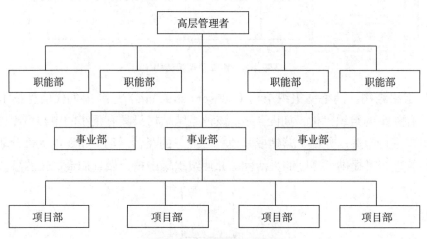

图 4-4 事业部型组织结构

优点：①高层领导者可以摆脱日常事务，集中精力考虑全局问题。②事业部管理者要从本部整体来考虑问题，有利于培养和训练综合型管理人才。③有利于调动事业部管理者的积极性。

缺点：①组织与事业部的职能机构重叠，构成管理人员浪费。②事业部实行独立核算，各事业部只考虑自身的利益，影响其之间的协作。③分权不当容易导致各分部忽视组织的整体目标和利益。

5. 矩阵型组织结构 矩阵型组织结构（matrix structure）是一种按职能划分的部门，与按服务、工作项目、产品划分的部门结合起来的组织类型，如图 4-5。在此种组织中，命令路线有纵横两个方面。直线部门管理者有纵向指挥权，按职能分工的管理者有横向指挥权。在一个矩阵式护理组织中，按目标负责的部门管理者与护理行政、质量、教学、科研等职能管理者共同负责各护理单位工作。部门管理者对工作任务的完成负全面职责，职能部门的管理者拥有分管职能的重要领导作用。护理部主任居于矩阵之外，其基本职能是协调，包括平衡权力、处理各种关系和建立工作标准与目标等。

优点：①加强了部门间的横向联系，克服了各职能部门相互脱节、各自为政的现象。②充分利用了专业人员和专用设备。③任务完成组织即解散，各自回原来的部门，具有较大的适应性和灵活性。④专业人员为了共同的目标在一个组织内工作，互相启发、相互帮助，有利于人才的培养，发挥专业人员的潜力，推动项目的完成。⑤结合了集权与分权的优势。

缺点：①这种组织的命令路线有纵横两个方面，如处理不当，会造成工作中意见的冲突。②

组织关系较复杂，对项目负责人的要求较高。③组织结构稳定性较差，容易产生临时观念，不易树立责任心。

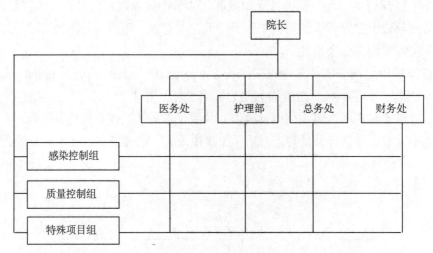

图 4-5 矩阵型组织结构

6. 网络型组织结构 网络型组织结构（network structure）是利用现代信息技术手段适应和发展起来的一种新型的组织机构，如图 4-6。该种组织结构只具有很小的中心组织，以合同为基础依靠其他组织进行制造、分销、营销或其他关键业务的经营活动。组织的大部分职能从组织外"购买"，这给管理当局提供了高度的灵活性，并使组织集中精力做它们最擅长的事。

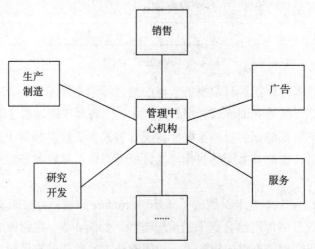

图 4-6 网络型组织结构

优点：①具有较大的灵活性，能够在组织内部与外部环境发生变化时，持续地适应环境并不断地自我改进。②结构简单、精练，有利于提高工作效率。③能够充分整合利用资源，使组织快速发展壮大。

缺点：①组织结构中的每一个组织单元都可以自主管理，但又要接受核心权力的控制。另外，由于组织单元的自主经营，如果不能正确划分责、权、利，容易发生管理混乱的局面。②外部合作组织都是临时的，组织内部缺乏凝聚力，成员的忠诚度较低。

管理者在各种类型的组织结构框架中协调人们的活动。但在现实中，大部分组织并不是"纯粹"的一种类型，而是多种类型的综合体。在任何机构中应用的组织结构类型都会影响到人们的自我形象、交流体系、发展机会、社会联系、自信心及工作满意度等。

二、组织设计

（一）组织设计的概念

组织设计（organization design）是指管理者将组织内各要素进行合理组合，建立和实施一种特定组织结构的过程，以确保有效实现组织目标。组织设计一般包括以下三种情况：①新建组织进行组织结构设计。②原有组织结构出现较大问题或组织目标发生变化时，重新进行组织设计。③组织结构需进行局部调整或完善时进行调整。

组织设计是一个动态的工作过程，包含许多工作内容。归纳起来，主要有以下几点：①确定组织内部门和人员之间的正式关系和利用组织图与职位说明书规定各自的职责。②规划出组织最高部门和下属各个部门、人员分派任务和从事各种活动的方式。③确定出组织对部门、人员活动的协调方式。④确定组织中权力、地位和等级的正式关系，即确立组织职权系统。

（二）组织设计的任务

1. 组织结构图　也称组织树，用图形表示组织的整体结构、职权关系及主要职能，组织结构图一般描述下列几种组织结构及管理关系方面的信息：权力结构、沟通关系、管理范围及分工情况、角色结构和组织资源流向等。

2. 职位说明书　是说明组织内部的某一特定职位的责任、义务、权力及其工作关系的书面文件。包括职位名称、素质能力要求、工作内容和工作关系等。

3. 组织手册　是职位说明书与组织结构图的综合，用以说明组织内部各部门的职权、职责，以及每一个职位的主要职能、职责、职权及相互关系。

（三）组织设计的要素

管理者在进行组织设计时，必须考虑六个关键因素，即工作专门化、部门化、命令链、控制幅度、集权与分权、正规化。

1. 工作专门化　工作专门化的实质就是把一项工作分解成若干个部分，每一部分分配给一个人或一组人去完成，即由专门的人专门从事工作活动的一部分，而不是全部活动。实行工作专门化提高了企业的生产效率。从员工的角度来说，通过工作专门化，在从事重复性工作的时候，一定程度上可以提高员工的技能；从组织的角度来说，工作专门化有利于提高组织的培训效率。

2. 部门化　在组织职能中，管理者对实现组织目标所必需的职能和活动进行分组，这个过程称为部门化。为了完成组织目标，经过系统分析完成组织目标所需具体工作或任务，并进行归类合并，然后授予职权，这就是部门的建立。在现代组织中，常按工作或任务的性质来建立部门。如医院的诊疗部门、护理部门、医技部门、后勤部门等。这种按职能形成部门的方式，符合现代社会专业分工较细的特点。但是，随着部门的形成，也可能出现部门主义或本位主义，管理者必须注意部门间的协调。

3. 命令链　指组织结构中不同层级的数目，等级命令的链或线有时也被称作"等级链"。命令链建立了职权和职责的垂直分级，还建立了组织自上而下的不间断的上下级关系的框架，每个人都必须了解自己在组织结构中的职位。大多数的组织图表都可以显示出命令链，其被广泛地用作组织设计的基础。清晰的线性职权和职责对于组织的有效运营是非常必要的。

4. 控制幅度   对于一个组织来说，建立合适的控制幅度非常重要。因为任何管理者其个人的知识、经验、能力、精力都是有限的，能够直接、有效地管理下级的人数也是有限的。超出一定的限度，就会降低管理者的管理效率。一般来说，高层的控制幅度为 4～8 人，基层的控制幅度为 8～14 人。

5. 集权与分权   集权即职权的集中化，指决策权在很大程度上向处于较高管理层次的职位集中的组织状态和过程。分权即职权的分散化，指决策权在很大程度上分散到处于较低管理层次的职位上。组织中的集权与分权是相对的，将二者有效地结合起来是组织存在的基本条件，也是组织既保持目标一致性又具备过程灵活性的基本要求。

6. 正规化   是指组织中的工作实行标准化的程度。如果一种工作的正规化程度较高，就意味着完成这项工作的人对工作内容、工作时间、工作手段的自主权较小。在高度正规化的组织中，有明确的职务说明书，有复杂的组织规章制度，对于工作过程也有详尽的规定。而正规化程度较低的工作，相对来说，工作执行者和日程安排就不是那么固定，员工对自己工作的处理权限就比较宽。

（四）组织设计的步骤

组织设计是一项复杂的系统工程。科学地进行组织设计，要根据组织设计的内在规律性有步骤地进行设计。

1. 组织基本因素分析   在组织设计过程中，要对组织的目标、任务，以及组织的外部环境和内部条件等各种基本因素进行充分的了解和分析，确定组织设计的基本思路，规定组织设计的主要原则和主要维度，使组织结构设计更为合理、有效。

2. 职能分析和职能设计   确定为了完成组织目标、任务而需要设置的各项职能，明确其中的关键性职能。对组织的各项职能进行设计，并层层分解到各部门、各岗位的具体工作中。在确定具体业务时，既要明确管理层上下级间的纵向关系，又要明确分工后部门间的横向协作关系。

3. 组织结构框架设计   本步骤是整个组织结构设计的主体。设计框架时应根据设计原则，确定组织权限与责任划分的关系，并考虑文化的影响。组织结构框架设计有两种方法：一种是先具体确定组织所需的各个岗位和职务，按一定要求将某些岗位和职务组合成多个相应独立的管理部门，最后根据部门的多少和设计的幅度要求，划分出各个管理层次的自下而上的方法；另一种是先根据组织的各项基本职能及集权程度，确定组织的管理层次，然后进一步确定各管理层次应设置的部门，最后将每一部门应承担的工作分解成各个管理职务和岗位的自上而下的方法，这是一种比较常用的方法。

4. 管理规范设计   在确定组织结构框架的基础上，进一步确定各项管理业务的工作程序以及工作应达到的要求和管理人员所采用的管理方法等。上述内容一般通过管理规范的形式表现出来。管理规范体现组织对其成员的行为要求，起到巩固和稳定组织结构的作用。管理规范应根据本组织的特点进行设计，不能流于形式。

5. 人员配置和培训管理   人员的配置和培训是实现组织设计目标的一个重要方面。已设计的组织结构必须配备适当的人员，即所配备的人员的知识和素质要与组织的要求相适合，尤其是组织中的中、高层管理人员，同时还要让他们接受相关的培训和教育，使他们更好地明确管理规范，掌握权责关系、合作关系、制衡关系，以保证组织正常、有效地运行。

6. 各类运行制度设计   组织结构的正常运行还需要有一套良好的运行制度来保证。对运行制度的设计主要包括管理部门和管理人员的绩效评价和考核制度、管理人员的激励制度，从而为组织的正常运行提供制度保障。

7. 组织文件形成 组织文件的作用在于表明组织原则，显示组织结构和组织关系，方便人们了解组织、维护组织并开发组织的资源。与组织设计有关的组织文件主要有组织结构图、职位说明书、组织手册等。

8. 反馈和修正 组织设计是一个动态过程，在组织结构运行的过程中，由于组织环境不断变化、新情况不断出现，会出现许多不足和不完善的地方。因此，需要对组织结构进行必要的修正和完善，组织要将组织结构运行中的各种信息反馈到上述的各个环节中去，定期或不定期地对原有组织设计做出修正，使之不断完善，适应环境的变化。

第三节　我国卫生组织系统

卫生组织系统是指所有以促进、恢复和维护健康为基本目标的组织。我国卫生组织系统包括卫生行政组织、卫生事业组织和群众卫生组织，其主要功能是制定和执行卫生政策、法规，制定和贯彻实施卫生工作方针，组织和管理卫生工作，直接或间接提供预防、医疗、康复、健康教育和健康促进等服务，具有福利性、公益性、效益性、科学性及复杂性等特点，是以保障和提高我国人民健康水平为目标的组织体系。

> **国家卫生健康委办公厅关于进一步推进"互联网＋护理服务"试点工作的通知**
>
> 三、增加护理服务供给
>
> 　　各地卫生健康行政部门要根据区域内群众重点是高龄、失能等行动不便老年人等迫切护理服务需求，统筹区域医疗资源，合理引导医疗机构增加护理服务供给。将"互联网＋护理服务"与家庭医生签约、家庭病床、延续性护理等服务有机结合，为群众提供个性化、差异化的护理服务。鼓励有条件的医疗机构按照分级诊疗要求，结合功能定位和实际情况，积极开展"互联网＋护理服务"试点工作。充分发挥大型医院优质护理资源的帮扶带动作用，借助城市医疗集团、县域医共体、专科联盟以及远程医疗等形式，提升基层护理服务能力，让二级及以下医疗机构和基层医疗机构在"互联网＋护理服务"中发挥更大的作用。

一、我国卫生组织系统的构成

我国卫生组织系统由卫生行政组织、卫生事业组织和群众卫生组织构成。

（一）卫生行政组织

卫生行政组织是贯彻实施党和政府的卫生工作方针政策，领导全国和地方卫生工作，编制卫生事业发展规划，制定医药卫生法规和督促检查的机构系统。国家卫生健康委员会为国务院组成部门，是我国卫生行政组织的最高机构。省、自治区、直辖市及自治州、县、自治县、市等各级行政区设卫生和计划生育委员会，是当地政府的组成部门。国家卫生健康委员会的主要职责是组织拟订国民健康政策，协调推进深化医药卫生体制改革，制定并组织落实疾病预防控制规划，组织制定国家药物政策和国家基本药物制度，组织拟订并协调落实应对人口老龄化政策措施等。

（二）卫生事业组织

卫生事业组织是以保障居民健康为主要目标，直接或间接提供预防、医疗、康复、健康教育和健康促进等服务的组织。按工作性质划分，其主要机构如下：

1. 医疗机构　经过卫生行政部门批准，获得《医疗机构执业许可证》，以承担治疗疾病任务为主，预防、康复、健康教育相结合，为保障居民健康进行的医学服务的专业组织，包括医院、门诊部、社区卫生服务中心、卫生院（室）、诊所、疗养院等。

2. 疾病预防控制机构　疾病预防控制机构指的是以保障公民基本健康为目的，主要承担疾病预防与控制、突发公共卫生事件和灾害疫情应急处置、健康危害因素监测与干预、实验室检测检验与评价、健康教育与健康促进、技术管理与应用研究指导等职责的专业组织，包括国家疾病预防控制中心（Chinese center for disease control and prevention，CDC）、各级疾病预防控制中心、城市社区卫生服务中心（站）、农村乡镇卫生院（室）等。我国已形成国家、省、地（市）、县四级疾病预防控制网络和农村三级医疗卫生保健网络。

3. 妇幼保健机构　以妇幼人群的预防保健与监测为主要任务，指导基层妇幼工作、保健与临床医疗相结合的专业机构。包括各级妇幼保健院、妇幼保健所（站）、儿童保健所、儿童医院等。计划生育专业机构，如计划生育门诊部、咨询站等亦属于妇幼保健机构。

4. 医学教育机构　由高等医学院校、中等卫生学校及卫生进修学院（校）等组成。是培养和输送各级、各类卫生人员，对在职人员进行专业培训的专业组织。

5. 医学研究机构　这类组织的主要任务是推动医学科学和人民卫生事业的发展，为我国医学科学的发展奠定基础。包括中国医学科学院、中国预防医学科学院、中国中医科学院等。此外，各省市自治区设医学科学院的分院（所）。医学院校及其他卫生机构也有附属医学研究所（室）。

（三）群众卫生组织

1. 行政性群众卫生组织　由国家机关和人民团体的代表组成，以协调有关方面力量，推进卫生防病的群众卫生组织。如爱国卫生运动委员会、血吸虫病或地方病防治委员会。由各级党政组织负责人参加，组织有关单位、部门，支持共同做好卫生工作。

2. 学术性群众卫生组织　由卫生专业人员组成的学术性团体，如中华医学会、中华预防医学会、中华中医药学会、中国药学会、中华护理学会等。这类组织以组织会员学习、开展学术活动、提高医药卫生技术、交流工作经验为主要任务。

3. 基层群众卫生组织　由广大群众卫生积极分子组成，以发动群众开展卫生工作、宣传卫生知识、组织自救互救活动、开展社会服务活动和福利救济工作等为主要活动内容。在各级政府领导下，在中国红十字会统一组织下，遍布全国城乡基层单位的红十字会是基层卫生组织的主要力量。

二、医院组织系统

医院是以提供医疗护理服务为主要目的的医疗机构，其服务对象不仅包括患者和伤员，也包括处于特定生理状态的健康人（如孕妇、产妇、新生儿）及完全健康的人（如来医院接受体格检查和健康教育的人）。

（一）医院的类型

按不同的属性可以划分成多种类型（表4-1）。常见的医院分类如下：

表 4-1 医院类型

划分角度	类型
收治范围	综合医院、专科医院
特定任务	军队医院、企业医院
所有制	全民所有制医院、集体所有制医院、个体所有制医院
经营目的	非营利性医院、营利性医院
分级管理制度	一级医院（甲、乙、丙等）、二级医院（甲、乙、丙等）、三级医院（特、甲、乙、丙等）

1. 按收治范围划分

（1）综合性医院　在各类医院中占有较大的比例，是设有内科、外科、妇产科、儿科、耳鼻喉科、眼科、皮肤科、中医科等专科，还设有药剂、检验、影像等医技部门，并配有相应工作人员和仪器设备的医院。

（2）专科医院　是为诊治各类专科疾病而设置的医院，如妇产科医院、传染病医院、精神卫生中心、结核病防治医院、肿瘤医院、口腔医院、职业病医院等。

2. 按特定任务划分　可分为军队医院、企业医院等，有其特定任务及服务对象。

3. 按所有制划分　可分为全民所有制、集体所有制和个体所有制医院。

4. 按经营目的划分　分为非营利性医院和营利性医院。

5. 按分级管理划分　根据国家卫生健康委员会提出的《医院分级管理标准》，医院按功能与任务及技术质量水平、管理水平、设施条件划分，可以划分为三级十等，即：一、二级医院分别分为甲、乙、丙三等；三级医院分为特、甲、乙、丙四等。一、二、三级医院的划定、布局与设置，要由区域（即市、县的行政区划）卫生主管部门根据人群的医疗卫生服务需求统一规划而决定。医院的级别应相对稳定，以保持三级医疗预防体系的完整和合理运行。

（1）一级医院　直接向一定人口的社区提供医疗卫生服务；为本地区提供医疗、护理、康复、保健等综合服务的基层医院；农村乡、镇卫生院和城市街道医院。

（2）二级医院　直接向多个社区提供医疗卫生服务并承担一定教学、科研任务的地区性医院；一般市、县医院及直辖市的区级医院，以及相当规模的工矿、企事业单位的职工医院；地区性医疗预防中心。

（3）三级医院　直接指向几个地区甚至全国范围内提供医疗卫生服务的医院；指导一级、二级医院业务工作与相互合作；全国省、市直属的市级大医院，以及医学院的附属医院；具有医疗、护理、教学、科研能力的医疗预防中心。

（二）医院的功能

《全国医院工作条例》中明确医院的任务是："以治病防病、保障人民健康、必须以医疗工作为中心，在提高医疗质量的基础上，保证教学和科研任务的完成，并不断提高教学质量和科研水平。同时做好扩大预防、指导基层和计划生育的技术工作。"医院的功能如下：

1. 医疗　医疗是医院的主要功能。医院的医疗工作以诊疗与护理两大业务为主体，并与医疗辅助业务密切配合，形成一个医疗整体，为患者服务。医院医疗一般分为门诊医疗、住院医疗、康复医疗和急救医疗。门诊、急救医疗是第一线；住院医疗是重点，针对疑难、复杂、危重的患者进行；康复医疗是运用物理、心理等方法，纠正因疾病引起的功能障碍或心理失衡，达到预期效果。

2. 教学 学校只是医学教育的一部分，医学教育的特点是：每个不同专业、不同层次的卫生技术人员，经过学校教育后，必须进行临床实践教育和实习。即使是毕业后在职人员也离不开继续教育，需要更新知识和技术训练，熟练掌握各种医疗技能和提高医疗质量，以适应医学科学技术发展的需要。医院必须具有对医务人员进行培养教育的功能。发挥这一功能才能不断提高业务技术水平，提高医疗质量。教学医院还要承担临床教学的任务。

3. 科研 医院是集中进行医疗实践的场所，医院开展科学研究是提高业务水平的需要，也是医院的另一个基本任务。许多临床上的问题是科学研究的课题，通过研究解决医疗中的难点，又推动医疗教学的发展，因此医学科学的发展需要医院参与。

4. 预防和社会卫生服务 医院还必须进行预防保健工作，开展社会医疗服务，成为人民群众健康服务活动的中心。要扩大预防，指导基层，开展计划生育的技术工作，同时还要开展健康咨询、门诊和住院体格检查、疾病普查、妇幼保健指导、健康教育等业务。医院必须对社会保健做出自己的贡献。

（三）医院工作的特点

医院工作的特点是医院工作规律性的反映。只有按照医院工作的特点进行工作，才能把医院办好。医院工作的特点是工作对象主要是患者，组织医务人员以医学技术诊治疾病，照护患者，为患者服务。这就是医院系统区别于其他系统的本质特点，也是医院工作的特殊性。离开对患者的医学服务，就没有医院存在的必要。

1. 以患者为中心、以医疗为主体 医院各部门工作都要以患者为中心，救死扶伤，保证患者的安全，强调医疗质量和医疗效果，如预防医院内感染、减少并发症、尽量保持患者的生理和精神功能等，加强医务人员的职业道德和技术水平，不断提高医疗服务质量。同时在诊疗过程中，满足患者的基本需要，包括舒适卫生的环境、身心安全的护理、营养科学的膳食等，这些工作由医疗、护理、医技、后勤等各部门相互配合协调，共同完成。

2. 科学性和技术性强 医院以医学科学技术为服务手段，而患者又是一个非常复杂的有机整体，在生物－心理－社会的现代医学模式下，医务工作者既要有扎实的医学基础知识和熟练的技术操作能力，又要有团队协作的精神和良好的服务态度，还需具备必要的人文科学、心理学、社会学和流行病学等知识。

3. 随机性大、规范性强 医院诊治的病种复杂繁多，患者病情千变万化，且突发事件和难测性灾害等抢救任务重，因此医院工作的随机性大，必须具有随机应变的能力。另外，医院的医疗行为关系到人的生命安全，因此医院必须有严格的规章制度，明确岗位责任，医疗工作程序技术、操作程序等必须规范，才能保证医疗服务质量。

4. 时间性和连续性强 时间就是生命，医院在诊治抢救工作中必须分秒必争。在抢救过程中，既要严密又要连续不断地观察病情，所以医院的工作是长年累月日夜不间断的，各种工作安排都应适应医疗工作连续性的要求。

5. 具有社会性与群众性 医院是一个复杂的开放系统，也是社会系统中最复杂的组织之一。医院工作必须满足社会对医疗的基本要求。医院工作的服务范围广，它联系着社会、家庭和个人，每个人的生、老、病、死都离不开医院，需要医务人员发扬救死扶伤的人道主义精神，按医疗规律办事。医院的工作受到社会条件的制约，搞好医院的工作离不开社会的支持，需要调动各方力量为医疗服务，坚持群众性，以社会效益为主。

6. 社会效益为首位 医院的公益性决定它必须坚持社会效益为首位，同时要讲经济效益，以增强医院实力，提高为患者服务的水平与效果。提高经济效益的根本途径在于提高医疗服务的水平与质量，注意投入与产出的合理比例，使社会效益与经济效益有机统一。

三、护理行政管理组织系统

（一）卫生行政组织的护理行政管理部门

国家卫生健康委员会医政医管局医疗与护理处是我国护理行政管理的最高机构，负责制定有关医疗护理工作的政策法规、人员编制、规划、管理条例、工作制度、职责和技术质量标准等；配合教育人事部门对护理教育、人事等进行管理；并通过国家卫生健康委员会医院管理研究所的护理中心开展护理管理研究。采集护理管理相关数据、信息为政府有关部门制定政策、法规、标准、规范提供必要的科学依据，开展护理质量控制、技术指导、护理管理骨干培训和国际合作交流，在全国护理管理方面发挥着指导和咨询的作用。

各级行政区的卫生健康委员会设置医政处（科）或医政管理部门，配备专职护理管理人员全面负责本地区的护理管理。其主要职责和任务是在各级主管护理工作管理者的领导下，根据实际情况负责制定并组织贯彻护理工作的具体方针、政策、法规和护理技术标准；提出并实施发展规划和工作规划，检查执行情况；组织经验交流；负责听取护理工作汇报，研究解决存在的问题。

（二）医院护理管理组织体系

按照国家卫生健康委员会《三级医院评审标准（2020年版）》《二级综合医院评审标准（2012年版）》的要求，医院必须建立护理垂直管理体系，按照《护士条例》的规定，实施护理管理工作。院领导履行对护理工作的领导责任，对护理工作实施目标管理，协调与落实全院各部门对护理工作的支持，具体措施落实到位。三级医院执行医院－科室－病区三级护理管理组织体系，即实行分管护理副院长领导下的护理部主任、科护士长、护士长三级管理。二级医院执行医院－科室二级护理管理组织体系，即实行分管院长领导下的总护士长、护士长二级管理（图4-7）。

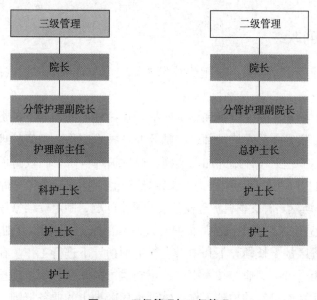

图 4-7 三级管理与二级管理

1. 护理部的地位、作用和职责

（1）地位　护理部是医院管理中的职能部门，在院长或分管护理副院长领导下，负责组织和管理医院的护理工作。它与医务行政、教学、科研、后勤管理等职能部门并列，相互配合，共同完成医院各项工作。护理部在护理垂直领导体制中有指挥权，这对加强护理管理，提高指挥效能有重要意义，但该指挥权属于院长职责范围，是院长"授予"的。

（2）作用　护理部在医院管理和完成医疗、教学、科研和预防保健任务中具有重要作用。医院工作的质量，是医、护、教、研、防等各方面工作质量的综合反映。护理部对全院护理人员进行统一管理，通过制定各种护理技术操作规程和疾病护理常规，确立各项护理质量标准，建立完备的工作制度和规范，以及计划、培训各级护理人员等措施，保证各项任务的完成，并不断提高护理质量。

（3）职责　护理部是医院管理的职能部门，居于医院护理管理指挥系统的最上层，担负着综合管理全院护理工作的重要职责。护理部主任（总护士长）作为部门的主要责任人，对履行护理部的基本职责负有主要责任。即护理部基本职责也就是护理部主任（总护士长）的职责和任务范围。护理部不但要管理日常护理工作，努力完善管理职能，更要着眼于发展，加快护理人才培养，不断促进护理工作现代化。

2. 科护士长　科护士长在护理部主任的领导下和科主任的业务指导下，全面负责本科的护理管理工作。解决本科护理工作中的疑难问题，并负责护理人员、护生的培养教育问题。科护士长应根据护理部工作计划，制定全科护理工作计划并组织实施，经常深入病区督促检查工作以研究改进和提高科内护理工作水平。

3. 护士长　病区（或护理单元）护理管理实行护士长负责制。护士长是医院病区和其他基层单位（如门诊、急诊、手术室、供应室、产房、婴儿室、ICU 等护理单元）护理工作的管理者。护士长在护理部主任（或总护士长）和科护士长领导下，在科主任的业务指导下与病区医疗负责人共同负责病区管理工作，是护理单元的带头人，也是提高护理水平和护理质量的骨干。护士长不但要根据科内计划制定本病区护理工作计划并组织实施，还要检查护理质量，组织和参加危重患者的抢救工作，组织护理查房，参加疑难病例讨论，负责本病区的仪器设备、药品、被服等物品的申领及保管工作。

（三）护理人员的职级

根据国家卫生健康委员会颁发的《卫生技术人员职称及晋升条例（试行）》的有关规定，护理人员的职级分工如下。

1. 主任（副主任）护师　主任护师和副主任护师在护理部的领导下负责本科技术、科研和教学工作。在日常工作中指导本科主管护师、护师的业务技术工作。组织护理查房，检查疑难患者的护理计划，组织制定护理工作计划并加以实施，通过护理科研写出较高水平的科研论文等。

2. 主管护师　主管护师在护理部或科护士长领导下和本科主任护师的技术指导下负责检查、督促本科各病区护理工作质量。解决本科护理业务上的疑难问题，制定疑难患者护理计划并组织实施；组织本科各病区的护理查房，组织本科护师、护士的业务培训，拟定培训计划，编写教材等工作。

3. 护师　护师在病区护士长领导下和本科主管护师指导下进行工作。在日常工作中，参加护理临床实践，指导护士进行护理业务技术操作，正确执行医嘱及各项护理技术操作，制定患者护理计划并参与病区危重疑难患者的护理工作。负责本病区护士的业务培训，制定学习计划，组织编写教材和进行讲课等工作。

4. 护士 护士在护士长领导下和护师指导下进行工作。执行各项护理制度和技术操作，正确执行医嘱，准确及时地完成各项护理工作任务，做好查对和交接班工作，协助医生进行各科诊疗工作及采集各种检验标本。经常巡视病房，做好基础护理和心理护理。指导护生和护理员、卫生员工作，参加护理教学和科研工作。

第四节 组织文化建设

一、组织文化概述

（一）组织文化的概念

任何一种组织都有其特殊的环境条件和历史传统，也就表现为其独特的意识形态、价值取向和行为方式，即每种组织在其发展过程中都会形成特定的组织文化。由于组织文化涉及的问题比较复杂、研究的内容较为丰富，对于组织文化的概念，国内外学者提出了各自的看法，至今尚未统一。

中国学者大多认为，组织文化（organizational culture）有广义和狭义两种含义。广义的组织文化是指组织在建设和发展中所形成的具有自身特点的物质文化和精神文化的总和；狭义的组织文化是指在长期的实践活动中所形成的且为组织全体成员共同接受和遵循的价值观念、行为准则、团队意识、思维方式、工作作风、心理预期和团体归属感等群体意识的总和，其中价值观是组织文化的核心。

一般认为，组织文化的结构可以划分为三个层次，即物质层、制度层、精神层。

1. 物质层文化 物质层文化是一种以物质形态为主要研究对象的表层文化。组织实体性的文化设备（如诊疗设备、药品器材等）、设施（如图书馆、画廊板报等），以及具有本组织特色的环境（如建筑结构、服装等个性化标志）等是构成组织物质层文化的重要内容。

2. 制度层文化 制度层文化是组织文化的中间层次，它是对组织和成员的行为产生规范性、约束性影响的部分，是具有组织特色的各种规章制度、道德规范和员工行为准则的总和。制度层文化集中体现了物质层文化和精神层文化对成员和组织行为的要求。

3. 精神层文化 精神层文化即组织精神文化，是组织文化的核心和灵魂，是组织在长期实践中所形成的员工群体心理定式和价值取向，是组织的道德观、价值观的总体体现和高度概括，反映了全体员工的共同追求和共同认识。主要是指组织的领导和成员共同信守的基本信念、价值标准、职业道德和精神风貌。

（二）组织文化的特征

1. 意识性 大多数情况下，组织文化是一种抽象的意识范畴，它作为组织内部的一种资源，属于组织的无形资产。它是组织内一种群体的意识现象，是一种意念性的行为取向和精神观念，但这种文化的意识性特征并不否认它是可以被概括性地表述出来的。

2. 独特性 任何组织都具有自己的发展历史、类型、规模、人员等因素，由于这些内在因素的不同，使得组织在管理发展的过程中，会形成具有自身特色的组织价值观、行为规范、发展目标、经营理念等。

3. 相对稳定性 组织文化的塑造和重塑需要相当长的时间，是一个极其复杂的过程。因此，组织文化一旦形成，就具有较强的稳定性。在一个组织中，精神文化相对于物质文化更具稳定性。

4.融合继承性　组织文化总是以一定的社会环境为基础的，在其发展的过程中，必然会接受和继承社会的文化传统和价值体系，吸收其他组织的优秀文化，融合世界各地新的文化成果，以不断充实和发展自我，顺应时代的要求。

5.可塑性　组织文化并不是生来就有的，而是在组织生存和发展过程中逐渐总结、培育和积累而形成的。组织文化是可以通过人为的后天努力加以培育和塑造的，而对于已形成的组织文化也并非一成不变，可以随着组织内、外环境的变化而加以调整。

（三）组织文化的功能

组织文化的功能是指组织文化发生作用的能力，也就是组织系统在组织文化导向下进行生产、经营、管理中的作用。

1.组织文化的正面功能

（1）导向功能　是通过组织文化对组织的整体和每个成员起引导作用。主要体现在以下两个方面：①组织哲学和价值观念的指导：组织哲学决定了组织经营的思维方式和处理问题的法则，这些方式和法则指导经营者进行正确的决策，指导员工采用科学的方法从事生产经营活动。组织共同的价值观念规定了组织的价值取向，使员工对事物的评判形成共识，有着共同的价值目标，组织的领导和员工为了他们所认定的价值目标去行动。②组织目标的指导：组织目标代表着组织发展的方向，没有正确的目标就等于迷失了方向。理想的组织文化会从实际出发，以科学的态度去建立组织的发展目标，这种目标具有可行性和科学性。组织员工就是在这一目标的指导下从事活动。

（2）约束功能　主要是通过完善管理制度和道德规范来实现。组织文化的约束不是制度式的硬约束，而是一种软约束，是组织中弥漫的组织文化氛围、群体行为准则和道德规范。

（3）凝聚功能　组织文化表达了成员对组织的认同感，是群体共同的价值体系，有助于成员的吸引力和向心力，对成员有内聚作用，保证组织的稳定性。成员有归属感、使命感、责任感，与组织同舟共济，视组织生存与发展为己任。

（4）激励功能　共同的价值观念使每个职工都感到自己存在和行为的价值，自我价值的实现是人对组织文化的最高精神需求的一种满足，这种满足必将形成强大的激励。在以人为本的组织文化氛围中，领导与员工、员工与员工之间互相关心、互相支持，振奋精神，努力工作，从内心产生为组织拼搏献身的意识。

（5）调适功能　调适就是调整和适应。组织各部门之间、员工之间，由于各种原因难免会产生一些矛盾，解决这些矛盾需要各自进行自我调节。组织与环境、与顾客、与其他组织、与社会、与国家之间也都有可能存在不协调、不适应之处，需要进行调整和适应。组织文化可以使员工自己的价值观和组织相匹配，减少矛盾和冲突的发生。

（6）辐射功能　是指组织文化一旦形成较为固定的模式，它不仅会在组织内发挥作用，对员工产生影响，而且也会通过各种渠道对社会产生影响。组织文化向社会辐射的渠道是很多的，主要分为利用各种宣传手段和个人交往两大类。一方面，组织文化的传播对树立组织在公众中的形象有帮助；另一方面，组织文化对社会文化的发展也有很大的影响。

2.组织文化的负面功能

（1）变革的障碍　当组织的共同价值观与进一步提高组织效率的要求不相符合时，就成了组织的束缚。这是在组织环境处于动态变化的情况下，最有可能出现的情况。当组织环境正在经历迅速的变革时，根深蒂固的组织文化可能就不合时宜了。因此，当组织面对稳定的环境时，行为的一致性对组织而言很有价值。但组织文化作为一种与制度相对的软约束，更加深入人心，极易形成思维定式，这样，组织有可能难以应付变幻莫测的环境。当问题积累到一定程度，这种障碍可能会对组织造成致命打击。

（2）多样化的障碍　由于文化、教育背景、道德观等差异的存在，新聘员工与组织中大多数成员不一致，便产生了矛盾。管理人员希望新成员能够接受组织的核心价值观，否则，这些新成员就难以适应或被组织接受。但是组织决策需要成员思维和方案的多样化，一个强势文化的组织要求成员和组织的价值观一致，这就必然导致决策的单调性，抹杀了多样化带来的优势，在这个方面组织文化成为组织多样化的障碍。

二、护理组织文化建设

（一）护理组织文化的概念

护理组织文化（nursing organizational culture）是在一定的社会文化基础上形成的具有护理专业自身特征的一种群体文化。它是全体护理人员在实践中创造出来的物质成果和精神成果的集中表现，是在护理活动的过程中形成的特定的文化观念和历史传统，以其共同的价值标准、道德标准和文化信念为核心，最大限度地调动起护理人员的积极性和潜在能力，将护理组织内的各种力量凝聚于共同的宗旨和哲理中，齐心协力实现组织的目标。

（二）护理组织文化建设的内容

1. 价值观念的建设　是组织成员对组织存在的意义、目的、宗旨的价值评价和为之追求的整体化、个体化的群体意识，是全体员工共同的价值准则。只有在共同的价值准则基础上才能产生组织正确的价值目标。有了正确的价值目标才会有奋力追求价值目标的行为，组织才有希望。因此，组织价值观决定着员工行为的取向，在组织文化建设的过程中，要培育具有优良取向的价值观，塑造杰出的组织精神。

2. 人本管理理念的建设　在组织文化建设的过程中，组织内的成员既是文化建设的主体，又是文化建设的客体，具有双重身份。以人为本，全面提高员工的整体素质是现代管理发展的趋势。组织文化建设过程应努力提高员工的工作积极性和主动性，激励其内在动力，始终保持个人目标与组织目标的一致性。

3. 行为规范与管理制度的建设　先进的管理制度和行为规范是进行组织文化建设的基础。切实可行、行之有效的规章制度是保证护理工作能够正常运行，协调各级各部门、护理组织与其他组织关系的重要纽带，也是护理组织科学管理的反映。在此基础上形成的组织道德规范，对组织内成员具有积极的示范效应和强烈的感染力，应要求组织成员共同遵守、自我约束。

4. 组织形象的建设　组织形象是护理组织的护理质量、人员素质、技术水平、公共关系等在社会大众和护理人员心目中的整体印象和总体评价。良好的护理组织形象，应以患者为中心，坚持质量、利益、社会信誉并重的原则，这样才有利于提高护理组织的知名度，增强护理组织内人员的凝聚力和竞争力。护士标牌、护士服、护士礼仪、南丁格尔雕像、医院环境等都是护理组织形象的反映。

（三）护理组织文化建设的程序

护理组织文化作为一种柔性管理方式，其建设的程序一般分为六个阶段。

1. 调查分析阶段 通过文献资料法、问卷法、访谈法、实地考察法等全面收集资料，调查和分析目前医院的情况和发展前景、护理管理现状，对组织存在的文化进行系统分析、自我诊断。确定组织已经形成的传统作风、行为模式和工作特点，分析哪些是需要继续发扬的，哪些是需要抛弃的，以便确定护理组织文化建设的目标。分析的具体内容如下：

（1）组织价值观 是整个组织文化建设的核心和灵魂，选择正确的组织价值观是塑造良好组织文化的首要问题。选择组织价值观，要立足于本组织的具体特点，充分发挥组织成员的创造性，广泛听取各种意见，反复、谨慎地筛选出既能体现组织宗旨、管理战略和发展方向的科学、正确的组织价值观，又能反映员工心态、与员工基本素质相和谐的组织价值观。

（2）组织文化发展史 每一个组织都有自己独有的组织文化发展史，不同组织之间的区别就在于文化的个性与特色。新的组织文化是在旧文化的基础上发展起来的，创立护理组织文化也需要总结过去，继往开来。

（3）组织文化发展的内在机制 调查组织护理活动的内在机制，这是组织文化调查分析阶段的中心环节。

（4）组织人员 组织内人员素质的高低直接影响组织文化水平的高低。建设护理组织文化，必须调查分析护理人员的素质，分析其认可程度和接纳程度，制定的护理组织文化标准过高或过低都很难奏效。

2. 总体规划阶段 护理组织文化的倡导者根据组织文化的现状和对未来文化发展的设想，在调查分析的基础上制定文化发展方案，包括护理组织文化建设的各项内容。定位时应结合多种方式，并对优良传统文化加以继承。规划制定之后，需要进行多方论证，并在选定的小范围区域内试行，从经验和实践两方面充分论证总体规划的可行性。

3. 传播执行阶段 将制定好的护理组织文化，尤其是作为组织文化核心的价值观和职业精神在护理人员中传播、引导，使其达成共识，成为自觉自律的行为准则。

（1）加强舆论宣传 充分利用一切宣传工具和手段，宣传组织文化的内容和精要，通过创办宣传刊物、网络平台，组织文体活动，设计院徽和院旗等，营造浓厚的环境氛围，使护理人员潜移默化地接受新的价值观，用以指导自己的行为。

（2）树立优秀人物 评选优秀护理人员，培养和树立典型人物，使其成为组织精神和组织文化的人格化身与形象缩影，能够以其特有的感染力、影响力和号召力为组织成员提供可以仿效的具体榜样。

（3）强化培训教育 有目的的培训与教育可以使护理组织人员系统地接受和认同护理组织所倡导的组织精神和组织文化。

4. 提炼定格阶段

（1）精心分析 在经过广大护理人员的初步认同实践后，应当总结评价反馈回来的意见，仔细地比较分析实践的结果与规划方案的差距，必要时可吸纳有关专家和员工的合理化建议。

（2）全面归纳 在系统分析的基础上，进行综合的整理、归纳、总结、反思，保留积极的内容与形式，摒弃那些落后的、不为护理人员认可的内容与形式。

（3）精炼定格 把经过科学论证和实践检验的组织价值观、组织精神、组织文化，予以条理化、规范化，经过理论加工和文字处理，用精练的语言表述出来。

5. 巩固落实阶段　在初步建立的护理组织文化基础上，要使其巩固、落实，需要有以下两方面的保障。

（1）制度保障　要使护理组织文化成为全体员工的习惯性行为，只靠护理人员的内在动力和自我约束力是不够的。管理者要把组织文化的价值观念规范到每一项政策、制度、工作标准和要求中，使护理人员在从事工作、参与活动时能够感受到组织文化的引导和控制作用。同时，要建立奖优惩劣的规章制度。

（2）管理者以身作则　护理管理者在实际工作中要积极践行组织文化的内容和要求，起到模范带头作用，对广大护理人员产生强大的示范作用，使护理人员能够明确组织文化中提倡和反对的内容。护理管理者应肩负起带领全体护理人员塑造优秀组织文化的重任。

6. 完善提高阶段　护理组织文化是特定历史的产物，随着组织内、外环境的变化，组织文化需要不断地充实、完善和发展。护理管理者应该依靠广大护理人员，对现有文化进行提炼和升华，积极推进组织文化建设，更好地适应组织变革与发展的需要。

第五节　护理团队建设

一、团队概述

团队（team）是指由两个或两个以上成员组成的相互影响、相互协调、技能互补以完成特定任务目标，并为目标的实现相互负责的个体组合。团队的概念包括以下三层含义：①组成团队需要两个或两个以上的成员；②团队成员经常相互作用和影响；③团队成员有一个共同的绩效目标。

尽管团队是由一群人组成的，但团队和群体是两个不能相互替代的术语。群体（group）是指两个或两个以上相互作用和相互依赖的个体，为了实现某个特定目标而结合在一起，可以自由发挥相互作用的工作小组。团队的概念更强调一种共同的使命感和集体责任感。团队与群体的区别见表 4–2。

表 4–2　团队与群体的区别

	团队	群体
领导者	共同分担领导角色	强势的、受到关注的领导
目标	集体绩效	信息共享
协同配合	积极	中性（有时消极）
责任	个体的或共同的	个体化
技能	相互补充的	随机的或不同的
总体绩效	总体绩效水平大于个体成员绩效的总和	总体绩效水平等于成员个体绩效的总和

二、团队型组织分类

团队组织超出传统意义上组织的作用及魅力，团队形式是多种多样的，常见的有下面几种：

1. 高层管理团队（top–management team）　多变的外部环境和日趋复杂化的组织内部管理，

对高层管理者经营理念、决策效果和对组织内部权责的分化程度都提出更高的要求。现代管理理论提倡以高层管理团队的方式，确保组织战略决策的有效性和对复杂环境下应对竞争的能力。高层管理团队一般指组织的高层管理者围绕既定的使命和宗旨，基于一致的价值观，为谋划组织重大决策而形成的协作机制。高层管理团队是一个组织的最高决策组织。高层管理团队成员来自不同部门，具有不同的专业技术、技能和经验，有助于确保做出良好决策，防止盲目从众和个人主义问题的出现。

2. 跨职能团队（cross-functional team） 跨职能团队是由来自不同工作领域、有专门知识和技能的人员组成的群体。目的是共同解决工作中出现的问题，也包括经过培训使成员之间能相互替代工作的群体。项目型组织是典型的跨职能团队。

3. 自我管理团队（self-managed work team） 自我管理团队是一种自律性组织，是指为提高组织某方面的能力或业绩，由具有共同意愿的成员组成的团队，是一种基本上独立的群体形式。它除了完成本职工作之外，还承担着一些传统的管理职责，如任务分配、控制进度、时间安排和绩效评估等工作。

4. 特别任务小组（task forces team） 特别任务小组是为了完成某一特定任务而临时组建的团队，一旦任务完成，即行解散。

5. 虚拟团队（virtual team） 虚拟团队是指通过信息与通信技术将在地理上或组织结构上天各一方的员工连接在一起，以完成共同的任务的工作团队。成员间通过共享的信息平台，发布指令、传递信息和实时资讯控制，以协作而非共同工作的方式实现成员间的共同目标。一定程度上，这种组织运行的效果远比传统组织更快、更好。这一组织已经成为当代社会越来越普及的运行模式之一。

三、团队对个体的作用和影响

从组织行为学观点看，团队对成员个人的影响主要体现在以下三个方面。

1. 社会助长作用 社会助长作用是指有团队其他成员在场时，个体工作动机可能被激发得更强或效率比单独工作时更高的现象。在护理工作中，影响社会助长作用的主要因素包括护理工作的复杂性和难度、护理人员对工作的熟练程度、护理人员的性格特征和心理成熟度。了解社会助长作用对个人的影响，可以帮助护理管理者在实际的管理工作中根据工作性质、成员的特点及心理成熟度等合理安排护理团队或个体工作，提高护理团队的绩效。

2. 团队的社会标准化倾向 社会标准化倾向是团队成员在工作中逐步形成的趋向或遵守标准的一致性过程。在护理团队活动中，护理人员的行为是相互作用和影响的，这种影响一方面来自护理团队的工作流程、护理操作程序及行为规范等外在职业行为要求，另一方面也来自护理人员之间潜移默化的行为模仿、暗示和顺从等。

3. 团队压力和从众行为 当团队中某个个体与其他人意见不一致时，团队就会对该个体施加一种无形的压力，使个体产生压抑感。如果个体的心理承受能力较弱，那么对团队压力的感受及反应就会很强烈。准确理解团队压力有助于护理管理者在实际管理工作中有效把握团队压力对护理人员产生的影响，并有针对性地采取相应的管理措施。

团队成员迫于某种压力，自觉或不自觉地在观点和行为判断上与大部分成员保持一致，这种现象称为从众行为。从众行为既有积极的一面，也有消极的一面。积极方面是可以促使护理团队所有成员尽可能统一态度和行为，提高团队的活动效率；消极方面在于可能会对正确的观点和行为造成限制，给护理团队带来不良后果。

四、团队的发展过程

团队的发展一般经历以下几个阶段：组建阶段、震荡阶段、规范阶段、运行阶段和调整或解散阶段。

1. 组建阶段　由于任务需要、成员间相互欣赏等因素，团队开始组建。刚诞生的团队具有以下特点：①团队成员期望值高，出现跃跃欲试的感觉，同时伴有焦虑、困惑或不安全感；②开始小心接触团队环境及核心人物，如护士长、专业组长、项目组长等；③团队的运作完全依赖于权威的指导和支持。本阶段的工作重点是尽快建立护理团队框架，与护理团队工作相关的领导与部门建立初步合作关系。

2. 震荡阶段　随着时间的推行，团队成员间的了解和认识逐渐加深，这个时期团队中的各种问题和冲突开始凸显出来。此阶段的特点是：①团队沟通中开始出现猜疑、对峙、不满、冲突等各种不稳定的"信号"；②团队成员被各种问题和矛盾困扰；③护理团队缺乏凝聚力，人际关系较为紧张。在震荡阶段，护理团队中的成员更多地把注意力放在处理人际关系上，对部门生产力的提高和实现护理工作目标可能带来不利影响。除非能成功渡过震荡阶段，否则团队就会停滞不前，也不可能获得高效率的团队业绩。

3. 规范阶段　经过一段时间的磨合，团队开始趋于稳定并建立起各种制度规范，慢慢进入规范阶段。其特点：①团队中的人际关系由冲突敌对转为合作，成员间的沟通开始畅通，相互信任感增强；②团队的凝聚力、荣誉感、归属感不断增强；③工作重心转移到完成任务和达成目标上，工作业绩有了较大提升；④成员间开始形成默契，能够相互理解、包容和关心。

4. 运行阶段　在此阶段，由于护理团队在结构上和成员认识上的问题都得到解决，团队作为一个整体开始真正运行起来。此阶段的特点是：①团队成员展示出完成任务的能力和信心；②管理者合理分配资源，授权程度大，并能有效解决冲突；③成员共同协作，努力实现护理团队的组织目标，团队效率处于高水平状态；④每个成员都拥有完成任务或实现目标的使命感和荣誉感。本阶段的工作重点是完成组织下达的护理任务和解决问题，成员间相互协作，并以成熟的方式沟通不同意见。

5. 调整或解散阶段　本阶段主要针对一些临时性任务或需要解散的护理团队而言，比如临时委员会、特别任务小组等。本阶段成员可能会对任务的完成和问题的解决感到群情激昂，也会为团队的解散而难过。管理者应当让每位成员都感觉到在团队工作的这段时间获益匪浅，不至于因为团队的解散而意志消沉。

五、高效护理团队的建设

一个有效的团队能实现并维持较高水平的绩效和成员的满意度，为未来发展保持良好生机和活力。管理者应该如何创建高绩效的工作团队呢？主要因素包括以下几个方面。

1. 团队规模　作为工作团队，以不超过 20 人为宜，但具体人数并不是绝对的，要以任务的性质要求及成员能力为主要依据。一般来说，团队规模过小往往无法达到观点和技能的多样性，而规模过大则难以形成凝聚力、忠诚感和相互依赖感。如果一个病区或护理单位本身较大，而管理者又希望能达到高绩效团队的效果，那么可以考虑把工作群体分化成几个小的工作团队，如规模较大的病区中采用的护理专业小组就是一个小的护理工作团队。

2. 成员能力　团队应根据完成目标所需技能选拔团队成员，并合理搭配。高效的护理团队需要三种不同技能类型的人：技术专长型、解决问题和决策技能型、人际关系技能型。这三种类型的人才不但需要同时存在，而且组合比例也很重要，如果一种类型的人过多，其他类型的人也就相对减少，护理团队绩效也会降低。

3. 清晰目标 高效的护理团队非常明确他们要达到什么目标，且个人目标与护理团队目标一致。成功的护理团队管理者会让团队成员相信其宗旨是有价值的、紧迫的，而且要把团队的共同目标转变为具体的、可测量的、现实可行的绩效目标。

4. 相互信任 团队成员之间的相互信任是高绩效团队的显著特征。就团队成员间的信任关系而言，正直程度和能力水平是判断一个人是否值得依赖的两个关键特征。从人际关系的角度看，人际间的信任感是比较脆弱的，需要很长时间才能建立，却很容易被破坏，而且一旦被破坏，很难重新建立。因此，管理者在塑造高绩效护理团队时不能忽视影响护理群体成员间相互信任的因素。

5. 统一承诺 统一的承诺意味着对团队目标的奉献精神，愿意为实现这一目标付出自己更多的精力。团队成员对团队表现出高度的忠诚和承诺，为了使团队获得成功，成员愿意做任何工作。

6. 良好沟通 高绩效护理团队以良好的沟通为特点，成员通过各种畅通的渠道交流信息。护理管理者与团队成员之间有健康的信息反馈系统，这种反馈系统有助于管理者对团队成员的指导，并有助于消除彼此之间的误解。

7. 恰当领导 有效的护理领导者能够激励护理团队跟随自己共渡难关，能为团队指明奋斗目标，鼓舞团队成员增加自信心，能为团队提供指导和支持，而不是试图控制。

8. 内部支持与外部支持 高绩效护理团队内部应拥有一个合理的基础结构，包括适当的培训机制、一套清晰而合理的测量系统用以评估护理团队的总体绩效水平、一套合理的报酬分配方案以认可和奖励团队的活动、一个具有支持作用的人力资源系统。外部支持应给予完成任务所需要的各种资源。

【案例导入分析】

该单位的组织结构类型是职能型组织结构。职能部门或岗位是为分管某项业务而设立的单位，有一定职权。职能部门在分管业务范围内直接指挥下属。

优点：①管理分工较细，各职能部门由专门的人员管理和负责，提高了组织专业化管理的程度；②能充分发挥职能机构的专业管理作用，减轻上层管理者的负担。

缺点：①多头领导，不利于组织统一指挥；②职能机构横向联系差；③环境变化时适应性差。

本案例护士长面临的困境反映了职能型组织结构的缺点，出现多头领导，多位护理管理者向护士长下发工作任务，但职能机构之间缺乏沟通。因此，当面临多项任务变化时，护士长较难同时完成。同时也体现了职能型组织结构较难适应环境变化的情况。

【本章小结】

1. 组织是为了实现共同的目标而结合起来的、具有合法社会关系的人的群体，是职、权、责、利四位一体的机构。管理学上，组织包含两种含义，即静态组织和动态组织。

2. 组织结构是指组织内各构成要素之间工作关系的基本模式，表现了组织各部分的排列顺序、空间位置、聚集状态、联系方式，以及各要素之间的相互关系，为组织提供了一种实现工作目标的框架。主要包括直线型、职能型、直线职能型、事业部型、矩阵型和网络型。

3.组织设计是指管理者将组织内各要素进行合理组合，建立和实施一种特定组织结构的过程，以确保有效地实现组织目标。组织结构设计的目标表现为组织结构图、职位说明书和组织手册。

4.我国的卫生组织是制定和贯彻实施国家的卫生工作方针政策，领导全国和地方卫生工作，制定具体政策法规，组织卫生专业人员和群众，运用医药卫生科学技术，推行卫生工作的专业组织。

5.我国的卫生组织按性质和职能不同可分为三类：卫生行政组织、卫生事业组织和群众卫生组织。

6.国家卫生健康委员会医政司护理管理处是我国护理行政管理的最高机构，负责对全国城乡医疗机构的护理工作进行管理。

7.护理组织文化是在一定的社会文化基础上形成的具有护理专业自身特征的一种群体文化。它是被全体护理人员接受的价值观念和行为准则，也是全体护理人员在实践中创造出来的物质成果和精神成果的集中表现。其建设内容包括价值观念、人本管理理念、行为规范与管理制度、组织形象的建设。

8.影响高绩效团队的主要因素包括：团队规模、成员能力、清晰目标、相互信任、统一承诺、良好沟通、恰当领导、内部支持与外部支持。

【走进护理管理】

实践项目：考察医院的护理组织结构。

实践目的：通过对医院的现场考察，了解其护理组织结构的设置及相互之间的关系，以及各层次管理人员的职责和具体工作内容，并对该医院的护理组织结构状况进行分析评价。

实践内容：拟订考察计划，选择一家医院，了解其护理组织结构。

实践考核：针对所实践医院的护理组织结构状况，组织一场课堂讨论，分析其存在哪些优缺点。

【思考题】

1.医院护理管理的组织原则包括哪些？

2.请结合护理工作的实际情况，举例说明为什么要重视非正式组织的作用。

3.简述如何建设医院护理组织文化。

第五章
护理人力资源

扫一扫,查阅本章数字资源,含PPT、音视频、图片等

学习目标:

　　识记:能准确地阐述人力资源管理、绩效评价、薪酬管理及职业生涯管理的概念;能准确地阐述绩效评价的内容、薪酬形式、护理人员职业生涯规划的内容。

　　理解:能理解护理人员编设的方法和影响因素;能理解护士层级管理、岗位管理的基本内容。能理解护理人员培训原则,绩效评价原则和程序,薪酬管理的功能,影响护理人员薪酬的因素,护理人员薪酬管理的原则;能举例说明护理人员内部招聘和外部招聘的优缺点;能比较各种护理工作模式的优缺点、不同绩效评价方法的优缺点及适用条件。

　　运用:能依据护理人员编设的原则,合理进行护理工作岗位的设计与排班;能结合实际阐述护理人员招聘过程;能依据护理人员培训原则,拟定一份护理人员培训方案。能依据护理人员薪酬管理的原则,按照公立医院绩效考核的步骤,制定合理的绩效薪酬管理方案;能结合自身特点为自己初步拟定一份职业生涯规划。

案例导入

　　小覃是 2020 届护理学专业本科毕业生,性格开朗,成绩优秀,曾代表学校参加省级护理技能大赛并获一等奖。她的就业目标为一所三级甲等中医院。为此参加了学校组织的"双选会",分别向甲、乙、丙三家医院递交了个人简历。经过面试和笔试,三家医院都同意与她签订就业协议。小覃咨询了这三家医院的人力资源管理部门后,与乙医院签约。她选中乙医院有四个理由:一是乙医院招聘岗位为急诊科护士,小覃认为这个岗位非常具有挑战性,适合自己;二是乙医院本着择优原则,见习期结束后有 40% 的入编机会;三是乙医院工资待遇人性化,在编人员和聘用人员同工同酬;最吸引小覃的是乙医院与美国某医院有合作交流项目,将来有机会作为交流对象去美国进修。请从医院人力资源管理的角度,分析小覃选择乙医院的原因。

　　当代世界经济发展的实践证明,"第一资源"即人力资源的有效开发和合理利用对经济发展起着决定性的作用,人的素质决定了质量和效率。对医院来讲,人才是医院的核心竞争力。作为管理者,采用何种方式吸引人才、培养人才、留住人才并合理地使用人才成为医院发展的关键问题,人力资源管理与开发成为医院可持续发展的重要保证。护理人力资源是卫生人力系统的重要组成部分,护理管理的高效率首先是医院护理人力资源的科学化管理,科学合理的护理人力资源配置及使用与医疗安全和医疗服务质量直接相关。护理人力资源管理的目标是通过履行选人、用人、育人、留人四个主要管理职能,达到充分激发护理人员的活力,提高其专业能力的目的,并

通过有效利用竞争机制、激励机制及约束机制，不断降低人力成本，提高护理工作效率，实现组织目标。

第一节　概　述

人力资源管理围绕着人，强调"以人为本"，其意义在于不仅能满足组织现在和未来发展对人力资源的需要，实现组织成员的相对稳定，并能最大限度地开发人的潜能，取得最大的使用价值。同时，充分调动并保持员工的积极性，使员工在工作岗位上创造出良好的绩效，满足组织成员自我实现的需要。

一、相关概念

1. 人力资源（human resource）　人力资源是一个宏观的、概括性的范畴，可以从两个角度来理解，广义的人力资源泛指在现在和未来一切可能成为生产力，并且能够推动整个经济和社会发展的具有智力劳动和体力劳动能力的人们的总和；狭义的人力资源仅指已经作为生产要素投入到社会经济生活中的劳动人口。人力资源包括了数量和质量两方面：人力资源的数量，即具有劳动能力的人口数量，是生产发展的先决条件；人力资源的质量，即人力资源所具有的体质、知识和技能水平，以及心理素质、道德水平等，是组织核心竞争力的基础。人力资源是一切资源中最宝贵的资源，是第一资源。

2. 人力资源管理（human resource management）　指运用一系列管理活动有计划地对人力资源进行有效管理，从而实现个人、企业和社会的最大利益。人力资源管理的内容主要包括人力资源规划、人员培训与开发、员工关系管理、招聘与配置、绩效管理、薪酬管理、职业生涯管理等。

3. 护理人力资源（nursing human resource）　作为卫生人力系统的重要组成部分，在我国主要是指具有护理专业中专及以上学历，并且通过国家护士执业资格考试或获得免试资格并取得护士资格证书，在医疗机构中从事护理工作的人员。

4. 护理人力资源管理（management of nursing human resource）　是人力资源管理应用到护理学的一个类别，指采用科学的方法使护理人员与护理工作合理搭配，保证提供足够合格的护理人员，使患者得到适当且安全的照顾，并确保护理工作能产生意义及令人满意的过程。

二、护理人力资源管理的内容

1. 护理人力资源规划　根据医院发展的总体战略目标和计划，评估医院护理人力资源现状及发展趋势，收集并分析护理人力资源供给与需求的信息，利用科学的方法准确预测护理人力资源的供给与需求的趋势，制定护理人力资源招聘、调配、培训、开发和发展等方面的政策和措施，以确保医院需要岗位上的护理人力资源，使医院和护理人员得到长期的利益。

2. 护理人员招聘与配置　护理人员的招聘是根据医院总体发展规划和护理工作岗位的需要，采用多种途径从医院内部或外部发现和吸收与岗位职责相匹配的护理人员来填补岗位空缺的过程，其目标就是为医院获得优秀护理人才，满足医院发展的需要。护理人员配置是通过人与事的配合以及人与人的协调，充分开发利用员工，实现组织目标。护理人员合理配置是组织人力资源管理状态是否良好的标志之一，是护理质量的最基本保障。其目的是为了在人力资源的配置上各尽所能，人尽其才。

3. 护理人员培训与开发 培训与发展是医院有组织、有计划地对护理人员进行工作指导、教育和业务技能培训，使护理人员在职业道德、知识水平、工作能力等方面不断提高和完善，为将来的工作做好准备。培训和发展是医院优化人力资源结构，拥有高素质人才的重要手段，同时也满足了护理人员自身发展的需要。

4. 护理人员绩效评价 绩效评价是组织采取特定的方法和工具对组织成员的工作效果进行考查评价的过程。通过绩效评价，明确护理人员的工作能力和岗位职责的差距，及时对绩效优秀的护理人员进行奖励，对绩效低者分析工作中的不足，找到其原因，使护理质量持续改进。同时绩效评价为护理人员的奖惩、调整、晋升、培训、留用及解聘等提供了可靠依据。

5. 护理人员薪酬管理 薪酬管理是对员工薪酬支付原则、薪酬策略、薪酬水平、薪酬构成进行确定、分配和调整的动态管理过程。建立科学合理的薪酬管理体系，不仅能保障护理人员的物质利益，稳定护理队伍，还可以激励护理人员的工作积极性，吸引和保留优秀人才，增强医院的竞争实力。

6. 护理人员职业生涯管理 职业生涯管理是指对员工个人职业生涯进行设计、规划、执行、评估、反馈和修正的一个综合性的过程。通过对护理人员的个人兴趣、能力和个人发展目标的有效管理，使护理人员实现个人发展的成就最大化，从而满足医院持续发展、实现整体目标的需要。

7. 员工关系管理 协调、改善医院管理者和护理人员之间的劳动关系，进行护理文化建设，采取有效措施为护理人员提供健康、安全的工作环境，按照国家劳动政策给予相应的医疗保险、养老保险、失业保险、职业安全防护和福利等，以营造良好和谐的工作氛围，保障医疗护理活动正常开展。

第二节　护理人员的编设

护理人员编设是指通过科学系统的方法确定护理人员数量并经合理安排组合，把人员合理分配到各科室和病区，主要包括护士数量分配和结构配置两大方面。护理人力资源编设是医院人力资源规划和决策中的重要组成部分，人员编设是否合理，直接影响护理岗位人员的数量和质量，影响护理人员的积极性和护理队伍的稳定性，继而影响工作效率和护理质量。随着社会经济的不断发展，卫生体制改革的不断深入，为适应民众不断增长的健康需求、保障医疗安全，2008 年，国务院制定颁布了《护士条例》以维护护士的合法权益、规范护理行为，并且从立法的角度强调医院的"床护比"必须达到国家所要求的最低配置标准。合理配备护理人力资源，从而充分发挥护理人员的积极性，对提高护士的工作满意度、减少职业倦怠现象、保障护理质量显得尤为重要。作为护理管理者，必须掌握护理人员编设的原则和方法，确保在适当的岗位配备适当数量和质量的护理人员，实现人员和护理服务活动的合理匹配，保证为服务对象提供安全、专业的护理服务。

一、护理人员编设的方法

（一）比例配置法

比例配置法指按照医院的不同规模，通过床位与护士数量的比例（床护比）、护士与患者数量的比例（护患比）来确定护理人力配置的方法。目前国内医院大多采用比例配置方法来进行护士数量分配及结构配置。卫生行政主管部门的相关政策和规定对医院的护士数量做了基本要求，被用作比例配置法的计算依据。

《卫生部关于实施医院护士岗位管理的指导意见》[卫医政发〔2012〕30号]规定，病房护士的配备应当遵循责任制整体护理工作模式的要求，普通病房实际护床比不低于0.4∶1，每名护士平均负责的患者不超过8个，重症监护病房护患比为（2.5～3）∶1，新生儿监护病房护患比为（1.5～1.8）∶1。门（急）诊、手术室等部门应当根据门（急）诊量、治疗量、手术量等综合因素合理配置护士。

《国家卫生健康委办公厅关于进一步加强医疗机构护理工作的通知》[国卫办医发〔2020〕11号]规定，要采取有效措施优先保障临床护士人力配备到位，不得随意减少临床一线护士数量，原则上临床护理岗位护士数量占全院护士数量不低于95%。要根据临床科室特点、患者病情轻重和临床护理工作量，按照责任制整体护理的工作模式配置数量适宜、结构合理的护士。二级及以上医院全院病区护士与实际开放床位比不低于0.5∶1，重症监护病房护士与实际开放床位比不低于（2.5～3）∶1。

应用比例配置法进行护理人力结构配置时，主要通过定性分析方法实现，包括主观经验法和专家调查法。主观经验法是护理管理者依据自身经验主观配置，通过参考国家政策文件，对影响人员配置结构的各因素综合考虑，得出符合卫生系统环境、护理人员和患者需求的各级护理人员配置结构。专家调查法包括专家会议法和德尔菲专家函询法，选取有权威性、代表性和可靠性的专家，依靠专家的经验和知识，获得不同能级护士比例。如我国某大型公立三甲医院依据工作量、护理风险将护士由低到高分为N1～N4共4个层级，不同科室护士配置比例不同。一类为N4∶N3∶N2∶N1=2∶4∶3∶1，二类为N4∶N3∶N2∶N1=0.5∶3.5∶4∶1，三类为N4∶N3∶N2∶N1=0∶3∶4∶3。

（二）工作量配置法

工作量配置法指根据护士所承担的工作量及完成这些工作量所需要消耗的时间来配置护理人力资源的方法。现介绍国内外常用的几种工作量配置法。

1. 护理工时测定法

护理工时测定法是目前国内最常用的一种工作量测量方法，采用此法所测得的工作量数据较客观、准确，它是在界定护理工作项目（通常包括直接护理项目和间接护理项目）范围的基础上，采用观察法、自我记录法或两者结合的方法来对临床护理工作所花费的时间进行测量，最后通过公式来计算护理工作量，并依此进行护理人力的配置。目前多数医院根据分级护理要求，计算每位患者在24小时内所需的直接护理和间接护理时间的评价时数，即以"平均护理工时数"为依据计算工作量。

应用护理工时测定法计算护理人力需求的公式为：

应配置护士数 =［（定编床位数 × 床位使用率 × 每名患者平均护理工时数）/ 每名护士每日工作时间］×（1+ 机动数）

其中：

床位使用率 = 占用床位数 / 开放床位数 ×100%

每名患者平均护理工时数 = 每名患者直接护理工时 + 每名患者间接护理工时 + 每名患者其他工时

每名患者直接护理工时 =∑（每项操作平均工时 × 该项操作24小时内发生的频数）

每名患者间接护理工时 $=\sum$（每项操作 24 小时所需的总时数 / 每项操作涉及的患者数）

每名患者其他工时：除了直接护理工时、间接护理工时以外的时间，如巡视病房需要的时间等。

平均每名护士每日工作时间为 8 小时。

机动数按 17% ～ 25% 计算，包括法定节假日及产、婚、病、丧等假期的缺勤补充。

2. 患者分类法

患者分类法是一种用来明确表达在某一特定时间段内护理一个特定患者或一群患者工作量的计算方法。国外普遍使用患者分类系统将患者的护理活动进行量化，通常应用各类评分量表将患者进行分类，根据划分的不同等级来确定护理工作量，进而为人力资源的配置、工作任务的分配等相关活动提供依据。包括原型分类法、因素型分类法、混合型分类法三种。

（1）原型分类法　20 世纪 60 年代初期由美国约翰·霍普金斯医院首先提出，该分类法根据患者某个相似特点将患者进行分组，并对每组患者分配护理时间。原型分类法大多在 20 世纪 90 年代得到开发，这种分类方法根据患者所患疾病进行分类，进而指导护士人力分配。我国目前采用的特、一、二、三级护理分类，就属于原型分类法的一种。该法简便易行，但对患者分类过于宽泛，难以准确反映患者个体的实际护理需求。

（2）因素型分类法　因素型分类法给每项护理活动赋分，以反映执行这项护理活动所需要的时间。随着时间推移，所赋分值可以根据患者需求和医院具体情况相应改变。根据每个患者每天 / 班所需护理项目及其频数，计算所需护理时数并分配护士。因素型分类法需要护士收集护理活动、治疗和操作程序发生的次数，它所拥有的条目要远多于原型分类法，护士需要回忆每日所执行的护理活动，容易导致数据收集偏差。

（3）混合型分类法　20 世纪 70 年代，美国学者综合了原型和因素型分类法的优点，研究出了一种混合型分类方法，罗斯麦迪可斯量表（Rush Medicus Tool–Patient Classification System, RMT–PCS）便是典型代表，是目前比较知名的患者分类法之一，这种方法采用原型分类方法对患者进行分类，但分类依据不是护士的主观判断，而是根据因素型方法对患者进行评价后的结果。RMT–PCS 包含 37 项指标，决定护理时数采用相关回归法，决定护理时数的变量包括 3 种护理工作，即直接护理、间接护理和非护理活动及患者特点、工作负荷因素。Medicus 的应用可以了解患者种类及护理工作量，计算护理人力及分配并且能进行合理收费。但是其亦存在缺点，即护士分配比例固定，使用时不是很灵活。

二、护理人员编设的影响因素

1. 法律法规　护理人员的编设必须依据我国的相关法律法规，例如工时制度、公休日、病事假、产假、劳保、教育培训等方面的相关法律和法规。护理人员中青年女性占多数，在人员编设时应考虑到产假、哺乳期等因素，确保护理人员编设既要满足医院岗位职责的需要，也要保障劳动者应该享有的权益，在法律法规范围内合理编设护理人员。

2. 护理人员素质　人员的素质决定护理服务的质量和工作效率。护理人员业务能力强、工作效率高、与服务对象沟通好，则节省编制；反之，若护理人员业务水平较低、能力较差时则影响工作效率，需要编设较多护理人员满足服务对象的需要。

3. 工作数量和质量　工作数量和质量是影响护理人员编设的主要原因。工作量主要受床位数、床位使用率、床位周转率等因素影响；护理服务的质量与护理业务范围的广度和技术难度有关。不同类型与级别的医院、不同护理方式、不同护理级别患者所要求的护理内容不同，护理质量标准也不同,对护理人员的编设也要根据医院的实际情况合理安排。

4. 社会因素 医院在社会中的地位和功能、医疗保险制度、护理对象的经济状况和社会背景等,都会影响护理人员的编设。

5. 工作条件 工作条件是指医院建筑和布局、物品和各种仪器、自动化设备等。不同的工作条件对护理人力需求不同。如集中式建筑和布局比分散式节约人力,仪器设备的自动化程度高节省人力。

三、护理人员编设的原则

(一)以护理对象为中心原则

临床护理工作的目标就是满足护理对象的需要。护理人员的编设应以护理对象为中心,根据医院的功能任务,在分析护理业务范围和种类的基础上确定具体护理人员的数额,满足护理对象的护理需求,保证护理工作的顺利完成。

(二)结构合理原则

护理人员编设不仅要考虑护理人员的总体数量,还要考虑各层次护理人员的比例,保证护理学科的持续发展。结构合理要求护理人员在专业结构、能力结构、年龄结构、职称结构等方面形成一个合理的护理团队,实现护理人员的能级对应、取长补短的团队协助精神。

(三)成本效率原则

人力成本是医院最大的成本,人员编设首先考虑满足服务对象和工作标准的需要,同时也要考虑成本效率。管理者在进行护理人员编设时,应根据服务对象的特点、护理等级比例、床位使用率等情况,对护理人力资源实行弹性配置,以提高工作效率,降低人力成本。

(四)动态平衡原则

随着医疗技术水平的日新月异和医院管理体制与管理模式的不断变革,护理专业的服务范围不断拓展,新技术层出不穷,对护理人员的素质要求也在发生变化,同时,护理人员的能力和知识也在不断提高和丰富。因此,管理者应及时调整护理人员的编设,使岗位与护理人员的能力相匹配,实现人与工作的动态平衡。

第三节 护理人员的招聘与使用

人员招聘是医院护理人力资源形成的关键,直接影响着医院核心竞争力的形成及可持续发展目标的实现,具有非常重要的战略地位。吸纳到优秀的护理人员,安排在适当的岗位,实现人员与岗位的合理匹配,是护理人力资源管理工作的重点内容之一。

一、护理人员的招聘

护理人员的招聘是根据医院总体发展规划和护理工作岗位的需要,采用多种途径从医院内部或外部发现和吸收与岗位职责相匹配的护理人员来填补岗位空缺的过程,其目标就是为医院获得优秀护理人才,满足医院发展的需要。

（一）招聘原则

1. 按岗择人　招聘护理人员是为满足医院空缺或新增护理工作岗位的需要，其数量及资质由空缺或新增岗位的任职资格来决定。管理者应清楚空缺或新增护理工作岗位的性质，客观分析岗位要求，并根据医院长远发展的目标，有目的、有计划地组织招聘活动，实现按岗择人。

2. 择优　择优是人力资源选择的根本目的，管理者必须制定科学的考核程序、录用标准，采用恰当的测试方法来考核和鉴别人才，并根据测试结果的优劣来选拔人才。只有坚持择优原则，才能真正为医院选到良才。

3. 全面考核　护理人员的素质决定了护理质量，管理者应对应聘人员的品德、知识、能力、智力、健康状况、心理素质、既往工作经验和成绩等方面进行全面考核，多方位、多渠道了解其综合素质和发展潜能，为医院选拔出最合适的员工。

4. 公平公开　招聘时应公开选聘信息，将医院概况、招聘岗位、岗位职能、招聘人数、应聘者的条件、招聘程序等信息通过各种途径向社会公布。对所有应聘护理人员一视同仁，任人唯贤，杜绝一切不正当竞争行为。

5. 效率优先　招聘是一种投资行为，其过程需投入大量的时间、人力和财力。在招聘过程中，要根据不同的招聘要求，灵活选用恰当的招聘形式和方法，在保证招聘人员质量的前提下，尽可能地降低成本，也就是以尽可能少的成本选聘到最合适的护理人才。

6. 能级对应　由于应聘护理人员在知识、能力、性格、阅历等方面存在差异，管理者在招聘时应量才录用，尽可能地使人的能力与岗位要求相一致，实现人得其职，职得其人。

（二）招聘过程

从广义上讲，医院护理人员招聘包括准备、实施和评估三个阶段。

1. 准备阶段

（1）招聘需求分析　包括招聘环境分析、医院护理人力资源现状分析、招聘需求确定等。根据医院各部门提出的用人要求，结合医院护理人力资源现状，确定护理空缺岗位及数量。

（2）明确招聘岗位要求　包括招聘岗位的任职资格，对应聘护理人员在知识结构、能力、年龄、素质、工作经验等方面的具体要求。

2. 实施阶段　招聘工作的实施是整个招聘活动的核心，我们通常所说的招聘就是指此阶段，包括招募、甄别、录用三个步骤。

（1）招募　根据用人条件与标准，充分了解护理人力资源市场的供求信息，通过网络、电视、报纸等媒体发布招聘信息，选择适宜的招聘渠道和相应的招聘方法，吸引优秀的应聘者，并接受应聘者申请。

（2）甄别　医院在吸引到众多符合标准的应聘者之后，采用科学的方法对应聘者的任职资格和工作的胜任程度进行客观、系统的测量和评价，选择出最适合医院需要的人才。人员的甄别直接决定医院最后录用的人员，因此是招聘工作的关键环节，也是技术性最强的一步。护理人员的甄别必须要遵循科学性、有效性、可行性的原则。常用的人员甄别方法有初步筛选、笔试、面试、心理测验等。

（3）录用　在这个阶段，管理者根据空缺护理岗位的要求和前期甄别的成绩，综合评价，确定录用人员。对录用的人员发出录用通知、办理录用手续、试用、正式录用等。接到录用通知的应聘者也会做出自己的决策，决定是否接受医院的招聘，最终实现个人与工作的合理匹配。

3. 评估阶段　对招聘进行评估是招聘工作的最后一个步骤，即对整个招聘过程进行评估，以便发现招聘工作中存在的问题，并对问题进行分析，寻找解决的对策，从而对招聘进行优化，提高以后招聘的效果。评估的内容既包括对获得的护理人力资源数量、质量评估，也包括招聘成本效益评估及招聘整改措施的研究。

（三）招聘途径

护理人员的招聘途径包括两种：一是从医院内部提升，也称为内部招聘；二是从医院外部招聘。人们往往认为招聘仅是对外部人员而言，其实医院的内部护理人员也是空缺岗位的后备人选。医院选用何种招聘途径，由管理者根据具体情况而定。

1. 内部招聘　内部招聘是从医院内部挑选适当的护理人员补充到空缺或新增岗位上。医院内部招聘主要包括发布工作公告、查看护理人员档案记录信息和管理层指定三种途径。

（1）发布工作公告　工作公告是最常见的医院内部选拔方法，通过工作公告的形式向全院职工通报现有空缺或新增的职位及任职要求等，鼓励所有符合条件的员工积极参加应聘。

（2）查看护理人员档案信息　利用护理人员档案材料，获得其在教育、培训、经验、技能、绩效等方面的信息资料，寻找合适的人员补充职位。这种方法对档案信息的准确性要求比较高。医院应建立人力资源信息系统，以方便对组织人员的信息进行查询和管理。

（3）管理层指定　对于医院内有些岗位，特别是管理岗位，常常是管理层根据考核结果和岗位要求指定候选人，有时候由高层管理者直接任命。

内部招聘的主要优点：①护理人员因有自我实现的机会，工作积极性增强，有利于护理队伍的稳定；②基于日常的相互了解，选聘的准确性高，被提升的护理人员能较快胜任工作；③招聘成本较低，程序简化，节省培训费；④对其他护理人员有激励作用。

内部选聘是护理管理者经常使用的选聘方法，但也存在局限性：①内部选聘通过竞争形式产生，选聘失败者可能会有不满情绪，工作热情会受到挫伤；②易产生"近亲繁殖""任人唯亲"的不正当行为；③对院内职工不具备任职能力的岗位，内部选聘的培训成本较高。

2. 外部招聘　外部招聘是从医院外部获得所需人才的方法。外部招聘的主要途径包括学校招聘、发布广告、借助中介机构、网络招聘等。

（1）学校招聘　目前是医院从外部招聘护理人员常用的方法之一。学校招聘的主要形式是召开毕业生双选会，另外也可采取张贴海报、委托学校就业部门、邀请毕业生到单位实习等方式进行。

（2）发布广告　医院人力资源管理部门借助报纸、杂志、电视、广播、网络等媒体，广泛发布招聘广告，吸引应聘者。这种途径因为信息扩散面大，能吸引到较多的应聘者，人才备选率较高，获得优秀护理人才的可能性较大。

（3）借助中介机构　医院可以通过人才中介机构，包括各类劳务市场、人才市场、就业服务中心、猎头公司等进行护理人力资源招聘。这种途径应聘来源广，不易形成裙带关系，有利于实现招聘工作的公正公平性。

（4）网络招聘　医院通过网络发布招聘信息，应聘者通过网络将个人信息提供给医院。网络招聘分为两种：一种是医院通过网络获得应聘者的信息并进行初步筛选，初选通过的应聘者接到通知后进入医院组织的甄别、录用等程序，网络在招聘过程中只是起到发布信息、获得信息和初步筛选的作用；另一种是所有招聘过程都在网络上完成，即通过网络筛选和网络面试来完成。网络招聘覆盖面大、成本低，但是也存在信息处理难度大、虚假信息大量存在、隐私可能泄露等问题。随着互联网大数据时代的来临，视频招聘也成为一种借助网络技术而产生的新型招聘方法。

外部招聘的主要优点：①护理人才来源广，选择范围大，可为医院招聘到一流人才；②为组织注入新的观念与思路，有利于创新性开展工作；③缓和与内部竞争者之间的矛盾，有利于协调人际关系；④有利于老职工形成竞争意识和危机意识，在一定程度上激发老职工的工作热情。

外部招聘的局限性在于：①招聘成本较高；②外部招聘人员与医院及组织环境、文化的磨合需要较长时间，进入角色较慢；③缺乏对应聘者全面真实的了解。

二、护理岗位管理

《国家卫生健康委办公厅关于进一步加强医疗机构护理工作的通知》[国卫办医发〔2020〕11号]规定，医疗机构要逐步建立护理岗位管理制度，按照"因需设岗、以岗择人、按岗聘用、科学管理"的原则，实施护理岗位管理，实现护士从身份管理转变为岗位管理。

（一）岗位管理的概念

岗位管理指以组织中的岗位为对象，科学地对其进行岗位设置、岗位分析、岗位描述、岗位监控和岗位评估等一系列活动的管理过程。岗位管理就是"将合适的人放在合适的工作中"。护理管理中需要对不同层级的护士赋予相应的岗位职责，并使护士护理能力与患者病情相适应，保障患者安全和护理质量。

（二）护理岗位分类

卫生部《关于实施医院护士岗位管理的指导意见》[卫医政发〔2012〕30号]中，医院护理岗位设置分为护理管理岗位、临床护理岗位和其他护理岗位，护理管理岗位和临床护理岗位的护士应当占全院护士总数的95%以上。

1.护理管理岗位　是从事医院护理管理工作的岗位，医疗机构要建立扁平化的护理管理层级，可结合本单位实际建立三级护理管理体制（护理部主任/副主任－科护士长－护士长）或二级护理管理体制（护理部主任/副主任－护士长）。

2.临床护理岗位　是护士为患者提供直接护理服务的岗位，如病房护士岗位、门诊护士岗位、手术室护士岗位等。

3.其他护理岗位　是护士为患者提供非直接护理服务的岗位，如消毒供应中心护士岗位。

三、护士层级管理

（一）护士层级管理的概念

护士层级管理是按照护士实际工作能力将护士分层分级，赋予不同层级相应的职责范围、培训内容、绩效方案、晋级标准等，通过对护士进行分层管理，充分体现能级对应，从而最大限度地发挥各层级护士的潜力和自身价值。

（二）护士层级管理的意义

护士分层级管理可优化人力资源配置、提升护理质量及护理人员素质。在护理工作开展过程中，对护士进行分层级管理，根据护士的能力、职称、年限、资质、经验进行合理分工，能够提高工作效率，提升护理质量，实现无缝隙、延续性地为患者提供优质护理服务。护士分层级管理，明确规定了各级别护士岗位职责，有利于规范护理工作，充分发挥护士的积极性和潜能，提高护理人力资源利用效能，满足了不同患者、不同疾病的需要，保证了患者的安全，促进护士临床思维能力、沟通能力、团队协作能力的提升，对护士自身和护理专业的发展具有重大意义。

（三）国内外护士层级管理发展的现状

我国于 1979 年开始建立独立护士职称序列，形成了一支由初、中、高级职称构成的护理队伍，这是护士层级管理在我国的最早体现。随着优质护理服务的不断深化，各医院对护士层级管理进行了探索，部分医院已逐步形成了 N1 ～ N5 的护士层级体系，给予不同岗位配置，但由于护理人力资源受限，目前仍处于探索阶段，尚未形成成熟的、可借鉴推广的模式。台湾地区护士分为 N1 ～ N4 四个层级，以实际工作能力为主要条件，注重临床护理经验的积累；香港地区注册护士分为初级实践护士、实践护士、专科护士、高级实践护士、顾问护士五级。

国外护士按不同层级承担相应的岗位职责，代表国家有美国、英国等。美国将注册护士分为新手、责任护士、带教护士、高级护士、护理专家五级，依据不同层级的表现和工作能力给予报酬；英国注册护士从 C 级到 H 级分为六个等级（A、B 级是助理护士），依据各个层级设置相应岗位。

四、护理工作模式

护理工作模式是在随着医学模式的转变和护理学不断发展的过程中逐渐总结出来的，以满足不同服务对象的护理需要。在临床上常见的护理工作模式包括个案护理、功能制护理、小组制护理、责任制护理、责任制整体护理等。

1. 个案护理　个案护理（case nursing）也称特别护理或专人护理，是由一名护理人员负责一位服务对象所需要的全部护理内容，即"一对一"地对服务对象实施整体护理。一般适用于监护室、手术室、器官移植等特殊的护理岗位，由于病情复杂严重，需护理人员 24 小时进行观察和护理。

优点：①有助于护理人员及时发现服务对象的病情变化，为服务对象提供全面、细致的护理服务；②有助于护理人员与服务对象直接沟通，提高服务对象的满意度；③护理人员明确工作任务与职责，有助于增强责任心。

缺点：①对护理人员能力、技术要求较高；②护理人员轮班，对服务对象的护理缺乏连续性；③"一对一"的护理人力成本较高，只能适用于特殊岗位。

2. 功能制护理　功能制护理（functional nursing）是以工作内容为中心，每名护理人员负责某一项工作内容，服务对象所需的全部护理内容由不同的护理人员相互配合提供。依据工作内容的不同，可将护理工作细分为主班、治疗班、护理班、大小夜班，由护士长负责具体排班。

优点：①节省人力、设备与时间，便于护士长进行组织管理；②有利于护理人员熟练掌握技能，提高工作效率。

缺点：①服务对象的护理活动由多人提供，不利于服务对象与护理人员之间沟通；②忽略了服务对象"人"的整体性，不利于提供全方位的整体护理；③护理人员被动、重复、机械劳动多，易产生工作疲溃感，从而影响工作积极性。

3. 小组制护理　小组制护理（team nursing）是个案护理与功能制护理相结合的一种护理方式，是将护理人员分成若干小组，每组由一位管理能力和业务能力较强的护士任组长，在组长的策划和组员的参与下，制定服务对象的护理计划，为一组服务对象提供护理服务。护理小组常由3～4人组成，负责10～20位服务对象的护理工作。

优点：①小组成员间相互学习，共同合作，有利于执业能力的提高；②小组成员集思广益，共同制定和实施护理计划，有利于提高护理质量；③小组成员目标明确，有助于提高护理人员的工作满意度。

缺点：①护理责任在小组，服务对象得到的是整体护理的片段，缺乏归属感，不利于心理治疗与康复；②对护理组长的知识、技能及管理能力要求较高。

4. 责任制护理　责任制护理（primary nursing）于20世纪80年代初由美国引入我国，是在"生物－心理－社会"医学模式影响下产生的一种新的临床护理工作方法，强调以服务对象为中心，应用护理程序，为服务对象提供整体、连续、协调、个性化的护理服务。护理人员不再是医嘱的机械执行者，而是运用专业知识对服务对象实施全面系统的身心整体护理。在临床护理工作中，护士分为责任护士和辅助护士。一般情况下，1名责任护士负责护理4～6名服务对象，对所主管的服务对象实行8小时在班、24小时负责制。责任护士不在班时，由辅助护士按照责任护士制定的护理计划对服务对象实施护理。

优点：①服务对象从入院到出院由责任护士按照护理程序实施系统的、连续的护理服务，提高了护士的责任感和工作积极性；②加强了医护之间的合作，同时护患关系也更为密切；③服务对象参与护理计划的制定和实施，充分调动其主观能动性。

缺点：①对责任护士的知识、业务技术水平及总体素质要求较高；②必须配备足够的护理人员，人力成本高。

5. 责任制整体护理　责任制整体护理（responsibility holistic nursing）是一种整体护理与责任制护理相结合的护理工作模式，它依据护理人力资源现状，采用分组管理，按护士能力、患者病情、护理工作量实现"以患者为中心"的人员组织结构和护理工作制度，护理工作责任到人。具体体现在两个方面：①病区实施责任制分工方式，责任护士为患者提供整体护理服务，履行基础护理、病情观察、治疗、沟通和健康指导等护理工作职责，使其对所负责的患者提供连续、全程的护理服务；②每个责任护士均负责一定数量的患者，每例患者均有相对固定的责任护士对其全程负责。临床护理工作中，护士岗位设为护理组长和责任护士，根据工作时段、患者数量和患者病情的危重程度，合理协调人员配置。

优点：①患者获得连续、全程、全面的护理服务，对护理工作的满意度较高；②护理人员分工明确，责任到人，责任感增强；③实行按职上岗，合理配置人力资源，护理效率大大提高；④护理人员工作积极性增强，激发了护士的求知欲。

缺点：护理工作节奏加快，护理人员自身工作压力较大。

五、护理人员的排班

排班是护理管理者对护理人力资源合理分配和使用的过程，也就是根据护理工作的内容、任务、程序及本部门人力资源的具体情况和时间安排，全面考虑，实现系统化、科学化地使用护理人员。在临床上，不管采用何种分工方式，都必须实现对服务对象24小时不间断的护理照顾，保证各班次紧密衔接、人员搭配合理。

（一）排班的原则

1. 服务对象为中心原则　满足服务对象的需要，保证各班次相互衔接，实现为服务对象提供

24小时不间断的高质量护理服务。

2. 高效原则　即充分了解各项护理工作规律，分清主、次、缓、急，根据护理人员的水平和能力全面合理安排，做到年龄、学历、气质及技能互补，避免各层次护理人员间功能的重叠，保证工作效率，降低人力成本。

3. 均衡原则　护士的工作量以白天多、夜晚少，工作日多、节假日少为特征，因此应根据工作规律，合理安排人力，保持各班工作量均衡，保证服务对象得到及时、正确的治疗和护理。

4. 公平原则　管理者在排班时，应以一视同仁的态度爱护、体谅所有护理人员，适当照顾有特殊需求的护理人员，使护理人员产生公平感和满意感。

5. 弹性原则　在排班中准备机动人员，以备紧急情况下的调遣需要。护理管理者应制定紧急情况下护理人员调配应急预案。

（二）影响排班的因素

1. 医院政策　主要是医院的人事编制政策的影响，当编制的护理人员数量能满足临床护理工作对护理人员的需求时，护士长较容易进行排班，若人力不足或新成员较多时，则不易搭配。

2. 护士素质　护理人员的学历、工作经验、心理素质等因素均影响其工作能力，当护理人员个体的能力较强时，护士长较容易排班，同时，排班也受人员结构的影响，如果新护士比较多时，则不易排班。

3. 护理工作方式　不同的护理工作方式，人力需求与人员安排方法不同。如前所述，个案护理、责任制护理和系统化整体护理需要的护理人员多，且对人员的素质要求高，功能制护理则比较节省人力。监护病房、手术室、急救室等不同护理单元各有不同的工作要求，排班方法各不相同。

4. 工作时段及工作量　每天24小时内护理工作量不同，白天护理工作内容较多，晚间则相对少，普通工作日与节假日的工作量也不相同，不同的工作量需要不同数量的护理人员，护士长排班时应考虑工作量及工作时段因素的影响。

5. 排班方法　不同的排班方法在人力需求方面有所不同，如每日三班所需人力多于每日两班，周期性排班与弹性排班所需人力也不相同。护士长可根据病区的工作任务和人力资源情况选用不同的排班方法。

（三）排班的类型

排班的类型根据排班权力的归属分为三种：集权式排班、分权式排班和自我排班法。

1. 集权式排班法（centralized scheduling）　排班者为护理行政管理人员（护理部主任或科护士长），主要由护理管理者决定排班方案，其优点是管理者掌握着全部护理人力，可根据工作需要灵活调配合适的人员，比较客观、公平。缺点是对护理人员的个别需要照顾不够，会降低员工对工作的满意度。

2. 分权式排班法（decentralized scheduling）　排班者为基层护理管理者（如护士长），根据自己的排班计划，考虑护理人员的愿望及服务对象的需要来排班，为目前最常见的排班方式。优点是管理者能根据本部门的人力需求状况进行有效安排，也能够实现对个别护理人员的照顾。缺点是因护士长只能调配本部门的护理人员，无法实现对其他部门人员的调配，从而不能灵活地使用人员；当个人需要与工作需要发生矛盾，或护理人员的要求过多，护士长难以满足时，会引起护理人员之间的矛盾。

3. 自我排班法（self-scheduling） 由护理人员自行排班，以激励护理人员的自主性和提高工作满意度。它可以促进护理团体人际关系融洽和凝聚力，节省护士长的排班时间。但在自我排班前，应拟定排班的原则，最后由护士长协调确定，该方法是由护士共同参与的一种排班方法，体现了以人为本的思想，适用于护理人员整体成熟度较高的护理单元。

（四）排班的方法

各医院因组织结构、政策、人力配备、工作目标和管理方式不同而有不同的排班方法。目前普遍应用的排班方法有周期性排班法、弹性排班法和连续性排班法。

1. 周期性排班法 即每隔一定周期循环排班的方法。其特点是排班模式相对固定，护理人员熟悉排班规律及值班与休假时间，利于个人时间安排。周期排班法可以每日排两班或三班，护理人员的工作时间为 12 小时、8 小时不等，管理者应根据具体情况采用不同的方式，通常以每周工作 40 小时为标准，其中每天工作 8 小时最为常见，可保证较高的工作效率。周期性排班的优点：①节省排班所需的时间；②护理人员可以公平地获得休假机会；③上班人员固定；④班次变化少，调班少。这种排班的方法适用于病区护理人员结构合理稳定，患者数量和危重程度变化不大的护理单元。

2. 弹性排班法 在原有周期性排班的基础上，护士长根据当天工作量及时调整护理人员的数量，以保证取得最佳的工作效率，最大限度地满足服务对象的需要。该排班法多用于手术室、急诊室及重症监护室等。弹性排班的优点：充分利用在岗人员的工作时间，节约人力成本，工作效率较高。缺点：护理人员班次不固定，不易掌握个人时间。弹性排班对护理管理者的经验与判断能力要求较高，要求其根据具体情况，随时分析人力需要，做出正确判断，并合理安排护理人员。

3. 连续性排班法 又称 APN 弹性排班法，它起源于香港的"三八班"，是近几年全国大部分医院实施的一种新型排班方法。它将一天 24 小时分为连续不断的三个班次：A 班时间为 8:00～15:00，护士 3～5 人；P 班时间为 15:00～22:00，护士 2～3 人；N 班时间为 22:00～第二天 8:00，护士 2～3 人。护理人员实现分级管理，高级责任护士、初级责任护士和助理护士按层级实行 24 小时小组责任制护理。连续性排班法的优点是提高了护理人力资源的利用率，能更好地满足服务对象的需要；夜班从过去的单人变为双人制，减少了夜间意外和风险发生；交班次数减少，增强了护理工作的连续性。

第四节　护理人员的培训

培训（training）就是向新员工或现有员工传授完成本职工作所必需的相关知识、技能、价值观念、行为规范的过程，是对员工进行有计划、有步骤的培养和训练。护理人员的培训是组织和部门优化护理人力资源结构、激发护理人力资源潜力、提高人力资源使用效率的有效措施。

护理人员的培训包括毕业后的规范化培训和各种形式的继续教育。护理人员规范化培训是指在完成护理专业院校基础教育后，在职接受的护理专业化培训。继续教育是继规范化专业培训之后，以学习新理论、新知识、新技术、新方法为主的一种终生性护理学教育。

一、护理人员培训的原则

1. 按需施教、学用一致 护理人员培训要从人员的知识结构、能力结构、年龄情况和岗位的实际需要出发，注重将培训结果向生产力转化的实际效果。要紧密围绕为患者服务和为临床工作服务设计培训内容，注重理论与实践相结合。

2. 与组织发展战略相适应 护理人员培训首先要从组织的发展战略出发，结合医疗组织和部门的发展目标设计培训的内容、模式、规模，选择培训对象及培训时间等，以保证培训为组织发展服务，同时促进战略目标的尽早实现。

3. 综合素质与专业素质相结合 护理人员培训除了要注重提高其专业知识技能素质和职业道德素养外，还应加强个人综合素质的提高，使护理人员从工作态度、文化知识、理想、信念、价值观、人生观等方面符合组织文化要求，完成个人在组织中的社会化过程。

4. 重点培训与全员培训相结合 医院的培训需要投入成本，因此，培训工作必须有所侧重，应根据在职护理人员的不同年资进行多层次培养教育，重点培养对医院护理工作的发展影响较大的护理技术骨干，特别是护理管理人员。与此同时，管理者也要做好全员培训，以保障护理队伍整体素质的提高。

5. 长期培训与短期培训相结合 医疗技术水平的不断发展提高，要求管理者根据专业发展趋势和本单位的长远规划确定长期的培养目标。护理人员只有不断学习，不断接受新知识和新信息才能保证自己的专业能力适应日新月异的学科发展需求。与此同时，如果岗位职责和工作内容发生变化，还应及时针对岗位需要增加急需的知识和技能，满足组织和部门新业务、新技术等对人员素质的基本要求。

二、护理人员培训的内容

1. 职业道德 包括现代护理学的特征及对护理人员的要求、护理人员的行为规范、护理道德和社会责任、医学伦理学等护理人员应遵循的基本道德教育。

2. 基础理论、基本知识和基本技能 "三基"属于护理人员的基本功训练，也是护理质量控制和检查的重要内容。

3. 专科护理 包括专科护理的理论和操作技能培训两方面。随着医学的发展，各专科新业务、新技术也在不断进步和完善，应培养一批具有专科护理理论知识和娴熟专科技能的护理人才。具体培训内容可根据专科需要决定。

4. 护理新理论、新进展 护理人员接受护理新理论、新进展的培训将有助于开阔视野、拓宽知识领域，促进教学与科研工作的发展，推动护理事业的不断进步。

5. 管理、教学、科研 现代护理管理、护理教育及护理科研是护理学科中的重要内容。目前，国内很多医科院校在护理本科阶段的课程设置上都开设了相应课程。护理管理者、护理师资及临床护师以上人员均应根据实际需要进行相关能力的培养提高。

6. 外语能力 护理人员的外语培训有利于国际交往、学术交流、发展循证护理以及利用国外医学资源等。

三、护理人员培训的形式及方法

（一）培训形式

1. 岗前培训 又称定位教育，是使员工尽快适应组织、熟悉即将面对的新环境和新岗位的过程，其主要功能在于上岗前的引导。岗前培训的主要目的：①使新入职护理人员迅速融入工作环境，为今后有效工作打下良好基础；②使护理人员了解本院、本科室的组织文化和发展目标；③帮助护理人员熟悉胜任工作的必要知识、技能和职业道德规范，了解相关政策、规章制度和操作程序，熟悉岗位职责。

2. 在职培训　在职培训是指在不脱离工作岗位的情况下对护理人员进行的培训教育。包括工作轮转、各种形式的操作或理论培训班、学徒式的"传、帮、带"等。在职培训的特点包括：①培训的内容与工作现场实际运作相结合，强调实践性；②是一个连续不断的、重复进行的过程；③培训内容具有鲜明的针对性。在职培训有助于护理人员在工作过程中积累更多的临床护理技能和扎实的理论基础，拓宽专业知识面，增强解决临床护理问题的能力。国家卫生计生委办公厅印发的《新入职护士培训大纲（试行）》（国卫办医发〔2016〕2号）要求院校毕业后新进入护理岗位工作的护士需进行2周至1个月的基础培训、24个月的专业培训。国家中医药管理局印发的《中医医院新入职护士培训大纲（试行）》（国中医药办医政函发〔2018〕77号）要求院校毕业后新进入三级中医医院护理岗位工作的护士需进行1至2个月的基础培训、24个月的专业培训。国家中医药管理局在三级中医医院、三级中西医结合医院、三级民族医医院等评审标准中，对护理人员系统接受中医药知识和技能岗位培训有明确的要求。国家中医药管理局办公室关于印发三级中医医院、三级中西医结合医院、三级民族医医院评审标准有关文件（国中医药办医政发〔2017〕26号）中，对护理人员系统接受"西学中"培训提出以下要求：《三级中医医院评审标准实施细则》（2017年版）中，要求护理人员系统接受中医药知识和技能岗位培训（培训时间≥100学时）的比例≥70%；《三级中西医结合医院评审标准实施细则》（2017年版）中，要求护理人员系统接受中医药、中西医结合知识和技能岗位培训（培训时间≥100学时）的比例≥70%；《三级民族医医院评审标准实施细则》（2017年版）中，要求护理人员系统接受少数民族医药知识和技能岗位培训（培训时间≥100学时）的比例≥80%。国家中医药管理局办公室关于印发二级中医医院、中医骨伤医院、中医专科医院（不含中医骨伤医院）评审标准有关文件的通知中，在《二级中医医院评审标准实施细则》（2018年版）、《二级中医骨伤医院评审标准实施细则》（2018年版）、《二级中医专科医院（不含中医骨伤医院）评审标准实施细则》（2018年版）等细则中，均要求护理人员系统接受中医药知识和技能岗位培训（培训时间≥100学时）的比例≥70%。

3. 脱产培训　脱产培训是指集中时间离开工作岗位，到专门的学校、研究机构或其他培训机构接受培训教育。包括项目培训、进修、攻读学位、岗位实践培训、参观学习、调研等形式。脱产培训是一种较正规的人员培训，这种培训在理论知识方面学习的比重较大，培训内容有一定的深度并较为系统，但培训成本相对在职培训高，在培训人员数量上也受到一定的限制。

专科护士培训是脱产培训的一种形式。专科护士是指具有某专科领域的工作经历，经过系统化的职业培训，能熟练运用专科护理知识和技术护理患者的注册护士。专科护士在临床工作中可改善患者的健康状况、降低住院时间、减少再入院率、减少并发症、降低医疗成本。专科护士培训在国外发展较早。在我国，香港于1994年正式设立专科护士职位，2002年中华护理学会、香港危重症护士协会联合举办危重症专科护士培训班，《全国护理事业发展规划（2016—2020年）》明确提出，加大专科护士的培训力度，提高专科护理水平，截至2020年中华护理学会共有22个专科护士培训项目，各省和地级市护理学会也在大力培养专科护士，目前已初见成效。专科护士在临床发挥着重要的作用。2020年新年伊始，荆楚大地新冠肺炎疫情暴发，医务工作者不畏艰险，千里逆行。据统计，驰援湖北的医疗队中护理工作者有2.86万人，占医疗队总人数的68%，其中大部分是呼吸和危重症专科护士，他们在护理工作中发挥了重要的作用，尤其是在护理危重患者方面体现了责任和担当，在新冠肺炎患者救治工作中发挥着重要作用。

（二）培训方法

1.讲授法 讲授法是教学人员通过口头语言向学习者传授知识、培养能力、进行思想教育的方法，在以语言传递为主的教学方法中应用最广泛，也是最传统的教育培训方法。其优点在于能使受训人员在短时间内获得大量的系统的科学知识，有利于教学人员控制学习进度。但讲授法缺乏学习者直接实践和及时做出反馈的机会，有时会影响学生积极性的发挥和忽视个体差异的存在，并且学习效果容易受教学人员讲授水平的影响。

2.演示法 是一种借助实物、教具进行示范演示，或通过现代化教学手段，使学生通过观察获得关于事物及其现象的感性认识。演示法的优点在于感官性强，能激发学习者的学习兴趣，并有助于加深对学习内容的理解和掌握。其局限性在于准备工作较为费时。

3.讨论法 讨论法是学习者在教学人员的指导下为解决某个问题而进行探讨、辨明是非真伪以获取知识的方法。其优点在于能更好地发挥学习者的主动性、积极性，有利于培养学习者的独立思维能力、口头表达能力，有利于促进知识和经验的交流。其局限性在于：讨论主题的选择及受训者自身学习水平的高低会直接影响培训效果，不利于学习者系统地掌握知识。

4.远程教育法 是利用电视及互联网等方式进行的培训方法，是现代信息技术应用于教育后产生的新方法。相比传统的课堂教学培训方式，远程教育培训技术具有更大的灵活性和自主性，以及覆盖对象的广泛性，可以更有效地利用培训资源，提高培训效率。

5.其他方法 护理人员的培训方法多种多样，除了以上介绍的几种方法外，还有情景模拟法、案例学习法及角色扮演法等。管理者应综合考虑医院的条件和能力、培训对象的特点、不同的培训需求等因素，选择最恰当的培训方式。

四、护理人员培训的程序

护理人员培训的程序可分为分析培训需求、制定并实施培训计划及培训效果评价三个步骤。

1.分析培训需求 培训需求分析可以从医院发展需求、工作岗位需求及护理人员的个人需求三个方面进行。主要内容包括：回顾具体护理岗位的职责和绩效期望；确定目前和将来岗位需要的知识和技能的类别；确定护理人员在知识和技能方面与岗位要求之间存在的差距等。此外，管理学者还发现，绝大多数人都要经历四个不同的职业发展阶段：探索阶段、立业阶段、职业中期及职业晚期。当人处于不同的职业阶段时，个体的培训需求也有不同，具体见表5-1。

表5-1 不同职业阶段的培训需求

阶段	任务需求	情感需求
探索阶段	1. 变化的工作活动 2. 自我探索	1. 做出最初的工作选择 2. 稳定
立业阶段	1. 有挑战性的工作 2. 在某个领域形成技能 3. 开发创造力和革新精神 4. 3～5年后转入新的领域	1. 处理混乱和竞争，面对失败 2. 处理工作和家庭的冲突 3. 取得支持 4. 自主性
职业中期	1. 技术更新 2. 培训和指导别人的能力 3. 转入需要新技能的新工作 4. 开发更开阔的工作视野及拓展个人在组织中的角色	1. 表达中年的感受 2. 重新思考自我与工作、家庭及社区的关系 3. 减少自我陶醉和竞争性

续表

阶段	任务需求	情感需求
职业晚期	1. 计划退休 2. 从权力角色转向咨询和指导 3. 确认和开发继承人 4. 开始从事组织之外的活动	1. 支持和咨询：看到自己的工作成为别人的平台 2. 在组织外部活动中找到自我统一性的感觉

2. 制定并实施培训计划　在确认培训需求的基础上，培训者应根据学习目标制定出有针对性的培训计划。培训计划包括：培训的组织管理人员、受训人员、培训内容及方式、培训师资、培训时间及地点、培训资料的选择、考核方式及培训费用预算等。

实施培训计划就是保证培训计划的及时执行，并在执行过程中根据实际情况进行必要的调整。在培训过程中，不仅要传授给护理人员相关的专业知识与技能，还应当通过培训教育，增进员工对自己在组织中的角色及自己与他人交往的角色的了解，提高员工的自我认识水平。

3. 培训效果评价　目前，对培训效果进行系统评价应用最广泛的是柯氏四层次评估法，由国际著名学者威斯康星大学教授唐纳德·L. 柯克帕特里克（Donald L.Kirkpatrick）于 1959 年提出。其主要内容如下：

（1）**反应评估**　反应评估是评估受训者对培训项目的满意程度。在培训项目结束时，通过问卷调查收集受训者对于培训科目、设施、方法、内容、个人收获等方面的看法，以评估受训者对培训项目的满意程度。这个层次的评估可以作为改进培训内容、培训方式、教学进度等方面的建议或综合评估的参考，但不能作为培训效果的评估。

（2）**学习评估**　即测试受训者对所学的原理、技能、态度的理解和掌握程度。这项指标可以用培训后的考试、实际操作测试来考察。通过在培训前和培训后分别对培训对象进行同样内容的测试，比较两次测试的结果，来评估受训者的学习效果。

（3）**行为评估**　考察受训者的知识运用程度，是考察培训效果的最重要的指标。可在培训结束后的一段时间内，在实际工作环节中对受训者的行为进行追踪评价，观察其行为在培训前后的变化，以及在工作中运用所学知识的情况。

（4）**成果评估**　评估培训创造的经济或社会效益。即测定培训对组织具有何种具体而直接的贡献，例如新技术新业务的开展率、操作合格率、差错减少率、患者满意率、成本消耗下降率等。

第五节　护理人员的绩效评价

绩效评价（performance appraisal）是组织采取特定的方法和工具对其成员在日常工作中所表现出来的能力、态度和业绩进行考查评价，从而激励和发掘员工的潜力以帮助组织达到预期的工作目标。在实际工作中，由于评价往往涉及部门、他人及自身的利益，同时护理人员自身的工作行为和效果也常受诸多因素影响，这都给绩效评价工作的客观性、准确性和公正性增加了难度。如何科学有效地进行护理人员绩效评价并发挥绩效评价的作用，是新时期护理管理者面临的重要课题。

一、绩效评价的作用

绩效评价是人力资源开发与管理的一项核心工作，不仅是调动员工积极性的重要手段，也是维持组织正常运行的重要保障。

1. 人事决策作用　医院护理人员的晋升晋级、培训、人事调整、奖惩、留用、解聘等护理人事管理决策都是以绩效评价结果为依据的。科学合理的绩效评价机制，有利于管理者对护理人员做出客观、准确及公正的评价，为正确识别人才和合理使用人才提供了客观依据。

2. 激励作用　奖惩结合、奖优罚劣是护理管理工作中重要的激励和约束手段。绩效评价结果可以帮助管理人员确定护士对组织贡献的大小，并以此作为组织奖惩决定的依据。对考核结果优异者给予奖励，使其良性行为得到强化和巩固；对成绩不符合要求者进行惩罚，防止不良行为和现象的蔓延。

3. 教育和管理作用　绩效评价的教育作用是在绩效诊断的基础上确定培训需求，明确培训目标和内容，制定有针对性的培训计划。这对提高人员培训的有效性、促进培训内容与实际工作内容紧密结合及优化护理队伍结构都起到积极的作用。绩效评价的管理作用是指管理者通过对护理人员的工作绩效评价，可以发现护理人员的素质、知识和技能与岗位职责要求之间的差距，并进行原因分析，从而寻求提高组织和个人绩效的措施和方法，促进绩效水平的持续改进。

二、绩效评价的内容

护理绩效评价是依据一定的标准对护理人员的工作实绩进行价值判断的过程，是护理人员知识、才能、品德的综合反映。因此，对护理人员的评价可以从德、能、勤、绩四个方面进行（表5-2）。医学以社会人为服务对象，担负着维护人类健康的崇高使命，德才兼备才是合格的护理工作者。坚持"德才兼备，以德为先"历来是我们党选拔任用干部的一贯方针和根本原则。作为护理人员，我们要有崇高的职业道德。我国自古便推崇医德，强调医德是医务人员执业之根本。唐代孙思邈的《大医精诚》、明代陈实功的《医家五戒十要》系统阐述了中国古代医德守则，"杏林春暖""悬壶济世"等成语更是表达了人们对医者高尚医德的颂扬。在2020年抗击新冠肺炎疫情的过程中，广大护理人员白衣为甲、逆行出征，他们夜以继日、不怕牺牲、舍生忘死，始终坚持奋战在医疗救治战场的第一线，以实际行动彰显了敬佑生命、救死扶伤、医者仁心、顾全大局等崇高的医德医风。2007年卫生部、国家中医药管理局印发的《关于建立医务人员医德考评制度的指导意见（试行）》对医德考评事项进行了规定，在进行绩效评价时，要按照指导意见的要求对护理人员进行医德考评，培养"德、能、勤、绩"综合评价高的优秀护理人才，为广大人民群众提供更好的健康服务。

表 5-2　绩效评价的内容

穴名	评价内容
德	政治素质、思想品德、工作作风、职业道德等
能	知识技能和处理实际工作的能力
勤	工作态度、勤奋精神和事业心
绩	工作质量、数量和成绩（综合体现德、能、勤，以考绩为主）

三、绩效评价的原则

1. 综合性原则　考核应做到全面，必须对护理人员的业绩、态度、能力等进行全面考核。

2. 客观性原则　评价过程及评价标准要做到客观、公正，避免因个人喜好或成见而出现"晕轮效应""相似性效应"等错误。

3. 有效性原则　对护理人员的考核要根据考核目标选择合适的测量工具,如考核技能可以通过观察技术操作和行为表现;考核理论知识掌握程度可以通过卷面考试。考核不同职称、不同层级的人员要使用不同的标准,以便有效地评定其实际能力。

4. 可靠性原则　考核结果应具有可重复性。一种测量工具由同一考核人员或不同考核人员在不同的时间、地点对同一目标进行测量均应得到相同的结果。这样的考核结果才是最真实可靠的。

5. 复合测量原则　对同一领域的能力在可能条件下要采用几种考核方法同时进行测量,这样可以减少因一种考核方法可能造成的测量结果不全面的影响。

6. 反馈和调节原则　考核结果应向人事部门、被考核者及其直接领导者进行反馈,以便管理者能及时修改员工培训计划、组织继续教育及改进管理方式。

7. 关键绩效指标原则　影响绩效的因素是多方面的,要在实际工作中对这些因素一一做出评价既不现实,也没必要。必须按照影响因素重要性的不同进行关键绩效指标(key performance indicator,KPI)的对比和选取,在某一阶段重点解决几个主要问题。KPI 是通过对组织内部某一流程的输入端、输出端的关键参数进行设置、取样、计算、分析,衡量流程绩效的一种目标式量化管理指标。建立明确的、切实可行的 KPI 体系是医院绩效管理系统的基础。

四、绩效评价的方法

常用的绩效评价方法大体可分为三种:结果导向性的绩效评估方法,如绩效评价表法、目标管理法、关键绩效指标法等;行为导向性的绩效评估方法,如关键事件法、行为观察比较法、行为锚定评价法、360 度绩效评估法等;特质性的绩效评估方法,如图解式评估量表等。以下为几种最常用的方法:

1. 绩效评价表法　绩效评价表法是一种根据限定因素对员工表现进行考核的工作效率衡量方法。其具体操作是根据评定表上所列出的评价指标,对照被评价人的具体工作进行判断并记录。护理人员绩效评价所选择的指标一般具有两种类型:一是与工作相关的指标,如工作质量、工作数量;二是与个人特征相关的指标,如积极性、主动性、适应能力、团队合作能力等。除了设计评价指标外,还应对每一项指标给出不同的等级,对各项指标和等级定义得越确切,其评价结果就会越完善可靠。

2. 关键事件法　关键事件法(critical incidents)由美国学者弗拉赖根和贝勒斯在 1954 年提出。它是通过对工作中最好或最差的事件进行分析,对造成这一事件的工作行为进行认定从而做出工作绩效评估的一种方法。当护士的某种行为对部门或组织的工作和效益产生积极或消极的重大影响时,护理管理人员都应当及时记录下来。这样的事件被称为关键事件。这里的"关键事件"描述的重点必须是具体行为,而不是定义模糊的人格特质。关键事件法可以为员工提供丰富的行为榜样,让员工知道哪些行为是符合要求的,哪些行为是需要改进的。

3. 目标管理法　"现代管理学之父"彼得·德鲁克在《管理实践》中最早提出目标管理这一思想。目标管理法即管理者与护理人员共同确定工作与行为目标,定时按目标考核的方法。其优点是护理人员直接参与目标值和评价标准的制定,激励自我认识与成长,同时以目标达到程度为基准来进行评价。缺点是目标设计时,需上级与下属统一意见,较费时间。此法要求目标的确定要具体、可量化。

4. 360 度绩效评价法　360 度绩效评价法(360-degree feedback)又称为全视角评价,是由被评价者的上级、同事、下级和客户以及被评价者本人，从多个角度对被评价者工作业绩进行全方位衡量并反馈的方法。360 度绩效评价方法的优点在于，无论是对员工本人、团体士气、管理者还是整个组织效能，都要比传统的主管考核式更准确、客观、公平。缺点是由于考评人数相对较多，导致考评时间相对较长、过程较复杂、费用较高，从而使考评效率降低。同时，实施这个考评系统，还需要培养参与者之间的高度信任感并需要进行必要的培训。

5. 关键绩效指标法

关键绩效指标（key performance indicator，KPI）法是通过对工作绩效的目的和特征进行分析，提炼出若干最能代表绩效的关键指标，并以此为基础进行绩效评价的方法。医院关键绩效指标是指医院将自身发展的战略目标细化为可操作的战术目标，并转化为若干个具有代表性的评价指标，对医院总体及员工个人的绩效进行测评和反馈，以提高医院的服务质量和工作效率。指标的筛选应遵循可控性、实用性、可信性、可衡量性、低成本性和关联性等准则。关键绩效指标法能够客观、公正地反映医院的综合状况，及时发现医院管理方面的漏洞，以便采取恰当的调整措施，完成医院的战略目标。关键绩效指标法必须符合 SMART 原则：具体性、可度量性、可实现性、现实性、有时限性。优点：该法对所设计的关键绩效指标了解透彻，能为被考核对象的潜在能力考核提供翔实的数据，为做出正确评价提供了保证。缺点：制定评价标准难度较大，浪费时间和精力；设计评价指标的定义不准确；所设计的关键绩效指标只代表部分绩效，在一定程度上影响了评价的结果。

五、绩效评价的程序

绩效评价是一个系统的过程。一个有效的绩效评价系统一般由三部分组成：确定绩效标准、评价绩效及反馈绩效。

（一）确定绩效标准

确定绩效标准，即界定绩效的具体考核指标以及各指标的内容和权重。护理人员的绩效评价必须与某一个固定的标准相比较才可能得出较公正的结果。

绩效评价的标准一般包括两方面内容：第一，明确被评价者应该做什么。这类指标包括工作职责、工作的质和量，以及一些相关指标。第二，明确被评价者应该做到什么程度，其相应的指标有具体的工作要求和工作表现指标。由于各项评价指标对工作的影响存在一定程度的差异，因此应给予每项岗位职务的各项评价指标以不同的权重，从而反映各个具体工作要素的相对重要程度。

（二）评价绩效

评价绩效即制定出有效的、可操作性强的考评方案并实施评价的过程，是组织绩效评价的关键环节。绩效评价应在已有的绩效标准基础上，将被评价者的实际工作表现与标准进行比较，并加以分析评估。管理者对护理人员的绩效评价应注重将定期正式的综合性评价、部门的过程或阶段性评价与日常工作表现等几方面结合起来，强调护理人员在平时的护理活动中的自我约束和规范，从而更准确、客观、公正地评价每一个护理人员。

（三）反馈绩效

反馈绩效即部门或管理人员与被评价者沟通并应用绩效评价结果的过程。一旦绩效评价工作结束，管理人员应及时将评价结果告诉护理人员。反馈绩效的目的除了让被考评护理人员了解自己的工作情况之外，还可以促进管理者与护理人员一起分析工作中的不足以及确定改进的措施。

反馈评价时管理者必须传递表扬和建设性批评两方面的信息，这对于护理管理人员来说是一个考验。因为信息反馈方式不当或提法不妥，将会给下属带来消极的影响。管理者工作的重点是既强调护理人员工作中表现积极的一面，又必须就护理人员在工作中需要改进的方面进行讨论，并共同制定改进计划，以提高今后工作的绩效。

第六节　护理人员薪酬管理

一、薪酬管理的概念及功能

（一）基本概念

1. 薪酬（compensation） 又称报酬，是指雇员作为雇佣关系的一方所得到的各种形式的财务回报、有形服务与福利。

2. 薪酬管理（compensation management） 薪酬管理是指组织在对员工工作能力、工作表现及工作效率予以分析的基础上，对员工薪酬的支付标准、发放水平、要素结构进行确定、分配和调整的过程。

3. 公立医院薪酬管理（compensation management of public hospitals） 指的是公立医院对所有员工据其工作内容来确定其薪酬水平、薪酬晋升、薪酬结构以及薪酬形式的过程。

（二）薪酬形式

薪酬形式（forms of compensation）指工作报酬的各种表现形式，包括直接的现金形式（如工资、津贴、奖金）和间接福利的形式（如养老金、医疗保险、休假）。薪酬形式主要可以分为两大类：总体薪酬（total compensation）与相关性回报（relational returns）。相关性回报（学习机会、社会地位、富于挑战性的工作等）是从心理学角度对薪酬的分类。总体薪酬更具有交易性。它包括直接以现金形式获得的报酬（如基本工资、绩效加薪、激励工资、生活成本调整），或者间接以福利方式（如养老金、医疗保险、工作与生活平衡计划、色彩鲜亮的制服等）获得的报酬。

1. 直接薪酬（direct compensation） 指直接以现金形式获得的薪酬。比如工资、津贴、奖金等。

（1）基本工资（base wage） 是雇主对雇员承担的工作支付的一种现金报酬。基本工资只反映工作或技能的价值，通常忽略雇员个体的差异。

（2）绩效加薪（merit increases） 作为基本工资的增量部分支付给雇员，加薪的基础是绩效。

（3）生活成本调整（cost-of-living adjustments，COLA） 不考虑雇员的绩效水平，而是按照相同的比例给全部雇员加薪。

（4）激励工资（incentives） 称为可变薪酬，直接将工资增长与绩效水平挂钩。激励工资与绩效加薪并不相同。第一，由于激励工资并不增加基本工资，因此雇员只能在下一个薪酬支付周期中重新获取。第二，激励工资的潜在规模一般都在事前公之于众。激励分为短期激励和长期激励。长期激励旨在促进雇员为实现长期绩效目标付出努力。典型的长期激励通常是授予雇员股权或股票期权，使其以固定的价格买进公司股票，股票价格在后期增长到一定程度即可获得货币收益。股票期权通常是管理人员薪酬的最大组成部分。

2. 间接薪酬（indirect compensation）　以服务与福利的形式获得的报酬。比如养老金、医疗保险、休假等。

（三）薪酬管理的目标

薪酬管理的基本目标主要包括以下四个方面：

1. 保证薪酬的市场竞争性，吸引并留住优秀人才。
2. 使员工的努力和贡献得到及时合理的回报。
3. 合理控制医院的人工成本，提高劳动效率。
4. 通过建立薪酬激励机制，使医院与员工的经济利益结合在一起，谋求医院与员工的共同发展。

（四）薪酬管理的功能

根据行为科学的基本原理，薪酬的基本功能是满足人们受雇于组织获得补偿的动机，从而使雇员的行为与组织目标一致。具体来说，薪酬包含了以下几种功能。

1. 保障功能　员工通过劳动获得薪酬来维持自身的衣食住行等基本生存需要，以保证自身劳动力的再生产。同时，他还需利用这些薪酬来抚养子女和提升自己，以实现劳动力的再生产和人力资本的增值。因此，薪酬是保障人力资源生产和再生产的基本因素。

2. 激励功能　薪酬作为人力资源管理的重要工具，可以用来评价员工的工作绩效，促进劳动者工作质量的提高，从而激励他们的工作积极性。因此，从管理的角度看，激励功能是薪酬的核心职能。通过支付给员工的薪酬来评价员工个人的素质、能力、工作态度及其工作效果等，合理的薪酬可以促进员工产生更高的工作绩效，更高的工作绩效又会为员工带来更高的薪酬，从而激发其工作的满足感和成就感，并以更高的热情投入工作。合理的薪酬不仅可以满足员工低层次的需求，同时还可以满足其高层次的需求，从而产生不同激励效果，激励员工工作绩效的不断提高。

3. 调节功能　薪酬差别是实现人力资源合理流动和配置的一个重要"调节器"。一方面，组织可以通过薪酬水平的变动和倾斜，将组织的目标和管理者意图传递给员工，促使员工个人行为与组织期望的行为最高限度地保持一致，并引导内部员工合理流动，从而调整组织生产和管理环节上人力资源的数量和质量，实现组织内部各种资源的高效配置。另一方面，通过制定有效的薪酬差距水平，可以吸引更多急需的人力资源。

4. 增值功能　对组织而言，薪酬作为组织用于交换员工劳动的一种成本投入，实际上是对劳动的数量和质量的一种投资，与其他资本投资一样，是为了带来大于成本的预期收益。

5. 补偿功能　从薪酬的内涵我们可看到薪酬实际上是一种公平的交换，用以补偿组织员工的劳动付出。他们用薪酬可以获得食物、保障、社会关系及尊重等。

二、影响护理人员薪酬的因素

1. 政府的政策、法律和规章　国家和地区的薪酬政策是医院制定薪酬方案的重要指导方针和政策依据。《事业单位人事管理条例》（国务院令第 652 号）对员工工资福利和社会保险做了相关规定。政府通过建立和完善劳动力市场调节劳动力供求关系、利用税收政策、用立法来规范和约束护理人员的薪酬水平及其分配形式等方式调控护理人员的工资水平。

2. 劳动力市场的供求关系 市场力量决定薪酬结构，根据边际劳动生产率理论，除非护士能够生产与其所获工资的价值相等的价值，否则医院不会雇用这个护士。在市场经济条件下，劳动力市场的供求与薪酬的关系是一种相互作用的关系。当护士劳动力供不应求时，医院就会提高护理人员薪酬以满足医院生产经营对护士劳动力的需求；反之，医院为了减少成本投入，就可能会降低护士薪酬。

3. 经济发展水平和劳动生产率 国民收入、劳动生产率是衡量经济发展水平的一个重要指标。在工资占国民收入不变的情况下，国民收入越高，护士工资水平的绝对值就越高；反之，则越低。发达国家与发展中国家、发达地区与欠发达地区薪酬水平的差别，主要是劳动生产率的差别。随着智慧护理、"互联网＋护理服务"等新型服务模式的兴起，这些飞速变化的外部环境都迫使医院重新设计自己的工作流程，也促使护士不断学习新的技能。无法预测的外部条件要求医院建立能够支持灵活性组织和弹性化护士的薪酬结构。

4. 医院的经济效益、薪酬政策和护理人员的配置 医院的经济效益对护士的薪酬有着重要的影响。经济效益好的医院有利于薪酬水平的提高，而经营不善的医院连已有的工资水平都难以保证。2000 年，中共中央组织部、人事部、卫生部在《关于深化卫生事业单位人事制度改革的实施意见》中指出：有条件的、经费完全自给的卫生事业单位，应在坚持工资总额增长幅度低于经济效益增长幅度，职工实际平均工资增长幅度低于本单位劳动生产率增长幅度原则的前提下，确定工资分配办法。因此在一定程度上，公立医院的经济效益对医务人员的薪酬水平具有决定性的作用。医院的薪酬政策直接影响和决定了护理人员薪酬的总体水平、分配形式、不同职位薪酬的差距水平和各种薪酬的构成比例。医院护理人力资源数量和质量的总体水平及其配置的有效性，决定了一个医院护理劳动生产率的高低，会影响医院的产值和经济效益水平，进而影响医院总体的薪酬水平。

5. 护士的资历、工作经验和个人潜力等自身因素 护士在医院从事本职工作的时间长度，称为资历。一般来说，资历与工作经验和技能呈正相关。许多公立医院以职称和履职年限为基础来衡量医务人员的技术水平，进而核定基本薪酬。在确定薪酬时，将工作业绩和个人资历结合的薪酬管理方案，可以让医务人员得到他们这一级别应有的薪酬，从而有效地调动医务人员的积极性。护理工作是实践性很强的工作，护士的技术水平如何，与其所积累的临床经验关系密切。护士通常倾向于以他们的工作经验为基础来获得薪酬，医院在确定薪酬分配方案时，也应考虑医务人员的工作经验因素。一些医院看重医务人员的潜力，将潜力作为决定薪酬的一个重要的影响因素，在确定工资基数时，往往会对高学历或名牌医学院校的毕业生给予一定的关照，这正是看准了他们的潜力，其目的主要是吸引人才、稳定人才，增加医院的人才储备。

三、薪酬管理的实施

（一）护理人员薪酬管理的原则

人力资源管理的核心是薪酬管理，薪酬设计直接关系着护理人员积极性和医院人工成本，医院管理中薪酬的重要性和职能决定了薪酬管理的意义，良好的薪酬管理体系有助于医院发展，医院及人事管理在进行薪酬管理时须遵循一定的薪酬管理原则，才能有效地激励护理人员。

1. 公平性原则 公平是薪酬系统最主要的原则，只要在相同岗位上，做出相同的业绩，都将获得相同的薪酬。将公平理论应用于医院薪酬管理，可以得到三种公平的表现形式：内部公平、外部公平和护理人员个人公平。

（1）内部公平 指薪酬政策中的内部一致性。内部公平强调的重点是根据各种护理工作对医院整体目标实现的相对贡献大小来支付报酬。薪酬体系要实现内部公平的目标，应该至少具备以下三个特征：①完成这一工作所需要的知识和技能越多，得到的报酬也越多；②从事这种工作时所处的环境越差，得到的报酬也应该越高；③工作对实现组织整体目标的贡献越大，得到的报酬也应该越多。

（2）外部公平 医院护理人员的外部公平，强调的是本医院薪酬水平同其他医院的薪酬水平相比较时的竞争力，这种外部竞争力关注的是不同医院之间薪酬水平的相对高低。医院重视薪酬水平及其外部竞争性的重要意义主要体现在吸引、保留和激励护理人员，控制劳动力成本，塑造医院形象等方面。

（3）护理人员个人公平 指的是对同一个组织中从事相同工作的护理人员的薪酬，进行相互比较时公平性是否成立。强调的是护理人员个人特征对薪酬的影响。实现护理人员个人公平的主要途径是关注个人绩效，按绩分配。将这些差异在薪酬制度中加以体现，确保护理人员的薪酬与其绩效一致。

（4）过程公平 过程的公平是薪酬系统运作过程中的公平性，包括报酬系统的公开性，加强同护理人员的交流，薪酬决策中护理人员的参与以及建立上述系统给护理人员一个发言的渠道等。

2. 激励性原则 护理人员薪酬管理是否合理，会影响护理人员的工作积极性，进而影响医院整体的效益。薪酬分配要在医院内部各类护理工作岗位、各级护理职务的薪酬水平上适当拉开差距，真正体现护士的薪酬水平与其对医院和部门贡献的大小密切相关，使医院的薪酬系统充分发挥激励作用。

3. 竞争性原则 竞争性原则是确保医院的薪酬具有一定竞争力的原则，医院核心护理人才的薪酬水平至少不应低于市场的平均水平。医院薪酬水平的高低直接决定其所能吸引护理人才能力和技术水平的高低，提供高于市场平均价格的薪酬水平，才能吸引和留住高素质的护理人才。

4. 经济性原则 员工的薪酬水平受经济性的制约，即薪酬标准需要充分考虑人力资源的成本问题。若是人力资源成本在总成本中占的比重较大，当职工薪酬水平稍有提高，就会导致人力资源的成本比重明显增大。医院管理者所考虑的因素不仅仅是薪酬系统的吸引力和激励性，还会考虑医院承受能力的大小、盈余的合理积累等问题。只有劳动力资源的数量需求与数量配置保持一致，岗位、职称、学历等的要求与配置大体相当时，资源利用才具有经济性。

5. 合法性原则 合法性原则要求医院的薪酬管理要遵守国家相关政策、法律、规章及相关的管理制度，如劳动法、工资法、劳动者权益保护法等。

（二）建立分层分类的绩效薪酬管理体系

在国家对公立医院发展的要求下，建立以素质能力和业绩为导向的薪酬管理体系，是适应公立医院当前发展要求的。

1. 调整固定薪酬和绩效薪酬的比例 根据岗位特性和所处的管理层级确定固定薪酬与绩效薪酬的比例。一般层级越高，绩效薪酬所占的比例越高。

2. 细化薪酬结构 由于公立医院涉及多学科，在实施绩效薪酬的过程中，要细化薪酬结构，以保证绩效薪酬的适应性。根据对医院岗位设置的结果，按照岗位性质划分职系和职类。例如，公立医院可划分为医疗、医技、药学、护理和职能管理等职系，在每个职系再进行职类的划分。

3. 确定每个职类薪酬的带宽　根据国家规定标准和地区薪酬水平确定不同岗位合理的薪酬带宽。宽带薪酬是对传统薪酬结构中多个薪酬等级或狭隘薪酬区间进行整合压缩，使它们变成少数几个相互很少重叠的宽泛薪酬区间或者薪酬宽带。薪酬带宽，指对多个薪酬等级以及薪酬变动范围进行重新组合，从而变成只有相当少数的薪酬等级以及相应的较宽薪酬变动范围。

4. 适当控制薪酬水平的差距　在每个职类设置薪酬水平的最高限，使薪酬水平不至于太过悬殊，特殊人才或特殊贡献者可通过其他方式进行奖励。

（三）公立医院绩效考核的步骤

1. 建立薪酬体系　做好绩效考核的基础就是建立基本的薪酬体系，包括医院的职等职级，以及与职等职级对应的薪酬水平。建立薪酬体系的重点就是岗位分类、职等职级的设定和薪酬标准的设定与评级。

（1）岗位分类　事业单位岗位设置将人员岗位分为专业技术岗位、管理岗位和工勤岗位三大类，根据各单位功能性质的不同，对不同岗位人员按照一定比例进行设置。

（2）职等职级的设定　职等是针对岗位的等级划分，各个序列下的岗位可依据职等进行横向比较。例如：医务处处长、人事处处长、护理部主任、总务处处长属于同一职等。职级是同一序列岗位薪资维度在级别上的区分。在原人事部、原卫生部印发的《关于卫生事业单位岗位设置管理的指导意见》[国人部发〔2007〕35号]中，专业技术岗位分为13个等级。高级岗位分为7个等级，即一至七级，其中，正高级岗位包括一至四级，副高级岗位包括五至七级；中级岗位分为3个等级，即八至十级；初级岗位分为3个等级，即十一至十三级，其中十三级是士级岗位。卫生事业单位专业技术高级、中级、初级不同等级岗位之间的结构比例全国总体控制目标：二级、三级、四级岗位之间的结构比例为1∶3∶6；五级、六级、七级岗位之间的结构比例为2∶4∶4；八级、九级、十级岗位之间的结构比例为3∶4∶3；十一级、十二级岗位之间的结构比例为5∶5。

（3）薪酬标准的设定与评级　划分出职等职级后，医院需要根据历史薪酬制定对应的基本薪酬标准。医院管理团队要做好每个人的评级，公开考评，使制定的薪酬标准公平、公正、令人信服，并及时公开宣传医院薪酬制度改革的意义、目的与步骤。为了避免医务人员相互抱怨，医院可以采取薪级评分的办法，从工龄、岗位技能考核、上司评价、岗位互评、岗位系数等方面对医务人员进行评级，并规定相应的权重和评级方式。

2. 薪酬结构的排查与岗位职能职责的梳理　当职等职级和薪酬标准制定出来后，医院就可以调整原有的薪酬结构，将原来笼统的薪酬分解成各个模块并加入绩效薪酬。当薪酬结构调整完毕后，医院要对各个岗位的职能职责进行梳理，并制定出各个岗位的职能职责表或岗位说明书。

3. 明确绩效工资来源　医院与被考核人协商将其现有工资的一部分作为绩效工资，之后医院再支付另外一笔钱同样作为绩效工资，这样医务人员更容易接受。

4. 设定绩效考核指标项　医院要注重绩效管理的前端，设定绩效考核的指标项、确定关键指标。建立新的内部绩效考核指标体系。这项绩效考核指标体系彻底改变原来以科室经济收支结余为基数的分配模式，部分医院使用与"八要素"挂钩的分配制度，"八要素"涉及患者满意度、岗位工作量、工作难易度、医疗服务质量、医疗费用控制、成本控制、医德医风、临床科研产出与教学质量等核心要素。这一新的考核办法应覆盖医疗、护理、医技等各类医务人员。

5. 绩效考核指标值的确定　绩效考核指标项确定后，考核指标值的设定就显得尤为重要，这也是整体绩效考核的核心部分。指标值定高了，被考核人会认为目标不切实际，不但调动不了积极性，反而会起反作用；指标值定低了，等于间接增加薪酬，被考核人没有压力，就没有动力提升业绩，绩效考核的目标就无法实现。在医院内部确立知识、技术、劳务、管理等要素的不同价值，收入分配向关键和紧缺岗位、高风险和高强度岗位、高层次人才、业务骨干和做出突出成绩的医务人员倾斜，可以避免"大锅饭"在医院系统的滋生。通过这样的改革，可引导医务人员更积极地钻研业务，提高水平，更好地为群众提供高质量的医疗服务。

6. 绩效考核制度和方案的制定　完成前面的步骤后，就可以制定整体绩效考核制度与各个岗位的考核标准。每所医院要根据自己的实际情况来制定，在制定的过程中需要让被考核人员共同参与研讨并与其充分沟通，以保证制度正式推行后能够落地。绩效考核制度和方案制定出来后，应再次与被考核人员和相关部门进行统一研讨确认后生效。

7. 正式推行绩效考核　推行绩效考核的过程需注意以下几点：组织被考核人员进行培训，在培训过程中要明确绩效考核的目的；前期抽取一个部门或个人来试行，通过绩效考核，让这个部门或个人能够在做好工作的前提下拿到比之前更高的薪酬，以此树立样本，然后在全院推行绩效考核；在考核前期需定期通报数据和召开总结会进行过程总结，实时关注每名被考核人员的数据达成情况、奖金实得情况。

8. 持续完善绩效考核　由于绩效考核与每个人的利益挂钩，各个细节务必严谨。各部门要通力配合、全力以赴，从流程的规范、数据的来源、人员的心态等方面把握。一般在试运行半年到一年后，医务人员就会养成良好习惯，当习惯养成后，整个公立医院的绩效管理才会达到预期的效果。在绩效考核过程中遇到问题要不断调整，持续完善绩效考核。

合理的实施流程和岗位职责是实施薪酬制度改革、绩效管理的基础；从实际出发、公平公开的评价原则是薪酬制度改革、绩效管理成功的保障。薪酬与绩效挂钩，运用绩效考核实现多劳多得、优劳优酬，按绩效考核结果评估、分配，才能够保障优秀医务人员的利益，从而从制度上、流程上、利益分配上打造医院"比、学、赶、帮、超"的氛围。

第七节　护理人员职业生涯规划

职业发展观是关于个人职业的实现、职业发展如何与组织岗位相匹配的理论、观点和思想。20 世纪 70 年代，欧美一些国家的企业管理者认为组织和管理者可以帮助员工在组织内部实现个人目标，而员工获得职业满意感对组织的生存和发展也是有利的。由此，职业生涯管理应运而生。

一、职业生涯规划的相关概念

1. 职业生涯　是指一个人一生所连续担负的工作职业和工作职务的发展道路。是个体从获得职业能力、培养职业兴趣、进行职业选择、就职，到最后退出职业劳动的一个完整的职业发展过程。

2. 护士职业生涯　是指护理人员在护理专业领域内的行为历程。

3. 职业计划　是指个人根据自己的能力和兴趣，通过规划职业目标及实现目标的手段，使个人职业不断发展的过程。职业计划的核心是个人职业目标与现实可得到的机会的配合。

4. 职业生涯管理　是指组织和员工对个人的职业生涯进行设计、规划、执行、评估、反馈和修正的一个综合性的过程。通过员工和组织的共同努力与合作，使每个员工的职业生涯目标和组织发展目标一致，使员工的发展与组织的发展相吻合。

五十余年不变情，铸就天使一生爱

成翼娟教授是四川大学华西医院管理研究所专家、第44届"南丁格尔奖章"获得者、中央文明办和国家卫健委树立的"中国好医生，中国好护士"先进典型。1968年，卫校毕业后，她来到四川平武黄羊公社医院，开始了护理职业生涯。在坚定的职业信念指引下，成翼娟教授从事护理工作50余年，其中15年扎根贫困山区基层医院，34年服务于四川大学华西医院一线护理岗位和管理岗位。丈夫病危、女儿生产时，她都未能陪伴，且多次将个人生死置之度外，参与到大型医疗救援中。她先后4次参与重大地震灾难救援，率领华西护理队伍，圆满完成上千名危重伤员的救治任务。她3次为西藏护理事业的发展冒险登上西藏高原，足迹还遍布凉山、巴中、南江等老少边穷地区。她带领华西医院3000余名护理人员，立足岗位，开拓进取，为西部乃至全国护理事业的发展做出了贡献，谱写了一名优秀护理工作者孜孜不倦顽强拼搏的华美乐章。50余年来的身体力行，成翼娟将人道、博爱、奉献精神贯穿于自己整个职业生涯，她这种对职业的坚守和承诺以及对待学习永不止步的精神值得每一个护理人学习。

二、护理人员职业生涯规划流程

护理人员职业生涯规划流程包括自我评估、环境评估、选择职业发展途径、确定职业生涯目标、制定计划与措施、评估与修订。

1. 自我评估　又称自我剖析与定位，是对个人在职业发展方面的相关因素进行全面、深入、客观的认识和分析的过程。评估的内容包括个人的兴趣、爱好、人生观和价值观、人格特点、心理承受力、主要优缺点、掌握的专业知识与技能等，在此基础上形成自己的职业发展定位。

2. 环境评估

（1）了解国家和地区的社会、经济发展规划及人力发展规划，从中获得人才需求和未来发展的信息，以便寻找机会。

（2）了解科技发展前景，特别是将与个人职业相关的科技发展情况作为参考。

（3）了解自己所处的组织环境，如组织发展战略、护理人力资源需求、组织护理队伍群体结构、组织护理人员的升迁政策等。

（4）了解家庭的期望，确定家庭对自己职业生涯的影响程度。包括个人志向与家庭成员期望的差距，家庭对自己事业成功的影响等。

3. 选择职业发展途径　护理人员职业发展途径的选择是在自我评估和环境评估的基础上进行的。发展方向不同，其发展要求和路径也就不同。如果选择的路径与自己和环境条件不适合，就难以达到理想的职业高峰。如一名优秀的护士不一定能成为一名优秀的护理教师；同样，一名优秀的护理教师也不一定能成为一位优秀的护理管理者。此外，护理人员个人的职业发展意愿还受到外在条件、组织需求、机遇等因素的限制，这时就需要个人对自己的职业定位进行调整。由此可见，职业发展途径的选择是个人条件和环境条件的有机结合。

4. 确定职业生涯目标　职业目标的建立应该在自己的优势基础上，符合自身的特点和能力，符合组织和社会的需求以增加成功机会。目标确定的方法：①目标要清晰、明确，包括从事的职业（含最高目标职位）、最终达到的水平、实现目标的预期时间、所需的知识与能力水平；②目标高低应设置合理，既要有一定的挑战性，又不要过高而难以完成；③同一生涯阶段目标不宜过多，可定2~3个，首先集中精力主攻其一，实现不了时再考虑换一个；④阶段目标和最终目标相结合，并保持目标的连续性，即长计划、短安排；⑤审时度势，抓住机遇。规划能否成功实现取决于主客观环境与机遇，机遇只属于那些准备好条件的人。

5. 制定计划与措施　计划与措施主要包括以下几方面内容：①如何扬长避短，有意识地"优胜劣汰"；②制定提高业务能力的计划，包括自学计划，接受继续教育、培训等；③争取组织的支持，如职业生涯规划所需要的轮岗、培训、进修、研究课题的申请等；④确定具体月计划、年计划，保障实施的条件；⑤确定环境条件的开发措施。

6. 评估与修订　影响职业生涯发展的因素很多，有些往往难以预料，这就需要个人根据实际情况，针对面临的问题和困难进行分析和总结，及时调整自我认识和对职业目标的重新界定。修订的内容包括：职业的重新选择、终身目标的修改、职业生涯路线的重新设计、人际关系的调整等。

良好的职业生涯发展规划还应同时具备四个特征：①可行性，即规划必须是依据个人及组织环境而定，是切实可行的计划方案；②适时性，即规划中各项活动的实施、顺序与完成时间都有适当的时机安排；③灵活性，即随机应变，根据外界环境及自身条件变化做出及时调整；④持续性，即职业生涯规划是一种动态管理，它应贯穿于组织及员工生涯发展的全过程。

【案例导入分析】

对本章案例进行分析，从医院人力资源管理角度，小覃选择乙医院的原因如下：

1. 小覃成绩优秀，曾代表学校参加省级护理技能大赛获一等奖，说明她的素质高，医院按照按岗择人的原则招聘急诊科护士，刚好适合小覃的性格和目标，能增强她的工作积极性，并稳定护理队伍。

2. 绩效评价的人事决策和激励作用。通过医院科学合理的绩效评价机制，对见习期护理人员做出客观、准确及公正的评价，根据绩效评价结果，本着择优原则，见习期结束后表现优秀的护士有入编机会，科学合理的绩效评价能起到人事决策和激励作用。

3. 护理人员薪酬管理的公平原则。医院中从事相同工作的护理人员，只要在相同岗位上，做出相同的业绩，都将获得相同的薪酬，做到按绩分配。医院在编人员和聘用人员同工同酬，从身份管理转变为岗位管理，即使小覃在见习期结束后没有入编，她的工资待遇也跟在编人员相同。体现了护理人员薪酬管理的公平性。

4. 乙医院与美国某医院有合作交流项目，为小覃去美国进修的职业生涯目标提供了良好的组织环境保障。

【本章小结】

1. 护理人力资源管理的内容包括护理人力资源规划、人力资源获取、护理人员培训、绩效考评和薪酬管理。

2. 护理人员编设时，应遵循服务对象为中心、结构合理、成本效率、动态平衡的原则，并结合医院的实际情况，合理编设护理人员，保证为服务对象提供安全、专业的护理服务。

3. 护士层级管理是按照护士实际工作能力将护士分层分级，赋予不同层级相应的职责范围、培训内容、绩效方案、晋级标准等，通过对护士进行分层管理，充分体现能级对应，从而最大限度地发挥各层级护士的潜力和自身价值。岗位管理是以组织中的岗位为对象，科学地进行岗位设置、岗位分析、岗位描述、岗位监控和岗位评估等一系列活动的管理过程。医院护理岗位设置分为护理管理岗位、临床护理岗位和其他护理岗位。

4. 临床上常见的护理工作方式有个案护理、功能制护理、小组护理、责任制护理和责任制整体护理。

5.合理排班必须遵循以服务对象为中心、高效、均衡、公平、弹性等原则，实现对服务对象24小时不间断的护理照顾。

6.护理培训的过程由分析培训需求、制定并实施培训计划及培训效果评价三个部分组成；培训的常见形式有岗前培训、在职培训及脱产培训三种；对培训效果进行系统评价应用最广泛的是柯氏四层次评估法，主要内容包括反应评估、学习评估、行为评估及成果评估。

7.对护理人员的绩效考评应从德、能、勤、绩四个方面进行。绩效评价的常用方法包括：绩效评价表法、关键事件法、目标管理评价法、360度绩效评价法及关键绩效指标法。一个有效的绩效评价系统一般由确定绩效标准、评价绩效及反馈绩效三部分组成。

8.薪酬包括直接薪酬和间接薪酬。薪酬管理的功能包括保障功能、激励功能、调节功能、增值功能和补偿功能。影响护理人员薪酬的因素包括政府的政策、法律和规章，劳动力市场的供求关系等自身因素。护理人员薪酬管理的原则包括公平性原则、激励性原则、竞争性原则、经济性原则、合法性原则。公立医院绩效考核包括薪酬体系的建立、薪酬结构的排查与岗位职能职责的梳理等步骤。

9.护理人员职业生涯规划包括自我评估、环境评估、选择职业发展途径、确定职业生涯目标、制定行动计划与措施、评估与修订。

【走进护理管理】

实践项目：制定一份个人职业生涯规划。

实践目的：通过个人职业生涯的规划设计，使学生学会正确认识自我，明确职业目标定位，对现有的资源和时间进行合理的统筹规划，以提前适应市场的竞争现状。

实践内容：学生要依据个人的特殊情况、特殊才能，考虑社会背景等多方面主客观因素，结合职业发展的阶段，提出相应的发展目标、拟定实现目标的工作和教育的一个综合体系，做一份适合自己的、合乎现实的职业规划。

实践考核：完成一份职业生涯规划书。

【思考题】

1.微软总裁比尔·盖茨曾说："如果把我们公司最优秀的20位员工挖走，我可以说微软将变成一个无足轻重的公司。"对于这样的说法，你是怎么理解的？

2.某大型医院在招聘护士的时候除了对应聘者进行常规的理论和技能考核之外，还经过了一场特殊的面试。在面试环节设计了一些与所聘工作似乎"毫不相关"的问题，例如，"你父母的生日是哪一天？""你最近陪家人看的一部电视剧或电影是什么？""你现在进的这个考室是从考试通道进来的第几个房间？"等。考官们甚至故意在门口横放了一把扫帚，看看会不会有人把它挪开放好。请问，这场面试测试了应聘者的哪些素质？你从中得到什么启示？

扫一扫，查阅本章数字资源，含PPT、音视频、图片等

学习目标：

识记：能准确说出领导的基本概念；能列举几种经典的领导理论；能复述职位的权力和非职位的权力。

理解：能举例说明领导的作用；能结合实际解释领导的权力；能比较领导和管理的区别；能归纳各类领导理论的主要观点。

运用：学会观察护理管理者对领导理论的运用；学会运用领导理论，不断提高管理素质，增强领导能力。

案例导入

某医院神经外科年轻护士长小张，本科，主管护师，工作五年。在日常工作中，她精益求精，以身作则，带头学习，勇于创新。在病区管理中，她善于观察和发现每一位护士的优点和潜能，积极倾听、整合他人的意见，深得下属的支持和信赖。例如，她每月定期组织科里护士进行创新性学习，集思广益，鼓励护士积极进行临床护理研究。同时，在岗位分配方面，她让年资较深、经验丰富、责任心较强的李护士负责临床带教；让工作细心、计划性强并且精打细算的王护士为总务护士；让敢于负责、工作热情的刘护士监督整个病区护理人员的考勤。这样，她总是能轻松把握全局，同时掌握重要细节，全身心投入主要管理工作，使科室氛围积极向上，各项工作有条不紊，得到患者和护理部领导的一致好评。请问：该护士长属于哪种类型的管理者？她主要运用了哪些领导艺术？假如你是一名护士长，还会怎样做？

领导职能是管理过程中的一项重要职能，是连接计划、组织、控制等各项职能的纽带。领导者在任何一个高绩效的组织中都是必不可少的，他们对组织的生存和发展产生了深远的影响。从本质上来说，领导者是一种影响力和追随关系，组织的员工往往会追随那些他们认为可以满足他们需要的人，也正是因为员工的追随才会出现领导者。领导者可以通过激发追随者的动机、潜力与工作意愿，来达成组织的目标。

由于领导职能在管理有效性方面起着举足轻重的作用，因此领导理论及其运用受到了广泛的关注，逐步形成了专门的研究领域。领导者应该具有怎样的特质和行为？领导理论有哪些？在护理工作中，护理管理者如何才能成为优秀的领导者？管理者应该掌握哪些知识、策略和能力，来管理和改善不断变化的医疗护理服务？本章就领导的内涵、领导理论等内容对领导这一职能展开阐述。

第一节　概　述

一、领导的概念

什么是领导？领者，带路也；导者，引、启发也。《孙子兵法》曰："将者，智、信、仁、勇、严也。"关于领导的概念，许多学者都有不同的解释和表述。美国著名管理学家哈罗德·孔茨认为领导是一种影响力，是影响人们心甘情愿和满怀激情地为实现群体目标而努力的艺术或过程。美国学者斯托格迪尔（Ralph M.Stodgill）则认为领导是对组织内群体或个人施加影响的活动过程。管理学者泰瑞（G.R.Terry）提出，领导是影响人们自动为达到群体目标而努力的一种行为。

大多数学者认为领导是一种行为和影响力，即领导就是指在一定的社会组织或群体内，为实现组织预定目标，领导者运用其法定权力和自身影响力影响被领导者的行为，并将其导向组织目标的过程。此过程是领导者、被领导者和客观要素相互作用的过程。领导的基本含义包括：①领导与领导者是两个不同的概念。领导者是一种角色，一个组织可以选定一个领导者，但却无法限定某种领导行为；而领导则是领导者的一种不断变化的行为过程，在这个过程中有许多相关的有效因素互相影响。②领导活动中必须具有领导者和被领导者，它们相互依存、相互影响，领导关系才会建立，领导活动才能正常进行。③领导的本质是影响力，这种影响力引导被领导者的行为，包括领导者拥有组织赋予的职位权力及影响被领导者的个人的非职位权力。④领导的目的是指引和影响被领导者为实现组织目标而做出努力。

在护理管理中，领导就是护理领导者运用其职权或者自身的创造力和影响力引导和影响护理人员的行为，共同完成护理目标，为患者提供高质量护理服务的过程。

二、领导的构成要素

1.权力　构成领导的第一要素是权力，领导和权力是密切相关的。领导者将权力作为实现组织目标的手段，要达成一定的目标，需借助于权力。权力是一种关系，只有在人与人之间才有权力。权力的实质是依赖关系，按照美国著名管理学家罗宾斯（S.P.Robbins）的说法，"它是依赖的函数。B 对 A 的依赖性越强，则在他们的关系中 A 的权力就越大"。

2.对人的理解　领导的第二个要素是对人要有最基本的理解。针对不同的人和情境，领导者能合理地运用管理理论来更好地理解下属的需要，并想方设法满足这些需要，更好地实现组织目标。

3.激励追随者　领导的第三个要素是管理者激发追随者竭尽全力从事某项工作的能力。虽然激励因素的运用主要是围绕着下属及其需要，然而激发力却来自领导者。他们有魅力和感召力使追随者产生忠诚度、奉献精神和实现领导意图的强烈意愿。

4.领导者的风格　领导的第四个要素同领导者的风格和领导者所营造的组织氛围有关。领导风格一般指习惯化的领导方式所表现出的种种特点。习惯化的领导方式是在长期的个人经历、领导实践中逐步形成的，并在领导实践中自觉或不自觉地起作用，具有较强的个性化色彩。每一位领导者都有与其工作环境、经历和个性相联系的，并有别于其他领导者的风格。

三、领导和管理的区别

领导和管理的概念经常被人们混淆，很多人认为领导就是管理，领导者就是管理者，其实不然。领导与管理既有联系又有区别。在传统的管理学中，领导是管理的职能之一，两者之间具有很大的相容性和交叉性。领导和管理的区别主要归纳为以下三点：

1. 领导与管理的着眼点不同 管理的工作是计划与预算、组织及配置人员、控制并解决问题，其目的是建立并维持秩序。管理者的工作着重于如何引导组织成员达成组织目标。于是，制度和法规的规范作用就显得尤为重要。管理侧重于处理复杂的问题，优秀的管理者通过制定详细的步骤或时间表，监督计划实施结果，以确保目标的达成。

领导的工作是确定方向、整合相关者、激励和鼓舞员工，它强调未来的发展，目的是产生变革，价值观在于通过经济的增长满足人的需求、提升人性、实现人生价值，精华在于对前景的不断关注。领导注重宏观性问题，着眼于长远，不排斥带有一定风险性的战略。

2. 领导与管理的权力基础不同 管理是建立在合法的、有报酬的和强制性权力基础上，对下属下达命令的行为。领导则可能是建立在此基础上，但更多是建立在个人影响力及模范作用的基础之上。管理者通常是由上级指派产生，有正式职位，并授予相应职权。他们运用所在职位赋予的正式权力，管理人、财、物、时间、信息等资源，并进行具体的计划、组织、监督、评价、控制等活动。领导者则通常是经上级正式任命或由群体内部自然产生，他们可以不运用正式权力来影响他人的活动，而是运用权力性和非权力性影响力在组织活动中进行分析、综合、判断、推理、决策、激励等，对团队或个人进行管理。

3. 领导与管理的结果不同 管理是为组织的活动选择方法、建立秩序和维持活动的行为。领导是为组织的活动选择方向、创造态势、开拓局面的行为。管理行为通常具有很强的可预测性，以有效维持秩序为目标。领导行为则具有较大的可变性，通常能带来有益的变革。管理关注的是为组织带来的"利润"，其行为得到的结果与利润有关。领导则通常关注意义和价值，同时还关注人的尊严、人的价值、人的潜能、人的激励和发展。所以，领导者的主要贡献并非利润，而是为企业创造"精神财富"。

管理者和领导者可以是同一个人，也可出现分离。例如有些具有职权的管理者如果管理不当，可能就没有部下的追随和服从，也就谈不上真正意义上的领导。而某些非正式组织中的群众领袖，组织并没有赋予他们职位和权力，但他们却能有效地激励员工，使追随者自愿为实现共同愿景而努力，他们不是管理者，却能成为很好的领导者。其实，任何组织、团体乃至国家，都必须既有领导又有管理。只有将两者结合起来，才能更好地实现愿景和目标。领导和管理的区别详见表6-1。

表 6-1 领导与管理的主要区别

项目	管理	领导
功能	选择方法、主持工作、建立并维持秩序	选择方向、创造态势、开拓局面
对象	人、财、物、时间、信息	团队与个人
侧重点	引导组织成员或其他人达成组织目标	以共同愿景为导向，关注如何使组织成为优秀团体
权利来源	职位赋予的正式权力	正式的或非正式的权力
管制方法	规章制度、流程	愿景、文化、理念
方式	指示、督促、考核	鼓励、期望、承诺
风格	关注提高日常工作效率	在愿景规划和工作评价中体现影响力
结果	实现预期计划，维持组织秩序	创造精神财富，引起变革

四、领导的作用

领导活动直接影响着管理水平和经济效益，对组织绩效具有决定性影响。领导在引导、鼓励和影响组织中的群体和个人，为实现组织目标而努力的过程中发挥以下作用：

1. 指挥作用　指挥是组织中领导者的一项基本工作。为实现正确指挥，领导者必须头脑清醒、善于学习，集思广益，建立威信，帮助组织成员认清所处环境和形势，指明活动的目标和达到目标的途径，用自己的行动来引导和带领下属为实现组织目标而努力。

2. 协调作用　协调是领导工作的重要职能。在组织系统中，即使有了明确的目标，但由于组织成员中每个人的性格、能力、工作态度、理解力，以及在组织中的地位和作用等的不同，加上各种外界因素的干扰，难免会出现思想认识上的分歧和行动上的偏离。这时就需要领导及时发现问题和矛盾所在，因人而异地采取调解措施，实现每个成员个人目标和组织目标的统一。

3. 激励作用　激励是有效实施领导工作的法宝之一。激励作为调动人的积极性的重要手段，贯穿于领导过程的始终。在组织中，大多数员工都具有积极工作的热情和愿望，但未必能自觉长久地坚持下去。这就需要领导者关心下属，发现每个人需求的不同，适时采取恰当的激励措施，为他们排忧解难，发掘和增强他们积极进取的动力，使每一个员工都能保持旺盛的工作热情，最大限度地发挥自己的才能。

4. 沟通作用　领导者在组织的信息传递方面发挥着重要作用，是信息的传播者、监听者、发言人和谈判者。有效的领导可以促成上、下级之间的有效沟通，使上级的理念、计划和指示清晰准确地传达到下级，并使下级的工作成果、意见和建议等及时反馈给上级，保证管理活动的顺利进行。同时，良好的沟通还能促进员工之间思想和信息的交流，有利于消除分歧，增强组织凝聚力，提高整体工作效率。

第二节　领导的权力

权力是指一个人在与他人的交往中，影响和改变他人的心理和行为的能力。权力是领导的象征，拥有了权力就拥有了一定的影响力。领导权力是指领导者按照自己的意志命令被领导者服从，去从事有利于组织目标实现的活动，领导权力的本质是一个人影响他人的能力。

一、领导权力的来源

领导的权力主要来源于两个方面：职位的权力或正式的权力（formal power）和非职位的权力或个人的权力（personal power）。如图 6-1 所示。

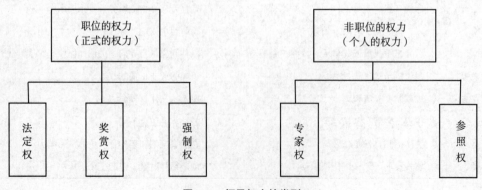

图 6-1　领导权力的类型

（一）职位的权力

职位的权力也称正式的权力，是由管理者在组织中所处的管理职位赋予的，是由法律、制度明文规定的影响力，是管理者实施领导行为的基本条件。职位权力的特点：具有很强的职位特性，与个人无关；职位的高低决定其权力的大小；一般仅仅属于社会中占有管理者角色的人，只有在某些特殊情况下，非掌权者才能具有这种影响力；对被领导者的影响带有强制性，被领导者的心理与行为主要表现为被动服从。因此，职位权力对被领导者的影响力是一种外在的因素，其影响程度是有限的。

职位的权力分为法定权（legitimate power）、奖赏权（reward power）和强制权（coercive power）。

1. 法定权 是管理系统中所规定的正式影响力，即指一般人都认为领导者有权命令或指示下属的工作，被领导者会理所当然地接受领导。如护士会按照护士长的排班上夜班，是因为护士长有这样的职位权力，护士也会自然接受。

2. 奖赏权 是给予他人期望得到的东西，从而影响其行为的影响力。如护士会为了获得更多的奖酬而追随或服从护理领导者。

3. 强制权 是由于领导者能够决定对下属的惩罚而获得的权力。护士会因为害怕被惩罚而服从护理领导者。

（二）非职位的权力

非职位的权力（个人的权力）是指由于领导者的个人经历、人格、才能和特殊品质而产生的影响力。非职位权力的特点：与领导者的职位没有关系，产生于领导者个人的自身因素；对他人的影响不带有强制性，无约束力；这种影响力以内在感染的形式潜在地发挥作用；被领导者的心理和行为表现为主动随从和自觉服从。因此，这种影响力对被领导者的影响比职位权力影响力更具持久性。

非职位的权力分为专家权（expert power）和参照权（referent power）。

1. 专家权 是由于具有一定的知识、技能而产生的权力。领导者通过掌握一定的知识、经验来引导和影响被领导者的行为。如护士会出于对护士长专业知识与能力的信任与佩服而服从领导。

2. 参照权 又称为榜样权或模范权。是由于具有他人喜欢、欣赏的人格特征而产生的权力，领导者通过利用被领导者对自己的认同而影响他们的行为。

二、权力的构成因素

（一）构成职位权力的主要因素

1. 传统因素 长久以来，人们都认为领导者比普通人更加有才干，并且这种观念逐步成为某种社会规范，不同程度地影响着人们的思想和行为。这种影响力先于领导者存在，所以只要成为一个领导者就自然地获得了这种影响力。

2. 职位因素 领导者由于组织授权而具有强制下级的力量，领导者的职位越高，权力越大，其影响力就越大。如护理部主任的影响力比科护士长的影响力大。由职位获得的影响力是组织赋予领导者的，所以任何人只要处于领导职位，都能获得相应的影响力。

3. 资历因素 资历是指领导者的资格和经历，资历的深浅在一定程度上决定了领导者的影响力。如一位有多年工作经验的护士长会使下级护士产生一种敬重感，其影响力会比资历浅的护士长大。

（二）构成非职位权力的主要因素

1. 品格因素 主要包括道德修养、个性特征等方面。高尚的道德品质会使领导者有较大的感召力，使下属产生敬爱感。因此，护理管理者应该注重自身品格方面的修养，从而增强对下级的影响力，使其更好地完成护理工作。

2. 能力因素 主要反映在工作绩效和解决问题等方面。如一位才能突出的护士长更加能博得下级护士的信任和敬佩，从而能够保证护理工作的顺利进行。

3. 知识因素 领导者知识水平的高低主要表现为对自身和客观世界认识的程度。知识丰富的领导者，会大大增加其对被领导者的影响力。理论扎实的护理管理者更加容易被护理人员及患者信任和接受。

4. 感情因素 感情是指人们对外界事物的心理反应。如果领导者与被领导者的关系融洽，主动了解并尽力满足他们的需要，就能使被领导者甘愿与之共同为组织目标而奋斗。

在领导者的权力中，非职位的权力占主导地位，制约着职位权力。领导者的非职位权力越大，其职位权力也会随之越强。因此，提高领导者权力的关键在于不断提高其非职位权力。领导者在运用权力过程中，可以利用自身素质和个人专长，优化组织系统结构，了解被领导者的社会心理，明确被领导者的授权、分工、权限等来强化职权运用，从而获得更好的领导效果。

三、领导力的培养

领导力是领导者的核心能力，领导力不是与生俱来的，是需要终身学习和在实践中不断培养的。护理管理者的领导力提升应注重以下几个方面：

1. 塑造自身品格魅力 护理领导者应通过不断完善自身的品格魅力，吸引、影响和促进团队成员为实现共同的目标而奋斗。一个成功的护理领导者，应具备：①坚定的理想信念。领导者要对护理事业的发展有远大的理想或愿景，要有坚定的信念和执着的追求。同时，带动护理团队认同愿景，自觉增强责任感和使命感，共同为该理想而努力。②独特的人格魅力。领导者的吸引力还取决于他所具备的各种品质，如正直、诚实、谦逊、敏锐、勇气、责任感、自信等，这些品质形成领导者的魅力。领导者只有不断培养自身的品德修养、知识水平和生活态度，才会赢得团队成员的信赖和认同。③不断创新、勇于挑战的能力。领导者要善思敢想，突破思维局限，不断超越自我，不管形势如何变化，局面如何错综复杂，领导者都能以自己的领导实力和信心，勇敢接受挑战，带领护理团队共同实现组织目标。

2. 增强主动学习能力 学习能力是领导者自身提高的关键途径。护理领导者肩负着促进护理专业发展的重任，应该不断更新已有的知识，对有利于推动和改进护理工作的新理念、新技术和新方法，要保持一种职业的敏感和持续的关注，引领护理团队开创新局面。①加强政策及理论学习。领导者应准确把握国家医疗卫生政策，及时了解和掌握护理学科发展的最新动态，才能找准定位，走在前沿。②加强专业知识学习。领导者不仅要掌握护理专业领域的知识，还要广泛学习现代管理、经济、教育、科技、法律等方面的知识。通过学习开阔视野、创新理念、更新知识，更好地提高自身领导力。③注重学习与实践相结合。领导者要以科学的理论指导护理实践，并在实践中不断总结经验，拓宽思路、增强科学决策和指导实践的能力，推动各项护理工作取得新进展。

3. 提高指挥协调能力 领导者的指挥能力非常重要，如果指挥无方，即使团队成员能力很强，也难以充分发挥作用。提高领导者的指挥协调能力，应做到：①增强组织凝聚力。领导者要善于凝聚各方力量，调节各种因素的相互关系，充分调动全体成员的积极性，形成综合能力，以达到预期的效果。②增强统揽全局的能力。领导者要能够着眼未来、把握未来，正确处理上级与下级、整体与局部，重点与一般的关系，分清轻重缓急，做到统筹兼顾，促进工作协调发展。③增强协调的主动性、目的性和艺术性。领导者要明确为什么要协调，通过协调达到什么目的和效果，有针对性地开展工作。协调中要以大局为重、求同存异，解决好问题，化解好矛盾，使既定的总体目标得以顺利实现。

4. 注重科学决策能力 护理工作涉及面广，琐碎繁杂，要实现工作卓有成效，领导者要有较强的解决问题的能力，应做到：①提高决策的预见能力。"凡事预则立，不预则废"，领导者要善于学习新东西、乐于接受新事物，要有渊博的知识、丰富的经验和高超的技能，辩证地看待、分析、处理护理工作中的新情况、新问题，增强工作的科学性和预见性。②提高决策的应变能力。由于护理工作的特殊性，领导者不仅要有敏锐的预见能力，还要有灵活的应变能力和果断的决策能力，要在实践中把握决策的准确性，判断决策的可行性，并不断调整、修正、完善，使工作效率不断提高。③提高民主决策能力。领导者要广泛听取团队成员的意见和建议，从总体上全面思考和谋划，尽可能避免决策失误，以获得最佳的整体效益。

5. 提升激励他人的能力 激励是实现组织目标的重要途径。有效的激励能够振奋精神，凝聚人心，是个人和组织前进的持久动力。提高护理领导者的激励能力，应做到：①重视团队成员工作和生活上的需求，创造条件促使其达成各自的目标。充分尊重、信任和支持下属工作，发挥他们的积极性和创造性。②要善于发现和寻找那些能激励下属、改善他们工作绩效、激发工作活力的手段，将团体目标和个人目标相统一。只有这样，才会激发团队成员工作的主动性和创造性，共同努力，推动护理学科的不断发展。

第三节 领导理论

从 20 世纪 40 年代起，西方管理学家和管理心理学家从领导的特质研究开始，对领导者领导行为和领导环境因素等方面进行了大量研究，归纳形成了领导科学理论。本节重点介绍领导特质理论、领导行为和风格理论、领导权变理论。

一、领导特质理论

领导特质理论（traits theory）着眼于领导者的特征和品质，即指从领导者的心理、生理、智力及社会因素等方面寻找和归纳领导者特有或应有品质的理论。领导特质理论是西方领导理论发展的第一阶段。19 世纪末 20 世纪初，随着管理学、心理学等学科的产生和发展，不少学者对领导特质理论开始进行系统科学的探讨，其目的是找到一种有效的领导者判断标准，以此作为选拔领导者和预测领导是否有效的依据。

领导特质理论按照历史发展可分为传统领导特质理论和现代领导特质理论。传统领导特质理论认为，领导的品格和特征是先天存在的，它来自遗传。现代领导特质理论认为，领导的品质和特征是在后天学习和实践过程中培养形成的，是一个动态的过程。领导特质理论的主要代表有斯托格迪尔的领导个人因素论、吉塞利（E.E.Ghiselli）的领导品质论和鲍莫尔的领导条件品质论等。

（一）领导个人因素论

美国管理学家斯托格迪尔（Ralph M. Stogdill）基于各类研究的成果，在1948年提出了领导个人因素论。该理论将与领导能力相关的特质归纳为5种身体特征、4种智力特征、16种个性特征、6种与任务有关的特征和9种社交特征，如表6-2。

表6-2　斯托格迪尔的领导特质

六类特征	具体内容
身体特征（5种）	精力、身高、外貌、年龄、体重
智力特征（4种）	判断力、果断力、知识的深度和广度、口才
个性特征（16种）	适应性、进取心、独立性、外向、机警、支配力、有主见、急性、慢性、自信、热心、智慧、见解独到、情绪稳定、不随波逐流、作风民主
与任务有关的特征（6种）	事业心、愿承担责任、毅力、首创性、坚持、对人关心
社交特征（9种）	合作、能力、声誉、人际关系、老练程度、正直、诚实、权力的需要、与人共事的技巧

（二）领导品质论

美国心理学家埃德温·吉塞利（Edwim Ghiselli）对领导的研究历时20多年，在1971年提出了领导品质论。该理论总结出影响领导效率的8种个性能力特征和5种激励特征，并将其分为三类，即能力特征（A）、个性特征（P）、激励特征（M）。按照素质特征在管理学中的重要性分值进行排序，具体见表6-3。

表6-3　领导个人特征价值表（100=最重要，0=无作用）

个人特征	重要性分值	重要特征
督察力（A）	100	
事业心和成就欲（M）	76	
才智（A）	64	
自我实现欲（M）	63	
自信（P）	62	非常重要
决断能力（P）100	61	
安全的需要（M）	54	
与下属的亲和力（P）	47	
首创精神（A）	34	
高额金钱报酬（M）	20	次重要
权力需要（M）	10	
成熟程度（P）	5	
性别（P）	0	最不重要

（三）领导条件品质论

美国经济学家威廉·鲍莫尔（William Jack Baumol）1996年提出领导条件品质论。鲍莫尔针对美国企业界的实况，提出了企业领导者应具备以下 10 项品质才是合格的：①合作精神：愿意与他人共事，能赢得他人合作，对人不是压服。②决策能力：能根据实际情况，而不是凭主观臆断做出决策，具有高瞻远瞩的能力。③组织能力：能发掘下属的潜能，善于组织人财物等资源。④精于授权：能大权独揽，小权分散。⑤善于应变：机动灵活，积极进取，不墨守成规。⑥敢于求新：对新事物、新环境和新观念有敏锐的感受能力。⑦勇于负责：对上下级及整个社会抱有高度的责任心。⑧敢担风险：敢于承担组织发展不景气的风险，有努力开创新局面的雄心和信心。⑨尊重他人：能虚心听取他人的意见和建议，不盛气凌人。⑩品德高尚：被组织中和社会上的人所敬仰。

领导特征理论虽然为管理者培养、选择和考核提供了一定的参考依据，但也具有一定的局限性。它无法指出哪些素质是领导者必需的，不能对各种品质的重要程度做出客观全面的评价，没有将领导素质看成一个不断变化的有机整体，同时也忽略了被领导者的行为和环境因素的影响。

二、领导行为和风格理论

领导行为理论（behavioral theories of leadership）的重点在于分析领导者的领导行为和领导风格对组织成员的影响，由此确定最佳的领导行为和风格。从 20 世纪 50 年代初开始，不少学者在这方面进行了大量的研究工作，其中较典型的理论有领导方式理论、管理系统理论、四分图理论、管理方格理论及领导连续统一体理论。

（一）领导方式理论

关于领导方式的研究最早是由美国社会心理学家勒温（P. Lewin）进行的，他以权力定位为基本变量，通过各种试验，把领导者在领导过程中表现出来的工作方式分为三种基本类型：专制型方式、民主型方式、放任型方式。

1. 专制型方式（autocratic style） 亦称为独裁式领导，是指靠权力和强制命令让人服从的领导方式，它把权力定位于领导者个人手中，权力高度集中，管理的重点主要落在工作任务和技术方面。该领导行为的主要特点是：独断专行，从不考虑别人的意见，所有的决策由领导者自己做出；下级没有参与决策的机会，只能奉命行事；主要靠行政命令、纪律约束、训斥和惩罚来管理，只有偶尔的奖励；领导者很少参加群体活动，与下属保持一定的心理距离。

2. 民主型方式（democratic style） 民主型方式的领导者较少利用职权，在制定行动方案和决策时主动同下属磋商，并鼓励下属参与决策。其主要特点是：所有的政策是在领导者的鼓励和协助下由群体讨论决定的；分配工作时尽量照顾到个人的能力、兴趣，下属有较大的工作自由、较多的选择性和灵活性；主要以非正式权力和威信使人服从；领导者积极参与团体活动，与下属无任何心理距离。

3. 放任型方式（laissez-faire style） 放任型方式的领导者则是极少运用自己的权力，在工作中给予下属高度的独立性，甚至是"自由放任"，工作事先无布置、事后无检查。其主要特点是：领导者主要依靠下属自己确定他们的目标及实现目标的方法，领导者仅充当信息和资料的提供者，以及组织和外部环境的联络者，以此帮助下属完成任务。

根据对比试验结果，勒温认为，放任型领导方式工作效率最低，只达到社交目标而不能完成工作目标；专制型领导方式虽然通过严格的管理达到了工作目标，但群体成员缺乏责任感，士气低落，争吵较多；民主型领导方式工作效率最高，不但完成工作目标，而且群体成员之间关系融洽，工作积极主动，有较高的创造性。

（二）四分图理论

四分图理论又称为俄亥俄模式，是美国俄亥俄州立大学的学者斯托格迪尔和沙特尔（C. L. Shartle）于 1947 年提出的。他们通过对 1000 多种描述领导行为的因素进行筛选，最后归并为两类：一类是"任务型"领导，另一类是"关系型"领导。

任务型领导的特征是强调组织的需要，领导者确立组织目标和抓好组织工作，严格要求下属，确保其努力达到组织目标。关系型领导的特征是强调员工个人的需要，领导者与下属的关系体现为相互信任、相互尊重、双向沟通、尊重下属意见、关心下属的感情需要等。总之，任务型领导是以工作为中心，关系型领导是以人际关系为中心。领导行为是两类行为的具体结合，可以用两维空间的四分图表示，如图 6-2 所示。

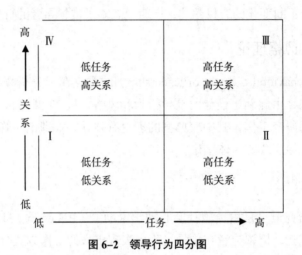

图 6-2　领导行为四分图

从图 6-2 中可以看出，领导行为分为四种类型。Ⅰ型：低任务、低关系型的领导，对组织和人际关系都不关心；Ⅱ型：高任务、低关系型的领导，最关心的是工作任务，不重视人际关系；Ⅲ型：高任务、高关系型的领导，对工作和人际关系均重视。Ⅳ型：低任务、高关系型的领导，大多重视与下属之间的相互信任、尊重与合作，对工作任务重视程度较低。

（三）管理方格理论

管理方格理论（management grid theory）是 1964 年由美国学者布莱克（R. R. Blake）和莫顿（R. R. Mouton）首先提出来的。管理方格图是一张 9 等分的方格图，横坐标表示领导者对工作的关心，纵坐标表示对人的关心。"对工作的关心"的含义是领导者对组织目标的关心程度、对组织效益的关心程度和对组织规章制度执行状况的关心程度。"对人的关心"的含义是领导者对组织员工的关心程度、工作环境状况、人际关系理解、信息沟通状况等。纵横交叉形成 81 个小方格，表示 81 种不同的领导方式。其中有五种典型的领导风格，如图 6-3 所示：

1. 贫乏型领导　称为 1.1 型领导。这类领导者对员工极度冷漠不关心，也不关心工作，更不重视人际关系，仅以最低限度的努力完成必须要做的工作。

2. 任务型领导　称为 9.1 型领导。这类领导者高度关心工作效率，但并不关心人的因素，对员工的士气和能力发展很少关心。

3. 俱乐部型领导　称为 1.9 型领导。这类领导者只注意对员工的关心、支持与体谅，注重搞好人际关系，但对工作效率和规章制度的执行与监督等则很少关心。

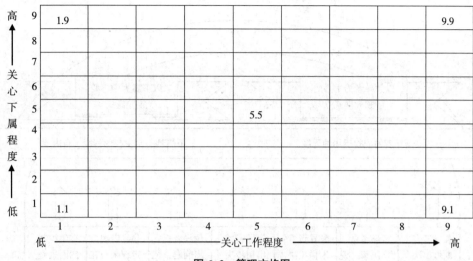

图 6-3 管理方格图

4. 协作型领导 称为 9.9 型领导。这类领导者对工作和员工都极为关心，关系和谐，努力使员工出色地完成组织的目标和任务。

5. 中庸型领导 称为 5.5 型领导。这类领导者对人的关心度和对工作的关心度能够保持平衡，追求正常的效率和令人满意的士气。

在上述五类领导类型中，9.9 型领导者即协作型领导称为最佳有效的领导者。但是在实际工作中，到底哪种方式更为有效，要看实际工作的效果，依具体情况而定。

（四）领导连续统一体理论

坦南鲍姆（R. Tannenbaum）和施密特（W. H. Schmidtza）在 1958 年提出了领导连续统一体概念，系统地归纳了适合于不同情境的领导风格。主张按照领导运用职权和下属拥有自主权的程度把领导模式看作一个连续变化的分布带，以高度专权、严密控制为其左端，以高度放手、间接控制为其右端，两端之间划分 7 种具有代表性的领导模式。具体见图 6-4。

领导风格与领导者使用权威程度和下属在做决策时享有的自由度有关。在连续体的最左端所表示的领导行为是专制型领导；在连续体的最右端所表示的是将决策权授予下属的民主型领导。在管理工作中，领导者使用的权威和下属拥有的自由度之间是一方扩大、另一方缩小的关系。一位专制型领导掌握完全的权威，自己决定一切，他不会授权给下属；而一位民主型领导在决策过程中，会给予下属很大的权力。

坦南鲍姆和施密特认为领导方式各式各样，不能抽象地认为哪一种模式更有优势。领导者应该考虑各种因素的影响，采取最恰当的领导方式。1973 年，他们在其模型的周围添加了两个圈，表示组织和社会环境对领导风格的影响，强调了领导风格具有开放系统的性质，这就要求领导在做决策时还要考虑组织外部的利益。

三、领导权变理论

领导权变理论（contingency theories）认为，领导是动态的过程，领导的有效性不仅取决于领导者的特征和行为，还取决于领导所处的具体环境。众多学者进行了相关研究，主要包括情景领导理论、费德勒权变理论和路径 - 目标理论。

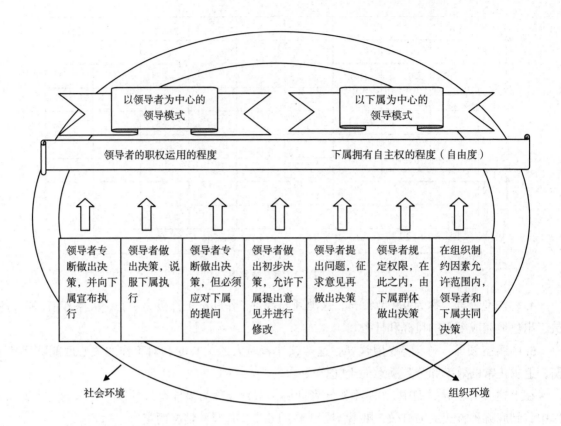

图 6-4 领导连续统一体示意图

（一）情景领导理论

情景领导理论（situational leadership）也称为领导生命周期理论。最初由俄亥俄州立大学心理学家科曼（A. Korman）1966 年提出，后由美国组织行为学家保罗·赫塞（P. Hersey）和管理学家肯尼斯·布兰查德（K. Blanchard）发展完善。该理论主要观点：成功的领导要选择合适的领导方式，而领导方式选择的依据是下属的"成熟度"。对于不同成熟度的员工采取不同的领导方式，才能做到最有效的领导。

所谓"成熟度"（maturity）是指个体对自己行为负责任的能力和意愿，包括工作成熟度和心理成熟度两方面。工作成熟度包括个体从事工作的知识和技能水平，心理成熟度则指个体做某事的意愿和动机。人的心理成熟度越高，工作的自觉性越强。工作成熟度和心理成熟度高低结合，形成以下四种成熟度等级：

M1 型：能力低，动机水平低。下属既不能胜任工作，又缺乏接受和承担工作的能力和意愿。

M2 型：能力低，动机水平高。下属初知业务，愿意承担任务，但缺乏足够的能力，有积极性但缺乏相关技能。

M3 型：能力高，动机水平低。下属具备独立工作能力，但没有足够的动机和意愿。

M4 型：能力高，动机水平高。下属不仅具备独立工作能力，而且主动愿意并充满信心地完成任务和承担责任。

情景领导理论认为，根据员工的成熟度，领导行为分为工作行为和关系行为两方面，将这两方面组合成四种领导风格：

命令型：高工作－低关系，适用于 M1 型。强调直接指挥，同时领导者对于被领导者给予明确的指导，如具体工作目标和工作规程，并近距离监督。

说服型：高工作－高关系，适用于 M2 型。领导者除了对领导者进行工作布置指导外，还对其意愿和积极性给予肯定和支持，并鼓励其参与决策。

参与型：低工作－高关系，适用于 M3 型。领导者鼓励被领导者参与决策，对下属的工作不做具体指导，促使其搞好内部协调沟通。

授权型：低工作－低关系，适用于 M4 型。领导者充分授权被领导者，鼓励其自己做决定并承担责任。

工作行为、关系行为与成熟度是一种曲线关系，如图 6-5 所示。

情景领导理论主要强调对于不同成熟度的员工采取不同的领导方式，才能做到最有效的领导。

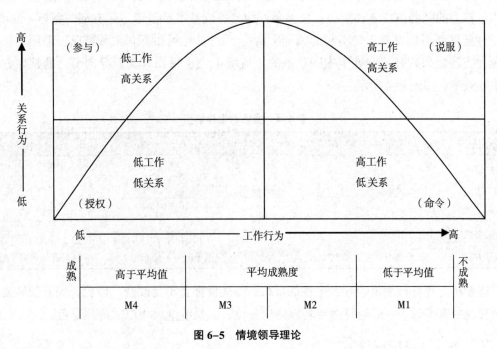

图 6-5　情境领导理论

（二）费德勒权变理论

美国华盛顿大学心理学家和管理学家费德勒（F. Fiedler）是最早对领导权变理论做出理论性评价的人，曾于 1962 年提出了一个"有效领导的权变模式"，即费德勒模式，他认为与环境相适应的任何领导模式均可能有效，此模式包含了两种基本领导风格和三种情境因素，将领导者的特质研究与行为研究有机结合，并与情境分类相联系以研究领导的效果。经过 15 年的调查，他最终提出：有效的领导行为，依赖于领导者与被领导者相互影响的方式，以及情境给予领导者控制和影响程度的一致性。

1. 两种领导风格　费德勒认为，领导者的行为及目标追求具有多样性。这种多样性取决于领导者之间在基本需求方面的差异。因此，他将领导风格归纳为"任务导向型"和"关系导向型"两类。前者以完成任务为主，以维护良好的人际关系为辅；后者则以维持良好的人际关系为主，以完成任务为辅。他还认为，领导行为是领导者个性的反映，持久性强且不易改变。

2. 三种情境因素

（1）职位权力 职位权力是指与领导者职位相关联的正式权力和从上级及组织各个方面所得到的支持程度。领导者拥有明确职位权力时，组织成员将会更顺从他的领导。权力越大，成员对领导的服从程度越高，工作效率越高。

（2）任务结构 任务结构是指工作任务的明确程度及有关人员对工作任务职责的明确程度。工作越明确、例行性程度越高，则任务的结构化程度越高，领导就更容易对工作质量进行控制。

（3）上、下级关系 上、下级关系是指下属对领导者的信任、爱戴和拥护程度，以及领导者对下属的关心、爱护程度，这对履行领导职能非常重要。因为职位权力与任务结构大多可以由组织控制，而上、下级关系则是组织无法控制的，它可以影响下属对领导者的信任和爱戴，从而决定是否愿意追随他共同工作。下级对上级越尊重，则上、下级关系越好，领导环境也越好。

3. 理论模型 费德勒根据上述三种情境因素，将上下级关系的好坏、任务结构的明确与否，以及职位权力的强弱组成 8 种情况。三种条件均具备或基本具备者，是有利的领导（情境 1、2、3）；三种条件都不具备者，是不利的领导（情境 8）。对有利和不利两种情况，采用"任务导向型"领导方法效果较好；对处于中间状态的（情境 4、5）采用"关系导向型"的领导方法最能发挥领导效率。如表 6-4 所示。

表 6-4 费德勒领导模型

情境类型	1	2	3	4	5	6	7	8
职位权力	强	弱	强	弱	强	弱	强	弱
任务结构	明确		不明确		明确		不明确	
上、下级关系	好				不好			
领导所处环境	有利				中间状态		不利	
有效领导方式	任务导向型（低 LPC）				关系导向型（高 LPC）		任务导向型（低 LPC）	

费德勒认为领导行为是领导者个性的反映，持久性强且不易改变。因此，提高领导效率可以通过两种途径来实现：一是选择领导者以适应环境；二是改变环境以适应领导者。

（三）路径 – 目标理论

路径 – 目标理论是由多伦多大学的组织行为学教授豪斯（R. House）提出，华盛顿大学管理学教授米切尔（T. R. Mitchell）发展的一种领导权变模型。该理论同以往的领导理论不同，它立足于下属，而不是立足于领导者，已经成为当今最受关注的领导观点之一。

豪斯认为，领导者的基本任务就是充分发挥下属的作用，帮助下属设定目标，把握目标价值，实现目标管理。在实现目标过程中提高下属能力，使其得到满足。由此形成了这一理论的两个基本原理：①领导方式必须是下属乐于接受的，只有能够给下属带来利益和满足的方式，才能使他们乐于接受。②领导方式必须具有激励性，激励的基本思路以绩效为依据，同时以对下属的帮助和支持来提高绩效。也就是说，领导者要能够指明下属的工作方向，帮助其排除实现目标的障碍，同时尽量满足他们的需要。

豪斯认为，"高工作"和"高关心"的组合不一定是最好的领导方式，还应考虑环境因素，于是提出了四种领导行为：

1. 指示型领导（directive leadership） 指领导者对下属需要完成的任务进行说明，包括对他们的期望、完成任务的方法和时间限制等。另外，领导者还能为下属制定出明确的工作标准，向下属详细讲解规章制度。此方式类似于主导型结构和任务导向型行为。

2. 支持型领导（supportive leadership）　指领导者平易近人、友好，尊重、平等对待下属，真诚帮助下属，关心下属的福利和需要，并能够对他们表现出充分的理解。此方式类似于关心型和关系导向型行为。

3. 参与型领导（participative leadership）　指领导者邀请下属一起参与决策。此类领导者在做决策时，能征求下属的想法和意见，并将他们的建议融入决策中，让其参与决策与管理。

4. 成就导向型领导（achievement-oriented leadership）　指领导者为下属设置具有挑战性的目标，充分相信下属能力，激励下属最大限度地发挥潜力。

与费德勒模式不同，路径－目标理论认为领导风格是具有弹性的，没有什么固定不变的领导方式。究竟采用哪种领导方式，要根据下属的特性、环境变量、领导活动结果等因素，以权变观念选择、调整自己的领导方式（图6-6）。

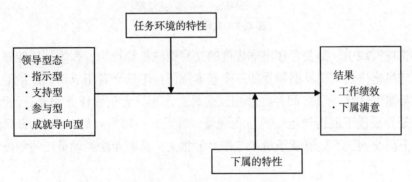

图6-6　豪斯的路径－目标模型

第四节　领导理论的新发展

一、交易型领导理论

交易型领导（transactional leadership）理论是美国行为学家贺兰德（Hollander）于1978年提出的。他认为，领导行为是在特定情境下，领导者和被领导者相互满足的交易过程，即领导者用明确的任务及角色需求引导、激励员工完成组织目标。交易型领导的突出特征是强调交换，领导者与被领导者之间存在着一种契约式的交易。在交换中，领导者提供报酬、实物奖励、晋升机会、荣誉等，以满足被领导者的需求与期望；而被领导者则以服从领导的命令指挥，完成其所交给的任务作为回报。交易型领导模式如图6-7所示。

一个交易型领导的组织具有以下特征：

1. 明确的界限　在角色、功能、技术流程、决策权，以及影响力范围等方面都划分清晰的界限，所有的因素及其相互作用都被置于管理和控制之下，以期达到预想的结果。

2. 井然的秩序　任何事情都有时间上的要求、地点上的规定，以及流程上的实用意义。组织通过维系一个高度有序的体制，以获得比较一致的结果。

3. 规则的信守　对工作的每一层面都设定了具体的操作标准与方式，工作结果必须是可预测的。任何背离程序、方法和流程的行为都被视为问题。

4. 执着的控制　交易型领导厌恶混乱不可控的环境，力图使组织获得有序结构。因而，他们的领导方式往往是强力型的。

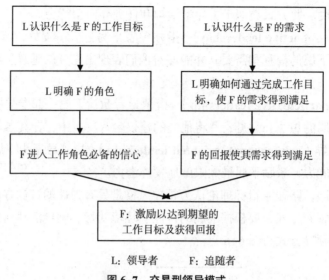

图 6-7 交易型领导模式

在大多数管理实践中，都会存在不同程度的交易型的领导行为，因为这样能够有效地提高工作绩效。其工作风格决定了交易型领导的三个基本特征：①领导者用成功后才给的业绩报酬来激励下属；②领导者与团体成员之间存在着相互交易；③领导者重视任务完成，强调员工的遵从。因而，交易型领导鼓励下属诉诸他们的自我利益，看重"一物换一物"。领导者只懂得用有形或无形的条件与下属交换，不能够赋予员工工作上的意义，从而无法调动员工的积极性，不能开发他们的创造性。

二、转化型领导理论

转化型领导（transformational leadership）理论是相对于交易型领导的一种领导方式，于 20 世纪 80 年代由美国政治社会学家伯恩斯（J. M. Burns）在他的经典著作《领袖论》中提出。在他的著作中，伯恩斯将领导者描述为能够激发追随者的积极性，能更好实现领导者和追随者目标的个体，进而将转化型领导定义为领导者通过让下属意识到个体责任和所承担任务的重要意义，激发其高层次需要，使团队或组织的利益超越个人利益。事实上，转化型领导具备下述四大要素：

1. 理想化影响力（idealized influence） 指能使他人产生信任、崇拜和追随的行为。包括领导者成为下属的行为典范，得到下属的认同、尊重和信任。这些领导者一般具有较高的伦理道德标准和很强的个人魅力，深受下属爱戴和信任。

2. 鼓舞性激励（inspirational motivation） 指通过为下属提供有意义、有挑战性的工作，使其明确工作期望和组织总体目标等方式，充分激起下属的工作积极性，培养团队精神，从而使工作绩效远高于下属为实现自我利益时所产生的绩效。

3. 智力激发（intellectual stimulation） 指鼓励下属积极创新，挑战自我。包括向下属灌输新观念，启发并鼓励其发表新见解，使用新手段、新方法解决工作中遇到的问题。领导者通过激发智力可以使下属在意识、信念及价值观上产生正性作用。

4. 个性化关怀（individualized consideration） 转化型领导同时关注工作与下属两方面，但更重要的是针对下属的能力、个性等差异，关怀其思想与行为的改变，即实施个性化关怀。注意听取下属的心声，尤其关注下属的成就和成长需求。

转化型领导与交易型领导究竟有何不同？总的来说，转化型领导强调组织的整体利益，交易型领导则强调下属个人的利益，前者相对于后者，更偏向鼓励下属达成较显著的成就。表 6-5 为二者的比较。

表 6-5　交易型领导和转化型领导的比较

	交易型领导	转化型领导
工作角色	管理者	领导者
人性假设	经济人	社会人
下属需要	在低层次上满足	向高层次提升
领导取向	生产任务	与下属之间的关系
权力结构	独裁专制	分权、放权
激励方式	胡萝卜加大棒	信任、自我激励
下属反应	容忍	满足
适用对象	劳动密集型组织	知识密集型组织

三、魅力型领导理论

罗伯特·豪斯（R. J. House）在 1976 年首次提出"魅力型领导"一词。他认为过去对领导特质、领导行为、领导情境等方面的探索，都无法涵盖领导力的全貌；因此提出将魅力型领导的研究纳入组织领域中，成为一种综合了特质、行为、影响力与情境变量的系统性研究取向。杰出的领导者通常具有某些显著的才能、气质和行为特征，并以此产生影响力，带领下属创造杰出绩效。

豪斯认为魅力型领导者的人格特质通常包括下列六点：

1. 强烈的自信心　领导者对于自己的处事态度及领导风格具有强烈的自信心，这种自信心塑造出成功领导者的形象，让下属觉得领导者是有能力的。

2. 强烈的权力欲求　领导者具有强烈的权力欲望，企图去影响其下属，希望让别人认同、遵循自己的目标，且领导者还会积极建立强而有力的形象。

3. 发展愿景的能力　领导者能将组织目标与下属心中的共同价值观及理想联结起来，提出一套令人心动的愿景，而赋予工作更深远的意义，并以之鼓励下属展现活力，激励大家更愿意投入组织的任务及目标。

4. 具有亲和力　领导者会展现亲和力及亲切感，随时关心下属，使下属乐于为他效命。同时魅力型领导者还善于表达对下属的信任，此种行为会提升下属的自尊及成功的信念，表现也会更加理想。

5. 善于引发下属的动机　领导者善于激发下属的工作潜能及动机，促使下属乐于认同其工作价值。领导者会根据组织任务需求，以不同的方式激发下属的工作热情。

6. 善于成为下属的模范　领导者会不断砥砺自身，建立良好的行为典范，成为让下属仿效的楷模。尤其当下属认同其领导者的价值观和特质时，此种模仿不仅是外在行为的仿效，更是内在信念及价值观的模仿。透过这一历程，魅力型领导者将会在下属的满足感与动机方面，发挥惊人的影响力。

四、变革型领导理论

美国管理学家伯纳德·巴斯（B. M. Bass）和同事在 1985 年第一次系统地提出变革型领导理论，并成为新领导学派的重要基础。巴斯给出了变革型领导的定义："变革型领导通过让员工意识到所承担任务的重要意义，激发下属的高层次需要，建立互相信任的氛围，促使下属为了组织的利益牺牲自己的利益，并达到超过原定期望的结果"。

巴斯的变革型领导理论拓展了伯恩斯的转化型领导理论和豪斯魅力型领导理论。他认为，变革型领导者同交易型领导者的行为方式有本质区别。交易型行为聚焦于领导的管理方面，是指业绩监控、纠正错误和奖励成绩这样的行为；而变革型领导者能够把追随者从自我中心的个体变成忠于群体的成员，激发追随者取得超出预期的成绩。

巴斯把领导者分为两类，一类是执行型，领导者指导下属做什么、怎么做、有哪些要求，帮助下属树立信心并实现目标；另一类是改革型，领导者通过提高下属对工作价值及其重要性的认识，激励下属追求更高目标，完成超越预期的工作。变革型领导者能激发他人做得比他们原本打算做的多，而且常常比他们认为可能做到的还要多。他们设定更具挑战性的目标并取得更好的业绩。

五、愿景型领导理论

本尼斯（W. Bennis）和纳拉斯（B. Nanus）在 1985 年提出愿景型领导理论。该理论的重点不在于领导者对追随者的关怀与支持，而强调领导者本身如何在了解员工的前提下建立组织共同奋斗的愿景。

本尼斯和纳拉斯总结变革型组织中领导者常用的四种策略：

1. 有远见的领导者拥有对组织的清晰愿景，能够借助生动的、鼓舞人心的交流方式，使愿景成为组织成员关注的焦点，并能够引导组织成员对这一愿景产生承诺。领导者被看成是组织愿景的创造者和社会设计师。

2. 虽然领导者在阐释愿景中扮演着举足轻重的角色，但愿景反映的应是组织中领导者和追随者的共同意愿。领导者和追随者不仅进行一对一地有效交流，还一起开展创建意义的活动。愿景应满足整个组织的需要，并得到组织全体成员的认同。

3. 领导者坚守信念，并始终如一地为实现愿景而努力，以此在组织中建立信任。

4. 领导者创造性地发展自我，充分利用个人资源和能力，使其长处适合组织需要。他们用自信和乐观去感染其追随者，并善于授权追随者去实现愿景。

提灯"逆行"的天使领航人

2020 年 2 月 7 日，元宵节前，中山大学第一附属医院再次接到派遣医疗队的紧急通知。护理部主任成守珍第三次请战："我带的姑娘、小伙们在最危险的前方奋战，我怎能不一起并肩战斗？"在新冠肺炎患者救治中，护士是主力军。她带领了 131 人的医疗队，有 100 名是护士，其中大部分都是"80 后""90 后"。在武汉协和西院抗疫期间，团队累计收治患者 246 例，其中重症危重症占比超过 90%。病情重、变化快，危急情况随时发生。一名患者突然之间呼吸变得急促，血氧饱和度直线下降，必须马上进行气管插管，否则危在旦夕。对新冠肺炎患者进行气管插管，是最危险的操作。患者可能喷射出大量含有病毒的气溶胶，医务人员一不留神就可能受到感染。作为医疗队带头人，成守珍和另一名护理专家朱庆棠把这个危险环节留给了自己。身着笨拙的防护服，戴着多层手套，护目镜被雾气挡住……克服重重困难，无论是打针、插胃管、中心静脉穿刺置管，还是难度更高的、需要多人通力合作的俯卧位插管，成守珍率领的护理团队都能"一针见血""一次到位"。"越是关键时刻，越能考验护理技能是否过硬"，成守珍凭借专业经验，虽然在队伍中年龄最大，却经验丰富、技术过硬，成为团队里的"主心骨"。她带领的医疗队收治最危重的患者，奋战了整整 61 天；5 月 3 日，刚结束休整的她又主动请战，作为中国援塞医疗专家组中唯一的护士出征塞尔维亚，将中国的防疫经验毫无保留地分享给塞尔维亚人民，全力以赴支援塞尔维亚人民抗击新冠肺炎疫情。

　　一个成功的护理领导者，应具备坚定的理想信念。同时，带动护理团队认同愿景，增强责任感和使命感，共同为理想而努力；在具备独特人格魅力的同时，善思敢想，突破思维局限，不断超越自我，不管形势如何变化，局面如何错综复杂，都能以自己的领导实力和信心，勇敢接受挑战，带领护理团队共同实现组织目标。成守珍带领医护团队白衣执甲，提灯"逆行"，树立了新时期优秀护理领导者的榜样。2021 年，成守珍同志荣获第 48 届南丁格尔奖章。

【案例导入分析】

1. 该护士长属于哪种类型的管理者？

　　该护士长是一位以"民主型方式"为主进行管理的领导者。通过分析案例，可以看到在日常管理中，护士长主要发挥非职位的权力影响力作用，如通过观察和发现每一位护士的优点和潜能，积极倾听、整合他人的意见、部署工作；全面考虑每位护士的能力、特点和优势，合理进行岗位安排；另外，护士长通过自身精益求精的工作态度，以身作则，带头学习，勇于创新，给下属树立了榜样，形成了深得下属支持和信赖的领导魅力。

2. 她主要运用了哪些领导艺术？

　　该护士长在领导力建设上，努力塑造自身的品格魅力，如精益求精、以身作则等，带头学习提升自己的管理能力；在管理过程中，注重发挥民主决策能力，积极有效地与下属沟通并倾听、整合下属的意见；在工作部署上，运用领导理论，充分考虑护士的成熟度及胜任力，按岗位需求协调分配，调动了护士的积极性，实现了个人目标和组织目标相统一。同时，给予合理的授权使护理管理工作有条不紊，得到患者和护理部领导的一致好评。

【本章小结】

　　1. 领导是管理过程中的一项重要职能，领导权力包括职位的权力和非职位的权力，领导者具有指挥、协调、激励和沟通的作用。

　　2. 领导的构成要素有权力、对人的理解、激励追随者和领导者的风格。

　　3. 领导和管理的区别主要归纳为领导与管理的着眼点不同、权力基础不同和结果不同。

　　4. 典型的领导理论有领导特质理论、领导行为理论、领导权变和情境理论，以及交易型和转化型领导理论。

【走进护理管理】

　　实践项目：情景模拟。

　　实践目的：通过情景模拟，体会领导的作用，分析护士长所应用的领导理论。

　　实践内容：制定情景模拟计划，进行角色分工。

　　实践考核：组织小组讨论并形成小组讨论报告。

【思考题】

　　1. 通过学习，你认为应如何树立护理管理者的威信？

　　2. 你认为作为护理管理者，应当怎样结合护理工作特点，做好工作压力管理？

　　3. 从所学的领导理论中，你有哪些收获和启示？

　　4. 试分析和思考如何针对不同学历、不同层次护士的特点采用合适的领导行为和风格。

学习目标：

识记：能准确地阐述激励的概念，沟通及冲突的基本概念；能陈述激励的基本模式，冲突的过程；能说出激励的几种形式，有效沟通与授权的原则；能准确阐述压力源的分类及应对策略。

理解：能正确解释层次需要论、强化理论、三种需要理论、双因素理论、归因理论、期望理论、公平理论的主要观点；能结合实际阐释沟通的作用，举例说明沟通的方式与渠道；能比较各种冲突的异同；能用自己的语言正确解释授权的概念；能结合实际阐述压力源产生的原因与有效应对方法。

运用：能应用适当的激励形式解决护理管理中面临的问题；能应用激励理论解释员工实践中的各种行为；能根据需要和实际情况分析沟通的障碍，灵活运用沟通的技巧，分析冲突产生的原因及相应策略的选择；能正确运用授权的程序和流程；能从个人和组织的角度科学缓解护士压力。

案例导入

为了激励护士提高工作绩效，科室规定，年终绩效考核成绩最好的护士明年可以获得公费外出进修的机会。去年绩效考核得分最高的有3名护士：护士A、护士B和护士C。护士A从未进修过，打算进一步提升自己的业务水平，很想去，但是她听说别的科室也有类似的规定却从未兑现过，对自己科室能否真正实行这一规定感到怀疑。护士B曾外出进修过，收获很大，希望能再次获得进修学习的机会。她也从护士长处得知公费进修是已经敲定的事情而且医院有专项财务支持。护士C是科室业务骨干，也愿意继续学习深造，但现在孩子年幼需要照顾，感觉进修与否与己无关，虽然她也知道第一名肯定能去进修。这三个人中谁最想获得最高绩效测评成绩？激励力量来源于什么？如果你是科室护士长，该如何做？

领导艺术是指领导者运用知识、经验和智慧分析与解决问题的才能和技能，表现为领导者处理和解决问题的熟练程度和水平。良好的领导艺术有助于提高护理管理的效能，调动护理人员的积极性，提高护理质量。因为护理管理者在工作中要面对各种性格、文化背景的护理人员及服务对象，所以要实现正确、有效的管理，就必须灵活运用领导艺术。领导艺术具有多样性与多变性，即不同领域、不同管理层次乃至同一层次的领导者甚至同一领导者在处理同类问题时都采取不同的领导艺术。领导艺术是护理领导者思考和处理随机事件的一种变通能力，体现了管理者和领导者的创造力。本章将对领导活动中常用的激励、沟通、冲突处理、授权艺术及压力管理进行逐一介绍。

第一节 激 励

美国管理学家贝雷尔森（Berelson）和斯坦尼尔（Steiner）指出："一切内心要争取的条件、希望、愿望、动力等都构成了对人的激励，它是人类活动的一种内心状态。"所以激励也是一种精神力量或状态。激励可以挖掘员工的内在潜力，激发员工的创造性和积极性，促使员工将个人目标与组织目标相协调，使员工更多地体验工作所带来的价值感，吸引和留住组织所需要的人才，提高管理绩效。

一、激励概述

（一）激励的含义

激励源于拉丁古词"movere"，原义是"开始行动""活动"。心理学将激励定义为通过刺激激发有机体的行为动机，并使之朝向预定目标行动的活动过程。现代管理学认为，激励（motivation）是利用外部诱因调动人的积极性和创造性，引发人的内在动力，朝向所期望的目标前进的心理过程。其实质是通过目标导向，使人们产生有利于组织目标的优势动机，并按照组织所希望的方向行动，从而提高组织的整体效率。从护理管理的角度来理解，激励就是调动护士的工作积极性，以提高其工作绩效。

（二）激励的过程

激励的过程就是满足需要的过程，其构成要素包括需要、动机、有目的的行为、目标和反馈。需要是激励的起点和基础，动机是满足需要的欲望、愿望、信念等心理因素，行为是人类通过一系列动作实现目标的过程。从图 7-1 可知，未被满足的需要会引起一个人的心理紧张，引起满足需要的欲望，这会产生目标导向的行为。但行为的结局可能发生两种情况。

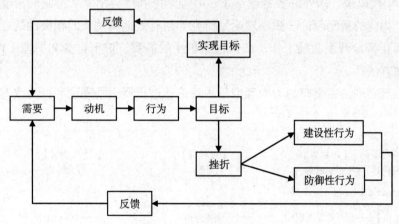

图 7-1 激励的基本模式

第一种情况是目标得以实现，需要得到满足。这会形成反馈，告诉此人原有的需要已得到满足，于是在新的刺激下，又会产生新的需要。

第二种情况是目标没有实现。也会形成相应反馈，引起挫折感，这时又可能产生两种行为：一是采取建设性行为，以继续实现目标；二是采取防御性行为，放弃原有的目标。

激励的基本模式显示，人的行为是由需要引起的，而行为的目的是为了满足需要。如果管理者能够识别人的需要，并使人们看到满足需要的可能性，那么就可以激励人们的行为。实际上，激励就是一种使人产生行为动机的过程。一方面，激励可以引发有目的的行为去实现目标；另一方面，激励又可以减少防御性行为，增加建设性行为。各种激励理论就是研究这个过程所得出的结论。

（三）激励的原则

1. 引导性原则　引导性原则是激励过程的内在要求。外在激励措施能否达到预期效果，不仅取决于激励措施本身，还取决于被激励者对激励措施的认同和接受程度。对被激励者而言，激励应该是自觉接受的而非管理者强加的。

2. 按需激励原则　人的动机是建立在需要基础上的，激励的过程是满足员工的需要。员工的需要存在个体差异性和动态性的特征，只有因时而异、因人而异、因需而异的激励措施才能发挥作用。

3. 合理性原则　激励的合理性原则包括两方面。其一，激励要适度，即激励量的大小要根据实现目标本身的价值大小来确定，过大或过小都会影响激励的效果。其二，激励要公平，不公平将影响员工的工作效率和工作情绪，影响激励的效果。取得同等成绩或犯同等错误的员工，一定要得到同等层次的奖励或处罚。公平的激励既包括外在薪酬均等，也包括内在薪酬均等。

4. 物质激励与精神激励相结合的原则　人的需要包括物质和精神两方面。物质激励是基础，满足人们的低层次需要，所产生的激励效果有限。自尊、自我实现等高层次需要的满足则需要精神激励发挥作用。因此，管理过程中要遵循物质激励和精神激励相结合的原则。

5. 时效性原则　激励的时效性在很大程度上决定着激励的客观效果。及时的激励有利于员工明确什么是组织期待的行为，管理者要把握激励的时机，激发员工的工作热情，使其创造力充分有效地发挥出来。

二、激励理论

20世纪20年代以来，国外许多管理学家、心理学家和社会学家从不同的角度对激励进行了研究，并提出了相应的激励理论。激励理论是研究如何有效地调动人的积极性的理论。它使护理管理者了解如何正确地开展激励工作，如何根据护士的需要、护士自身和护理工作的发展规律，选择正确的激励方法。

西方有关的激励理论主要归纳为内容型激励理论、过程型激励理论和行为改造型理论三种类型（图7-2）。

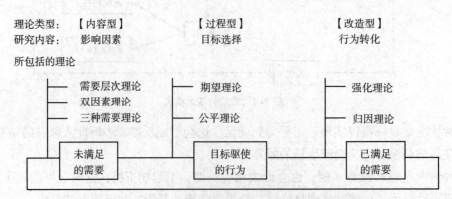

图7-2　三类激励理论与激励过程示意图

（一）内容型激励理论

内容型激励理论着重研究如何激发人的工作动机，即如何通过满足人们的各种需要来激励员工。心理学上存在一个基本假定：未满足的需要导致行为。激励是通过满足人们的需求来引导人们做出预期的行为，管理者要对下属实施激励，首先就要了解下属的需求是什么，然后通过满足其需求，使他们的行为按照组织预期的方向实现组织目标。它主要包括马斯洛的需要层次理论、赫兹伯格的双因素理论、麦克利兰的三种需要理论等。

1. 马斯洛的需要层次理论 美国行为主义科学家亚伯拉罕·马斯洛（Abraham Maslow）于1943 年提出需要层次理论。他在《激励与个性》一书中指出，不同人有不同的需要，需采用的激励手段也不同。马斯洛把人的需要看成是有等级层次的，从最低级的需要逐级向最高级的需要发展。他认为，当某一级的需要获得满足以后，这种需要便不再起激励作用。美国耶鲁大学的克莱顿·爱尔德弗（Clayton Alderfer）发展了马斯洛的需要层次理论，提出了一种新的人本主义需要理论，即 ERG 理论。

（1）需要层次理论的主要内容 马斯洛将人的需要由低到高划分为以下 5 个层次：①生理需要（physiological needs）：包括食物、水、栖身之地、性，以及其他方面的身体需要。②安全需要（safety needs）：保护自己免受身体和情感伤害，同时能保证生理需要得到持续满足的需要。③社交需要（social needs）：包括爱情、友谊、归属、接纳的需要。④尊重需要（esteem needs）：分为内部尊重和外部尊重。内部尊重因素包括自尊、自主和成就感等；外部尊重因素包括地位、认可和关注等。⑤自我实现需要（self-actualization needs）：成长与发展、发挥自身潜能实现理想的需要，是一种要成为自己能够成为的人的内驱力。

（2）需要层次理论的基本观点 ①人的需要是分等级层次的，呈阶梯式逐级上升，如图 7-3 所示。马斯洛认为，在低层次需要得到满足之后，人才能产生更高层次的需要，即人按上述 5 个层次由低到高逐步追求需要的满足。人的最基本的需要是生理需要，低层次需要满足的程度越高，对高层次需要的追求就越强烈。②需要的存在是促使人产生某种行为的基础，人的行为是由其当时的主导需要决定的。当一个人无所求时，也就没有什么动力与活力；反之，若一个人有所需求，就必然存在着激励的因素。5 个层次的需求是人生来就有的，但每一个人的需求强度、显露程度可能不同。即使是同一个人，在不同情况下优先考虑的需要也不同。③当某种需要得到满足以后，这种需求也就失去了对其行为的激励作用。当某一层次的需要得到满足以后，下一层次尚未满足的需要就会成为人们行动的动机。与低层次需求相比，高层次需求不仅内容广泛，实现的难度也更大。

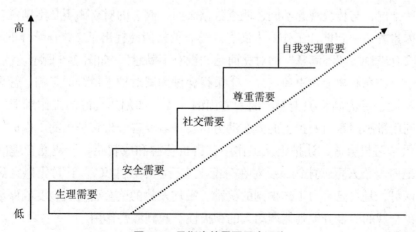

图 7-3 马斯洛的需要层次理论

（3）层次需要论在护理管理中的应用　利用马斯洛的需要层次论在组织中激励护士的途径包括：①生理需要：提供合理的工资、休息和工作条件等。②安全需要：提供安全的工作环境、稳定的工作、额外的补贴（医疗、疾病、养老）等。③社交需要：通过工作团队合作、旅行和运动等团体活动的形式提供与他人交流、被他人接受、拥有朋友的机会。④尊重需要：提供头衔、完成工作的满足感、奖金、挑战性的工作、参与决策的机会等。⑤自我实现需要：通过提供培养护士技能、提高其创造力、给予其发展和提升的机会、个人对工作的完全控制力等。

依据层次需要论的观点，护理管理者应该从了解、分析护士的不同需要着手，通过采用多种方式满足护士的需要来激发其工作积极性，在满足护士需要时注重需要的序列性和潜在性。

2. 赫茨伯格的双因素理论　马斯洛研究人类一般意义上的动机来源，而美国心理学家弗雷德里克·赫茨伯格（Frederick Herzberg）提出的双因素理论强调与工作和工作成就相关的动机来源。

（1）双因素理论的主要内容　为了研究人的工作动机，赫茨伯格于1959年对匹兹堡地区的11个工商企业机构的200个工程师、会计师等进行了深入的访问和调查，提出许多问题，如在什么情况下你对工作特别满意，在什么情况下对工作特别厌恶，原因是什么等。调查结果发现，使他们感到满意的因素与工作的性质和内容等内在因素有关，使他们感到不满意的因素与工作环境或者工作关系方面等外在因素有关。赫茨伯格把前者称作激励因素，后者称作保健因素。调查结果见图7-4。

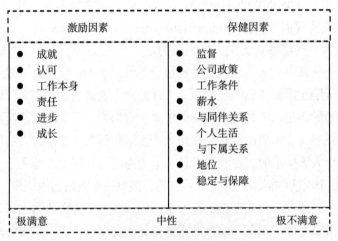

图7-4　赫茨伯格的双因素理论

赫茨伯格还指出，与传统观念不同，调查数据表明，满意的对立面不是不满意。即消除了工作中的不满意因素并不一定能让工作令人满意。赫茨伯格因此提出了二维连续体的存在："满意"的对立面是"没有满意"，"不满意"的对立面是"没有不满意"，如图7-5所示。

（2）双因素理论在护理管理中的应用　①重视保健因素对护士情绪的影响：管理者应从人性化管理的角度出发，尽力满足护士保健因素方面的需要。如创建良好的工作氛围、完善后勤保障措施等。②利用激励因素引发护士的内在动力：管理者要善于肯定护士的工作成绩，适当地授权，为护士提供学习机会等，让护士从工作中获得价值感和成就感。③建立合理的奖金分配制度：奖金的分配应与个人贡献挂钩，反对在分配上实行"平均主义"。让护士感觉到奖金是组织对自己工作的认可，是自己努力工作得到的奖励。平均发放的奖金会使奖金变成保健因素，失去其应有的作用；合理的奖金分配则能调动人的积极性，起到激励作用。

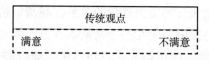

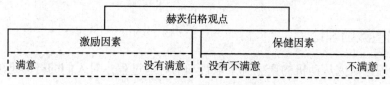

图 7-5　满意 – 不满意观的对比

双因素理论促使管理者注重工作内容本身的因素，具有积极意义。双因素理论认为，满足各种需要所引起的激励深度和效果是不一样的。物质需要等保健因素的满足是必要的，没有它会导致不满，但它的作用往往有限、不能持久。要调动人的积极性，不仅要注意物质利益、工作条件等外部因素，更重要的是利用激励因素激发员工的工作积极性，要注意工作的安排，量才录用，各得其所，注意对人进行精神鼓励，给予表扬和认可，注意给人以成长、发展和晋升的机会。

3. 麦克利兰的三种需要理论　大卫·麦克利兰（David Mc Clelland）等人认为，马斯洛过分强调个人的自我意识和内在价值，而忽视了人的社会属性。他在批判吸收马斯洛理论的基础上，进一步从管理的社会性特征角度提出了三种需要理论（three-needs theory）。

（1）基本观点　麦克利兰等人将人的社会性需要归纳为三个层次，即成就需要（need for achievement）、权力需要（need for power）和归属需要（need for affiliation）。

成就需要指达到标准、追求卓越、争取成功的需要。高成就需要者追求的是个人成就感，而不是成功之后得到的荣耀和奖赏。他们总是渴望把事情做得比以前更完美、更有效；对正在进行的工作，希望得到明确而又迅速的反馈；喜欢接受挑战，并为自己的成败承担责任。

权力需要指影响和控制他人且不受他人控制的需要。具有较高权力欲的人，热衷于对他人施加影响并有较强的控制欲，这样的人一般寻求领导者的地位；十分健谈、好争辩、直率、头脑冷静、善于提出要求、喜欢讲演。

归属需要指建立友好和亲密的人际关系的愿望。归属需要高的人通常从友爱中得到快乐，并总是设法避免因被某个团体拒之门外而带来的痛苦；他们更在乎保持社会关系的融洽，与周围人保持亲密无间的友善关系。

麦克利兰特别关注三种需要对于管理者的意义。他认为，这三种需要对一个成功的管理者来说缺一不可。其中，成就需要对于管理者来说尤其重要，通过训练培养较强的成就感，能使管理者倾向于承担个人责任，愿意承担具有适度挑战性的工作。

（2）三种需要理论在护理管理中的应用　护理管理者应该为护士营造能够满足权力需要、归属需要和成就需要的环境，调动护士工作的积极性。具有激励作用的工作环境包括：①适当授权，在一定程度上满足权力需要比较强的护士的需求。在进行授权之前，管理者要对授权对象进行考核，以确定授权的范围与大小。②归属需要比较强的护士需要一个拥有良好人际关系的环境。这类护士很在乎与他人的良好合作关系，不喜欢竞争，有助于组织的稳定。③对于成就需要比较强的护士，管理者应让其承担具有一定挑战性的工作，并随时给予工作效果的反馈，以确认其工作的进步与成就。

4. 需要层次论、双因素理论和三种需要理论的关系 赫茨伯格的双因素理论与马斯洛的层次需要理论有相似之处。他提出的保健因素相当于马斯洛提出的生理需要、安全需要等较低层次的需要；激励因素相当于社交需要、尊重需要、自我实现需要等较高层次的需要。麦克利兰没有对低层次的需要分类，三种需要理论所涉及的成就需要、归属需要、权力需要都属于高层次的需要。

（二）过程型激励理论

过程型激励理论研究从动机的产生到采取行动的心理过程，对人们的行为是怎样产生的、是怎样向一定方向发展的、如何能使这个行为保持下去、怎样结束行为的发展过程，以及管理者如何为员工设定合理的外在目标来激励员工进行研究。着重对行为目标的选择即动机的形成过程进行研究。过程型激励理论正好弥补了内容型激励理论的不足，对激励的操作方法和技巧进行了探讨。它主要包括弗洛姆的期望理论和亚当斯的公平理论。

1. 期望理论 激励的期望理论（expectancy theory）是由著名心理学家和行为科学家维克多·弗洛姆（Victor Vroom）于 1964 年在其著作《工作与激励》中首先提出来的。

（1）期望理论的基本观点 当人们预期某种行为能给个体带来某种特定的结果，而且这种结果对个体具有吸引力时，个体就倾向于采取这种行为。它包括以下三项变量或联系（图 7-6）：①努力 - 绩效联系：个体感到通过一定程度的努力可以达到某种工作绩效的可能性；②绩效 - 奖酬联系：个体相信达到一定绩效水平后即可获得理想结果的程度；③效价或奖酬的吸引力：由组织的奖酬与个人目标之间的关系决定，指的是从工作中可以获得的结果或奖酬对个体的重要程度。效价主要关心的是个人的目标与需要。

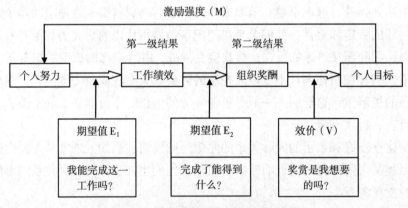

图 7-6 弗洛姆的激励 - 期望理论模型

期望理论认为，人是理性的，一个人决定采取何种行为与这种行为能够带来的结果，以及这种结果对他来说是否重要紧密相关。个人从事某项工作的动机强度是由其对完成该项工作的可能性、获取相应的外在报酬的可能性（期望值）的估计和这种报酬的重要程度（效价）来决定的，即人们的努力与其期待的最终奖酬有关。激励效应取决于个人通过努力达成组织期望的工作绩效（组织目标）与由此而得到的满足个人需要的奖酬（个人目标）相一致、相关联的程度。一致程度或关联性大，则激励效应就大，否则就小。激励是一个动态的过程，当一个人对期望值、效价的估计发生变化时，其积极性也将随之变化。

设 E 为期望值，即个人对通过行动实现某一特定结果的可能性的判断。这里的期望值又可以分解为两级，第一级期望值指个人对付出努力后能达到组织所期望工作绩效水平（组织目标）的主观概率（可用 E1 表示）；第二级期望值指个人达到组织期望绩效水平后能得到其所需要的结果（个人目标）的主观概率（可用 E2 表示）；V 为效价值，效价是指某人对目标价值的估计。对同一个目标，由于各人的需要不同，所处的环境不同，他对该目标的价值估计也往往不同。效价反映了一个人对某一结果的偏爱程度。效价值的大小反映了行动的结果对个人的价值大小；M 为激励力量，即动机的强度，它表明一个人愿意为达到目标而努力的程度。那么，弗洛姆的激励 – 期望理论模型可表示为：

$$M=V \cdot E=V \cdot (E_1 \cdot E_2)$$

从图 7-6 和公式中可以看到，只有当期望值和效价都比较高时，才会产生较大的激励力量。也就是说，只有员工认为自己的努力可以取得较好的业绩，好的业绩又会带来某种特定的奖励，且这种奖励对本人具有很大吸引力时，激励的作用才更大。

激励的期望理论模型提示：①激励强度的大小取决于个人努力行为与组织工作绩效及吻合个人目标的奖酬三者之间的关系；②奖酬设置应因人而异，因为不同人的效价维度范围和权重取值是不同的，管理者应关注大多数成员认为效价最大的激励措施，设置激励目标时应尽可能加大其效价的综合值；③根据效价大小的不同，适当调整期望概率与实际概率的差距，以及不同人实际所得不同效价的难易程度，拉开和加大组织的期望值与非期望行为的差异，这样会增强激励效应。

（2）期望理论在护理管理中的应用　①强调期望行为：护士长应让护士明确什么样的行为是组织期望的，并且让护士明确组织的绩效评价标准，以便护士可以自主地调整个体目标，使之与组织目标相一致，增加工作主动性。②强调工作绩效与奖励的一致性：护理管理者应让护士清楚什么样的工作结果能得到什么奖励，使护士明确奖酬与个体的工作绩效是相联系的。这样护士可以自觉评价自己努力的程度和结果，以调动工作积极性。③重视护士的个人效价：每个护士的个人目标不同，报酬或奖赏对其的吸引力也有所不同，有些护士重视物质方面的奖酬，有些护士在意精神方面的奖励。护理管理者应该在公开、公平的原则下建立科室完整、明确的奖励制度，在给予激励时应根据护士对报酬反应的倾向性进行区别对待，选择不同的奖励方式，最大限度地满足护士的个体需要。

2. 公平理论　公平理论又称社会比较理论，由美国心理学家约翰·斯塔希·亚当斯（John Stacey Adams）于 1965 年提出。该理论是研究人的动机和知觉关系的一种激励理论，公平理论认为，员工的激励程度来源于对自己和参照对象的报酬和投入比的主观比较感觉。

（1）公平理论的主要观点　人的工作积极性不仅与个人实际报酬多少有关，而且与人们对报酬的分配是否感到公平更为密切。人们总会自觉或不自觉地将自己付出的劳动代价及其所得到的报酬与他人进行比较，并对公平与否做出判断。公平感直接影响员工的工作动机和行为。因此，从某种意义上来讲，动机的激发过程实际上是人与人进行比较，做出公平与否的判断，并以此指导行为的过程。

公平理论认为，员工首先思考自己收入与付出的比率，然后将自己的所得与付出比和其他相关人员的所得与付出比相比较。如果员工感觉到自己的比率与他人相等，则处于公平状态；如果员工感到二者的比率不相同，则会产生不公平感，即他们认为自己的收入过低或过高。这种不公平出现后，员工就会采取行动试图纠正它。这可以概括为如下的公式：

$$\frac{自己的所得 / 自己的投入}{他人的所得 / 他人的投入} \begin{cases} >1 \ 比较满意 \\ =1 \ 公平合理、心态平衡 \\ <1 \ 不满意或比较不满意 \end{cases}$$

亚当斯的公平理论表明，一个人所得的相对值比绝对值更能影响人的工作积极性，所以管理者需要更多地注意实际工作结果与个人所得之间的公平合理性。但是这在实际运用中又比较难以把握，因为人们总是倾向于高估自己的付出，而低估自己的所得，对别人的付出与所得的估计则正好相反。所以，管理者除了制定公平的奖酬体系外，还要及时体察员工的不公平心理，引导员工正确认识、对待自己和他人。如果一个人的内心感受是公平的，其工作积极性即激励水平就高；反之，激励水平则低。

公平理论除了分配公平外，还存在程序公平的问题，即报酬分配程序的公平性。它会影响员工对组织的承诺、信任、流动意图等。目前越来越强调管理的透明度，其实就是要加强程序公平性，提升员工的工作动机。管理者的主要职责就是运用各种方法和手段，使下属员工处于拥有公平感的心理状态。

当员工感到不公平时，他们可能会采取以下做法：曲解自己或他人的付出与所得；采取某种行为使得他人的付出或所得改变；采取某种行为改变自己的付出或所得；选择另外一个参照对象进行比较；辞去他们的工作。

（2）公平理论在护理管理中的应用　①引导护士形成正确的公平感：员工的比较客观存在，但多由个人的主观感觉而定，因此，管理者要多做正确的引导，使员工形成正确的公平感。护理管理者要增加绩效评价的透明度，引导护士客观公正地选择比较基准，正确地认识自身和他人的工作绩效，避免盲目攀比而造成不公平感。②管理行为必须遵循公正原则：管理者行为是否公正将直接影响员工对比较对象的正确选择，如领导处事不公，员工必将选择受领导"照顾者"作为比较基准，以致增大比较结果的反差而产生不公平心理。因此，护理管理者要平等地对待每一位护士，公正地处理每一件事情，科学管理，避免因情感因素导致管理行为不公正。③报酬的分配要有利于建立科学的激励机制：对员工报酬的分配要体现"多劳多得，质优多得，责重多得"的原则，坚持精神激励与物质激励相结合的办法。护理管理者应综合考虑多方面因素，制定为大多数人所认可的分配细则，让护士清楚什么样的行为会得到什么样的奖励。另外，公平不是平均主义，个人对组织的贡献大小不同，组织对个人的报酬也应有所区别。在工作中贡献较大的护士应该得到更多的奖励。

（三）行为改造型理论

行为改造型理论（behavior modification theory）着重研究如何改造和转化人的行为，变消极行为为积极行为。行为改造型理论认为，当行为的结果有利于个人时，行为会重复出现；反之，行为则会削弱或消退。行为改造型理论主要有强化理论和归因理论等。

1. 强化理论　强化理论（reinforcement theory）由美国心理学家斯金纳（Burrhus Frederic Skinner）提出。强化理论把需要导致行为看作一个黑箱，针对这个模式的输出研究人的行为。该理论的基本出发点是人们倾向于去重复那些受到赞扬或者鼓励的行为，会避免或者克服那些受到惩罚或者打击的行为。

（1）强化理论的基本观点　强化理论认为，可以使用正强化、负强化、惩罚和消退这四种方式对人们的行为施加影响：①正强化：指的是对希望员工表现出的某种行为加以奖励或者鼓励，以增加这种行为重复出现的可能性。正强化物包括表扬、推荐信、优秀绩效评估和加薪等。工作本身也可以成为正强化物，充满乐趣、富于挑战性或内容丰富的工作比简单、单调的工作产生的正强化效应更强，从而具有更强的激励性。②负强化是指员工改变自己的行为以规避不愉快的结果，它通常表现为组织的规范所具有的约束力。③惩罚是指运用消极的结果以阻止或更正不当的行为，例如对员工批评、斥骂、处分、撤职、降级或者减薪、扣发奖金、解雇等。④消退有两种方式：一种是对某种行为不予理睬，以表示对该行为的忽视或某种程度上的否定，使其自然消退；另一种是指由于疏忽或情况改变，对原来用正强化手段鼓励的有利行为不再给予正强化，使其逐渐消失。

在上述四种强化类型中，正强化是影响行为发生的最有力工具，它能增强或增加有效的工作行为。惩罚和自然消退只能使员工知道不应该做什么，但并没有告诉员工应该做什么。而负强化则会使员工处于一种被动的、不快的环境之中，可能产生适得其反的结果。

（2）强化理论在护理管理中的应用　①强化要公正：为了使行为强化有效果，强化应基于每个护士的工作绩效。②尽量应用内部强化手段：所谓内部强化是指通过外在刺激，使护士的自我认识发生改变而影响行为。③建立奖励机制：要让护士明白怎样做才会得到奖励，以相应地调整他们的行为。④注意强化的时效性：长时间出现无反馈的现象，会使护士无所适从。⑤尽量使用正强化：负强化、惩罚及消退都属于消极的行为改变手段，容易使护士产生抵触情绪，从长远来讲不利于组织目标的实现。正强化可引导护士的正性情绪，以激励护士的行为朝向组织目标。⑥巧妙运用负强化及惩罚：对于所实施的负强化或惩罚措施，管理者一定要让下属明白他错在哪里，否则护士会有迷惑不解的可能。惩罚是制止组织所不需要行为的一种有用方法，但当众的斥责会使护士感到屈辱，并能引起工作团队内全体成员对管理者的不满。

2. 归因理论　归因（attribution）是指观察者为了预测和评价人们的行为并对环境和行为加以控制，而对他人或自己的行为过程所进行的因果解释和推论。归因理论（attribution theory）是说明和推论人的活动的因果关系的理论。人们用这种理论来解释、预测和控制他们的环境及随这种环境而出现的行为。因而有人把归因理论称作认知理论，即通过改变人的自我感觉、自我认知来达到改变人的行为的目的。

（1）韦纳的归因理论的主要论点　美国心理学家伯纳德·韦纳（B. Weiner）认为，人们对行为成败原因的分析可归纳为以下六个原因：①能力：评估个人对该项工作是否胜任；②努力：个人反省检讨在工作过程中是否尽力而为；③任务难度：凭个人经验判定该项任务的困难程度；④运气：个人认为此次成败是否与运气有关；⑤身心状态：工作过程中个人当时身体及心情状况是否影响工作成效；⑥其他因素：个人自觉此次成败因素中，除上述五项外，尚有何影响因素。

以上六项因素作为一般人对成败归因的解释，韦纳按各因素的性质，分别纳入因素源、稳定性和可控性三个维度之内。根据因素来源，分成内部（努力、能力、身体状况）和外部（运气、任务难度、其他因素）；根据稳定性，分为稳定（能力、任务难度）和不稳定（努力、运气、身心状况、其他因素）；根据可控性，可分为可控（努力）和不可控（能力、任务难度、运气、身心状况、其他因素）。

（2）归因理论在护理管理中的应用　①引导护士把失败归因于自己不努力或粗心大意等不稳定的因素，就会增强人的自信心，增强努力与坚持行为。引导护士将成功归因于个人的能力和努力，这样有助于提高他们的自信心，调动护士的工作积极性。②引导护士关注焦点集中于内部的可控因素上，对于外部不可控的因素，护士长应帮助护士客观评估，并且帮助护士学会利用内在的、可控的因素弥补外部的、不可控的因素，不要因为外部不可控因素造成的失败给护士带来过重的负性影响。例如，护士长应让护士体验到只要努力了，虽然失败但仍会受到鼓励。同时应帮助护士寻找原因，究竟是努力的程度不够，还是工作方法有问题。

三、激励的形式

（一）目标激励

目标就是人们通过努力所要达到的满足需要的预期结果。个体目标设定过程推理的四个阶段是：确定要达到的标准；判断这个标准能否达到；判断这个标准与个体目标是否匹配；接受标准，确定目标，开始为实现目标采取行动。无论是管理学家德鲁克的目标管理理论（management by objectives，MBO），还是心理学家洛克的目标设置理论（goal-setting theory），都有一个共同基础：一个为员工所接受的清晰的目标，可以使员工受到激励。所以，目标激励是至关重要的、有效的激励手段。实践表明，当目标明确并具有挑战性时，将激发成就动机，能更有效地激励个体或团队行动。

（二）肯定激励

调查显示，激励员工的最好办法是肯定和赞美，属于正强化，有利于引导员工表现组织期望的行为。一位管理学家说过，奖励你所希望的行为比惩罚你所不希望的行为投入的资源少，而且能取得更好的效果。这从某种意义上说明了肯定员工行为的价值所在。一般而言，奖励的方式有两种：一是物质奖励，比如增加工资或奖金；二是精神奖励，使员工感受到他们对于组织的重要性，认识到组织所从事的事业和自身的价值。

（三）参与激励

员工参与决策和管理，是指在不同程度上让员工参加组织决策和各级管理工作的研究和讨论，是兼顾员工各种需要和组织效率要求的基本方法。它隐含的逻辑是，通过员工参与来影响他们的决策和增加他们的自我指导与自我控制，提高员工的积极性和对组织的忠诚度，以此达到员工和组织的双满意。

（四）竞争激励

竞争激励是一种比较常见的激励方式，组织普遍用如下方法进行竞争激励：把每个员工的业绩进度表张贴在办公室的显眼处；每年在员工中进行评星定级，给予优胜者适当的物质奖励；同岗不同酬，重视星级员工的榜样作用等。

（五）工作激励

工作激励以赫茨伯格的理论为依据，是一种改进工作组织，在工作中增加激励因素，以调动员工的工作积极性的激励方法。通过提供责任更大、更受重视、更利于员工成长的工作，减少员工工作的单调性、增加工作的安全感，使工作本身成为激励因素。工作激励主要有工作适应性、工作扩大化和工作丰富化等方法。

（六）发展激励

发展是人类的需要之一。很多组织都很关注员工的职业生涯发展，并根据实际情况给予员工客观的建议。发展激励就是给员工提供更好的发展机会，搭建更好的发展平台，创造更好的发展条件，从而让员工在工作中不断成长，实现自身的职业发展。

（七）危机激励

危机就是潜在的危险，危机激励属于负强化。从关心员工的立场出发，帮助其分析和找出潜在的问题，给员工指明坚持某种观点、主张、做法可能会产生的不良后果，使员工产生危机感，从而为了规避风险转变自己的态度、观点和行为。

（八）感情激励

感情激励是指通过组织领导者对员工的关心而产生的对员工的激励作用。古人云："感于心者莫先于情。"激励需注重"情感投资"，要晓之以理，动之以情。员工以组织机构为其主要的生存空间，把组织当作自己的归属。如果领导者时时关心员工疾苦，了解员工的具体困难，并帮助其解决，就会使员工产生很强的归属感，会对员工产生激励效果。

激励理论使我们对激励的内容、过程、方法和形式有了一个基本的认识。内容型激励理论认为，激励的中心问题就是满足人的需要。行为改造理论强调激励是通过改变或者修正人的行为来实现的。过程型激励理论重点研究如何提高工作效率，对激励过程应用的技术、方法和手段进行研究。如何激发护士表现出组织期待的行为，提高工作绩效，是护理管理工作的重要组成部分。

第二节　沟通与冲突

一、沟通

沟通（communication）是指可理解的信息在两个或两个以上人群中传递或交换的过程，目的是激励或影响人的行为。沟通包含了三方面的含义：①沟通是一个双向、互动的反馈与理解的过程；②沟通的本质是传递；③只有双方能准确理解信息的含义才能称为有效沟通。

有效的沟通是管理的基础，它渗透到管理过程的每个环节，计划、组织、领导、激励、决策、控制等主要活动都需要有效的沟通与协调。

（一）沟通的过程

完整的沟通过程包括六个环节，见图 7-7。

1. 信息发送者　是沟通过程的主体，也是沟通过程的起点。

2. 编码　信息发送者采取某种具体的形式传递信息，该过程受信息发出者的知识、态度、文化背景及沟通技巧的影响。

3. 信息传递　是通过各种媒介与桥梁，将信息由发送者传递到接收者，如书面沟通通过纸张。

4. 接收者　是沟通的客体，与信息发送者相对应。

5. 解码　客体对接收到的信息进行解释及理解，与编码过程一样，信息的解码过程也受接收者的知识、态度及文化背景等方面的影响。

6. 反馈　客体将沟通效果返回给主体，主体检验传递的信息是否被客体准确无误地接受。

可以看出，编码、解码和信息传递是沟通成败的关键环节，整个沟通过程始于主体发出信息，止于反馈。

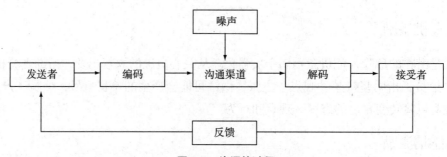

图7-7 沟通的过程

沟通的过程还会受到噪声的干扰，噪声包括妨碍信息沟通的任何因素，它存在于沟通过程中的各个环节，如信息发送、传递、接收及反馈，从而可能造成信息失真。比如，模棱两可的语言、字迹不清、不同的文化背景等都是噪声。

（二）沟通的方式与渠道

1. 沟通的方式　沟通的方式有不同的分类方法，按照组织内、外不同，可以分为组织内部的沟通和组织之间的沟通；按照沟通的媒介不同，沟通又可以分为书面沟通、口头沟通、非言语沟通及电子媒介沟通。

（1）组织内部的沟通与组织之间的沟通

①组织内部的沟通：护理组织内部的沟通包括护理人员之间的沟通、护理人员与医技人员的沟通、各临床科室间护理人员的沟通。因此，组织内部沟通又包括横向沟通和纵向沟通。横向沟通指组织各部门之间的沟通；纵向沟通指部门内及上、下级之间的沟通。纵向沟通又分为上行沟通和下行沟通。上行沟通是指下属的意见、信息向上级反映，通常用于请示、汇报、申诉、建议等。上行沟通有两种传递方式：一是层层传递，如病房护士长向科护士长汇报病室工作情况，再由科护士长向护理部主任汇报；二是越级反映，如病室护士长或护士直接向护理部主任汇报工作情况及自己的想法与意见。护理管理者应鼓励上行沟通，以利上级全面了解下属的情况。下行沟通是组织中的上层管理者按指挥系统自上而下地沟通，通常用于控制、指导、激励和评价等。如护理部向下布置下一周期的工作任务、提出改进要求等。下行沟通是保证护理组织工作正常进行的重要沟通形式。在护理管理工作中，下行沟通比上行沟通容易，应将上、下行沟通相互结合，重视上行沟通，强调信息反馈。

总之，内部沟通的目的是促进组织内部信息的传递与交流，从而促进组织内部相互了解与达成共识。常用的沟通方式有指示、汇报、发放文件、培训、会议、宣传、检查、简报、网络及内部反馈等。

②组织之间的沟通：组织之间的沟通是指组织与供方、组织与需方及第三方之间的沟通。因此，在护理组织外部有护理人员与患者、患者家属的沟通；护理组织与其他组织之间的沟通，如护理部与医务科、人事科、财务科等之间的沟通；护理组织与其他相关部门的沟通。组织之间沟通的目的是促进护理组织与外部组织的信息交流，从而增进组织之间的理解和提高组织效能。外部沟通的方式有电话、传真、会议、培训、合同、网络及外部反馈等。

（2）按照沟通的媒介的不同，沟通可以分为书面沟通、口头沟通、非言语沟通及电子媒介沟通。①书面沟通是指以文字为媒体的信息传递，其特点为规范、严肃、便于保存、信息传递准确性较高。②口头沟通是指以口语为媒体的信息传递，其特点为迅速、灵活、反馈直接。③非言语沟通是指以非口头与书面语言形式所进行的信息传递，是沟通的辅助手段。如通过身体动作、体态、面部表情等进行沟通。④电子媒介沟通是以电子符号形式通过电子媒体进行的沟通，现在正在普及。

按照沟通的方向，沟通可以分为下行沟通、上行沟通、横向沟通和斜向沟通。①下行沟通是自上而下的沟通，在专制型组织中较为常见。②上行沟通是自下而上的沟通，在民主型组织中较为常见。③横向沟通：指同一层级的人员或部门间的沟通。④斜向沟通（又称交叉沟通）指信息在处于不同组织层次的没有隶属关系的人员或部门间的沟通，起到协调的作用。

2. 沟通的渠道 可分为正式沟通渠道与非正式沟通渠道。

（1）正式沟通渠道 是指通过组织正式的渠道进行信息的传递和交流。如组织之间的公函往来，组织内部的文件传达、召开会议，上、下级之间的工作汇报与交流等。行为学家发现，在正式的沟通渠道中存在五种典型的传播方式，即轮式、"Y"式、链式、圆周式和全通道式。不同的传播方式对于组织的活动效率影响不同。见图7-8。

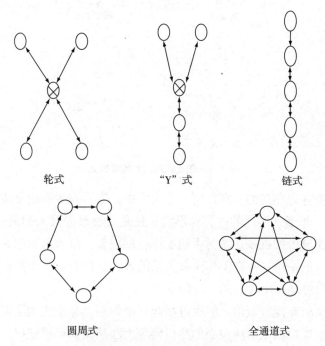

图7-8 正式沟通的传播方式

①轮式：又称星式。"×"代表领导。在轮式中所有信息都要通过管理者，成员间缺少沟通，导致成员满意度下降。此种方式不适于完成复杂的任务。②"Y"式：与轮式相似，沟通快，但成员满意度较低。③链式：组织内成员与某些人沟通，但领导者不明确，成员的满意度比轮式稍强，但不及其他方式。在完成较复杂或较简单任务时，工作质量都属中等，其主要缺点是协同性差，不像一个集体，领导权威弱。④圆周式：与链式相似，仅首尾相连，优缺点也与链式相似。⑤全通道式：全体成员都可以与其他成员沟通，但领导的明确性较低，似乎每个成员都有决策权。成员满意度高，完成复杂任务时绩效也高，但对于简单任务花费时间较长，绩效中等。

综上所述，图7-8中的每种传播方式各有优缺点，护理管理者应均衡利弊，选择与变换使用各种方式。例如，当圆周式工作效率低下时（管理者发出指令依次传递，再返回到管理者），管理者就应采用全通道式，让所有成员参与讨论。

（2）非正式沟通渠道 是指在正式沟通渠道之外进行的信息传递与交流，如护理人员间私下交换意见、议论事情、传播信息等。与正式沟通相比，非正式沟通渠道不受组织监督，更灵活、迅速地适应多变事态，省略烦琐的程序，提高信息传递的速度，而且有利于护理人员的真实想法、态度与动机的表露。因此，非正式沟通对正式沟通起到了补充的作用，在护理管理决策中具有重要的参考作用。有专家把非正式沟通的传播方式分为四种：集束式、偶然式、流言式和单线式。①集束式：又称葡萄藤式，是把信息有选择地传播给有关人员；②偶然式：由于偶然的机会传播信息；③流言式：某人主动把信息传播给其他人员；④单线式：通过数名成员连续把信息传播给最终接收者。见图7-9。

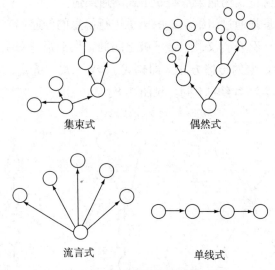

集束式　　　　　　　偶然式

流言式　　　　　　　单线式

图7-9　非正式沟通的传播方式

非正式沟通渠道是客观存在的。在任何一个组织中，通常有少数成员成为非正式沟通的传播者。心理学研究表明，非正式沟通的内容和形式往往是能够事先被人知道的，它具有以下特点：①消息越新鲜，人们谈论得就越多；②对人们工作有影响者，最容易引起人们的谈论；③最为人们所熟悉者，最多为人们谈论；④在工作中有关系的人，往往容易被牵扯到同一传闻中去；⑤在工作中接触多的人，最可能被牵扯到同一传闻中去。

非正式沟通可能会散布流言蜚语，但也可能起积极作用。非正式沟通渠道愈活跃，可能预示正式沟通渠道愈不够畅通，或成员所关心的热点问题无法从正式渠道获得。因此，护理管理者应重视并利用上述规律，利用非正式沟通为群体或组织目标服务。例如，管理者可通过非正式沟通有计划地传递某些信息给特定的个人或群体，也可利用非正式沟通传播一些待决定的问题或计划出台的措施，通过观察员工的反应来进一步修改决定，从而避免与员工的正面冲突等。

（三）有效沟通

"等你好了，我们一起去吃热干面"

2020年1月，突如其来的新冠肺炎"袭击"了武汉。面对这个陌生但又异常强大的"敌人"，人们陷入恐慌与焦虑之中。医务人员第一时间冲在了疫情防控战的前线。在紧张又繁重的工作中，除了对新冠肺炎患者进行对症治疗与护理外，医务人员也非常关注患者的心理健康。因穿戴着隔离防护服，沟通起来总有点"吃力"，大家在病房的墙上贴上"武汉，加油，我们一起战斗"等祝福和加油的话语，多才多艺的护士姑娘们还把想说的话画成了漫画："等你好了，我们一起去吃热干面……"一张张生动有趣的作品一下子活跃了病房的气氛，也拉近了医护人员和患者心的距离。

有效沟通就是传递与交流信息的可靠性与准确性高，它反映了对组织噪声的抵抗能力。达到有效沟通需具备两个必要条件：①信息发送者清晰地表达信息的内涵，以便信息接收者能准确理解；②信息发送者重视信息接收方的反应并及时修正信息的传递，避免不必要的误解。二者缺一不可。但在沟通的过程中，必然存在着外界干扰，信息失真的现象时有发生，在信息发送方、沟通渠道、信息接收方三个环节都可能出现沟通障碍，为了提高沟通效果，必须设法克服这些障碍因素带来的消极影响。

1. 有效沟通的原则

（1）信息明确原则　信息明确是指信息发送者发出的信息有价值，信息沟通所用的语言及传递的方式能被接收者理解。这属于信息发送者的责任。

（2）组织结构完整性原则　组织内的沟通应按组织结构的完整性进行，即上一级对下一级发出信息，而不是越级发布指示。如护理部主任不得随意越过科护士长和护士长去指挥护士。

（3）及时性原则　是指在信息发送的预定时间内完成沟通。及时沟通可以使组织的目标、政策、措施等尽快得到下级的理解与支持，也可以使上级及时掌握下属的想法、态度和情感，有助于提高管理水平。

（4）非正式沟通策略原则　非正式沟通可以快速传递信息，应予以控制和利用，扬长避短，将正式沟通和非正式沟通统一协调，更好地完成沟通的目标。例如，护理部主任在决策之前可利用非正式沟通渠道获取意见，也可尝试通过非正式沟通解决正式沟通未解决的问题。

（5）重视交谈与倾听技巧原则　谈话是护理管理者的主要沟通形式，技巧性较强，而倾听是谈话沟通的关键性环节，应给予重视。

2. 有效沟通的技巧

（1）人际沟通的技巧　①耐心倾听：要集中精力听对方诉说，并学会换位思考，努力理解其想表达的；要客观地倾听，待对方表达完后再做判断，并通过提问来确保信息获取的完整性与理解的准确性。②及时反馈：许多沟通障碍是对信息理解不准确造成的，及时反馈会减少类似问题的发生。反馈的形式可以是语言或非语言方式。③简化语言：信息发送者在编码时应使用简练的措辞组织语言，使信息接受者易于理解。④调控情绪：情绪的波动能使信息的传递受阻或失真。当沟通双方情绪激动或对某件事感到失望时，很可能会对信息表述不清晰、不准确，或对接受的信息产生误解，因此应暂停沟通，待情绪恢复正常后再进行。⑤运用肢体语言：在护理沟通过程中，肢体语言有时比口头语言更有效。护理管理者应注意适当运用肢体语言，以达到强化口头语言的作用。

（2）组织沟通的技巧　组织沟通应注意以下几个方面：①营造良好的沟通环境：良好的沟通环境是组织进行有效沟通的重要条件。护理管理者必须谦虚谨慎，从自身做起，带头营造良好的氛围，对于护理人员要坦诚相待，设身处地为对方着想，耐心听取对方的解释，多用鼓励性的语言。②保证信息的完整性与渠道的畅通：缩短信息传递的环节，拓宽信息沟通的渠道，使高层管理者与基层管理人员可直接沟通。为了保证信息的完整性，高层领导者不宜越级或直接发布命令，否则将影响中层管理者的积极性。③甄选有效信息：信息量越大，沟通越困难。医院是一个庞大、复杂的系统工程，任务重、责任大、风险性大、专业性强、科室多、人员多，信息量就更大了。作为护理管理者更应注重有效信息的甄选。

（3）主持会议的技巧　在护理管理工作中，护理部主任或护士长经常定期或不定期地主持召开有关会议，其目的是指导工作、交流信息，更好地实现护理组织的目标。为使会议达到预期的目的，应把握以下几个环节：①会议准备：确定本次会议的议题，明确会议的必要性，安排会议议程，确定参会的人员，安排开会的时间与地点，准备会议相关资料等。②明确主题：会议主持人在会议开始时要简明扼要地说明本次会议的目的、主要内容、要求，同时说明议题的重要性与迫切性。③围绕主题：当与会人员出现意见分歧时，主持人要让参会人员将自己的想法表述充分，然后引导大家围绕会议主题讨论，充分发挥民主，达成统一意见，最后形成会议决议。④恪守时间：准时开会，按时散会，提高会议的效果与效率，同时做好会议记录与小结。另外，会后要及时贯彻落实会议精神，检查和监督执行的过程与结果。

（4）护理查房的技巧　护理查房是护士长组织护理人员到患者的病床边了解病情、解决问题的一种形式。通过护理查房，可以发现护理过程中的某些问题，提高护理人员与患者及家属的沟通技巧，促进患者及家属更多地参与护理工作，改善与维系护患关系，提高护理质量与临床教学水平。

查房前应制定相应的计划，明确本次查房目的、时间、地点、参加人员、主讲人、患者、记录人员等；查房前参加人员尤其是主讲人应做好充分准备，熟悉病历、病情及护理的有关理论知识；查房时主讲人要报告患者的有关情况，主持人应给予适当的引导，讨论相关的内容，调动参加人员发言与讨论的积极性，最后做出总结与评估。

护理查房时应注意：①查房内容应以患者为中心，不要对患者进行过多的评论和不必要的检查。②查房过程中需要对患者回避的内容应另选合适的地点再进行讨论。③参加的人员不宜过多，时间不宜过长。

（5）护士与患者沟通的技巧　①接受：护士在听患者陈述时应表示接受，可运用多种方式如面部表情、姿势、语音、语调等。②重申：护士可使用复述的方法，鼓励患者继续诉说，进一步澄清意愿，配合面部表情、语音、语调及其他非语言符号，使患者确认刚刚陈述的信息已被接收。③澄清：当患者表述意义不明确时，护士应该进一步了解患者的意思。④追问：对患者敏感的问题护士不要过多询问，否则会造成隔阂，应另寻他法。⑤劝告：劝告患者时要谨慎，尽量不要使用命令或指使的口气，避免伤害患者的自尊心，必要时可进行指导性的劝告。

3. 影响有效沟通的因素　为使沟通得以有效进行，必须了解并克服沟通中的障碍。从沟通的过程来看，影响沟通的因素主要在于信息发送者、信息传递和信息接收者三个方面。

（1）信息发送者的问题　信息发送者对信息的编码不准确，措辞不当。例如信息发送者使用医学专业语言或含义不明确的文字，如护士询问患者："您心悸吗？"患者往往不能理解，从而导致沟通障碍。信息发送者有时候为了提高速度，缩短了沟通的时间，仅传递部分信息，导致信息模糊不清。如护士长传达上级指示时，只传达自己认为有用的信息，以至于护理人员不能理解上级的真正意图。此外，信息传递的时间过早或过晚，都会影响沟通效果。如开会事宜通知过早，容易忘记；安排护士加班通知过晚，护士有可能准备不充分而影响或无法完成工作，从而导致工作效率下降。

（2）信息传递的问题　在信息传递的过程中，若信息发送者选择的沟通渠道不合适，如重要的事情或重要病情不做详细记录，只口头传达，则会导致沟通失败，延误病情，从而引发医疗纠纷。另外，几种渠道传递的信息不一致或渠道过长、中间环节过多，信息在传递过程中易丢失或发生改变，同样会导致沟通失败。

（3）信息接收者的问题　由于信息接受者的文化、受教育程度、心理素质等不同或对信息发出者的编码不熟悉，有可能解码不准确，影响了沟通的效果。此外，有时接收者由于某种原因，拒绝接受某些信息，如有的护士对护士长不信任，拒绝接受其意见或建议，也会使沟通失败。

从影响因素来看，信息沟通的障碍包括个人因素、人际因素和结构因素。①个人因素：人们有选择地、片面地接受或拒绝接受与其所期望不一致的信息，这些将严重影响其接收与解码的过程，影响其认识问题的能力与方法的选择。②人际因素：顾名思义，人与人之间影响沟通的因素，包括信息发送者与接收者之间的相似程度，信任程度及信息源的可靠程度等。③结构因素：包括地位的差异、信息传递链、组织的规模及空间约束等。

4. 有效沟通与协调 协调（coordination）是指领导者为实现组织目标，运用各种措施与方法，使自己领导的组织内部及组织与外部环境之间相互配合，协同一致，高效率地实现目标的行为过程。在一个高效的管理过程当中，沟通是手段，协调是目的。

（1）协调应遵循的原则 ①目标一致：即协调过程中护理管理者必须始终围绕着组织的总目标进行。②统筹兼顾：指协调要从全局出发，解决主要矛盾，以集体利益为重，兼顾个人利益。③平衡利益：领导者在进行利益分配时必须做到公平、公正、公开。④求同存异：寻求各方的共同点，允许各方保留不同点，通过协调使各方在基本原则上达到一致即可。⑤原则性与灵活性结合：协调工作必须遵循其本身的原则与规律，但在具体协调工作中，强调从实际出发，灵活运用。

（2）协调的方法 ①充分讨论：对于组织的总目标、各子目标，以及分解到个人的具体目标，要进行充分的讨论与学习，统一思想，达成共识。只有在思想上统一认识，才能自觉有效地实现组织总目标。②行政手段：通过直接干预，协调组织中各个环节，从而使组织工作保持良好的秩序。行政手段以权利为保障，强调领导的权威作用。因此在使用的过程中要注意结合其他方法，充分发扬民主，避免权利运用不当而带来的弊端。③经济杠杆：通过运用工资、奖金、福利等经济手段，从物质利益方面调动员工的积极性。④规章制度：通过制定规章制度来约束与规范组织或个人行为。规章制度是协调活动的重要手段，也是协调依据的准则。

二、冲突

由于各种原因，组织中的个体或群体常发生意见分歧、争论乃至冲突，使彼此的关系出现紧张状态。冲突是客观的，任何一个组织都存在冲突。在护理组织中同样存在上下级之间、护理人员之间、科室之间的工作和利益等方面的冲突。有研究表明，一个领导者至少有三分之一的时间用来解决各种冲突。因此，处理冲突的能力是领导者需要掌握的重要技能之一。

（一）冲突的概念

冲突（conflict）是指群体内部个体与个体之间、个体与群体之间存在的互不相容、互相排斥的矛盾。人们对于冲突对组织作用的认识经历了一系列的变化：传统观念认为，所有的冲突都是有害的，具有破坏性，应当避免；人类关系学说认为，冲突是所有组织中自然发生的现象，是与生俱来的，应该接受冲突，使之合理化；相互作用观点不仅接受冲突的存在，而且认为冲突对组织的生存是有利的。一定水平的冲突，能使组织保持活力、自我反省力及创造力。一个压制冲突的组织，削弱了组织的自我调节和稳定的成长的能力；现代管理理论认为，把冲突认为绝对有害和绝对有利的观点都是不恰当的。因此，评价冲突对组织所起的作用，应根据其性质而定。

（二）冲突的分类

1. 建设性冲突与非建设性冲突

（1）建设性冲突 建设性冲突是指冲突双方均支持组织的工作目标，但在实现目标的途径或认识上因观点不同而产生的冲突。这类冲突具有以下特点：双方对共同目标的实现都非常关心；双方愿意了解彼此的观点、意见；双方能以争论问题为中心；双方积极交流信息。建设性冲突能促进组织的改革与创新，激发员工的创造力；促进组织内部的公平竞争，发扬民主，营造积极向上的氛围；防止思想僵化，提高决策质量；促进良好健康人际关系的建立；促进正确决策的制定，提高组织效率。

（2）非建设性冲突　非建设性冲突又称破坏性冲突，是指冲突双方由于认识不一致，组织资源和利益分配不均，导致员工之间发生相互抵触、争执甚至攻击等行为，造成组织效率下降，最终影响组织发展的冲突。这类冲突阻碍了组织目标的实现，具有以下特点：双方都认为只有自己的观点是唯一正确的；不愿听取对方的观点和意见；从对问题、观点的争论转为人身攻击；互相间信息交流减少甚至完全停止。非建设性冲突对于组织发展起消极或破坏性作用，带来的后果通常也是消极的。它造成组织内部人际关系紧张，护理人员心理紧张、焦虑，人与人之间相互排斥、相互对立，削弱了组织的战斗力；护理人员心理压力增加；破坏组织的协调统一，阻碍组织目标的实现。

2. 个体冲突与群体冲突　个体冲突常见于存在角色、责任差别的个体之间，如护士长与护士之间；也可见于个性差异和价值观冲突的个体之间，如护士与护士之间。这类冲突如不及时处理常会造成组织内部人际关系紧张，影响内部工作氛围。群体冲突常见于相互间存在竞争关系或相互间有合作关系的部门之间。通常由于责任的划分、权利的范围、分配的不平等而产生的。如医院的临床科室与医技科室的冲突，如果协调不好可能影响工作。

（三）冲突的过程

美国学者罗宾斯将冲突的过程分成五个阶段：潜在对立、认知和个人介入、行为意向、行为及结果。

1. 第一阶段——潜在对立阶段　双方潜在对立或不一致是可能产生冲突的酝酿阶段。对立或不一致并不一定引起冲突，但却是冲突产生的必要条件和引起冲突的原因。可由3个因素引起：沟通因素、结构因素和个人因素。

2. 第二阶段——认知和个人介入阶段　在这个阶段，冲突双方对相互的不一致有了感情上的投入，潜在的对立从而显现出来。双方都会体会到焦虑、紧张、挫折感及敌对，以致冲突明朗化。

3. 第三阶段——行为意向阶段　行为意向介于一个人的认知和情感及外显行为之间，双方有了从事某种特定行为的决策。处理冲突的五种意向有：强制、合作、回避、迁就、妥协。

4. 第四阶段——行为阶段　包括冲突双方进行的说明、活动和态度，即一方有行为，对方如何反应。冲突行为的强度变化是连续的，从轻度的意见分歧，到公开质问，到武断的言语攻击，到威胁和最后通牒，再到挑衅性的人身攻击。

5. 第五阶段——结果阶段　冲突的结果一般有两个：一是组织功能正常，冲突提高了组织的工作绩效；二是组织功能失调，冲突降低了组织的工作绩效。

（四）护理组织中产生冲突的原因

1. 管理者与护士冲突的原因

（1）二者角色不同　由于二者在组织中扮演着不同的角色，其工作目标及对工作绩效的要求不同，价值观也不同。如护士长注重患者对其护理工作的满意度，而护士则更加注重自己的福利及自身发展。

（2）二者理念不同　护士长要求护士树立"以患者为中心"的护理理念，对患者要运用科学的护理程序进行整体护理，而个别护士尚未树立此理念，对护理程序也不熟悉，无法按照护士长的要求工作，因此反对护士长的这种安排。

（3）管理者对护士的管理经验不足　管理者对护士应承担的工作责任划分不清、领导方法不当、处理问题不果断、分配不公平，以及仅注重工作的结果、不顾护士的困难等。

2. 护士之间冲突的原因

（1）价值观的不同　家庭背景、受教育程度，以及个人的道德修养等都会影响护士的价值观，而每名护士的上述因素各不相同，而且这些因素还互相影响，从而导致不同的护士价值观大相径庭。

（2）个人利益与集体和他人利益的关系　如果护士对个人利益考虑较多，而忽视或较少考虑集体利益和他人利益。当个人利益与其发生矛盾时，便不服从工作安排而引发冲突。

（3）性格的差异　性格的差异对于冲突的影响有时是加大，有时是减少。如护士的性格在某方面差异较大时，则对于此类问题的处理就会产生不同意见，从而使得冲突发生的概率加大。但在需要合作时，互补性格的护理人员一起工作，可能有助于工作绩效的提高。

3. 科室之间冲突的原因　按组织系统、工作性质的不同，医院可分为临床科室、手术室、门诊、供应室等护理部门。上述部门之间也会发生冲突，主要原因包括：

（1）工作目标不同　各个科室的分工不同，护理人员通常都以本科室利益为中心，而忽视与其他部门的协调。

（2）物资投入不公平　为完成各项工作任务，医院需要投入一定的物资，对于各科室的投入无法完全做到公平、公正，有的科室认为对本部门投入过少，对某些部门投入过多，从而导致冲突。

4. 护患冲突的原因　护患双方在医疗护理活动过程中，对医疗护理的过程、医疗护理的效果等存在认识上的分歧，可能导致双方情绪过激，产生误解，严重时侵犯对方合法权益。护患冲突的核心问题是利益冲突。

（1）患者经济承受能力不足　随着医疗费用的不断提高，患者的经济承受能力与医疗费用之间存在着距离，虽然医疗保险在一定程度上解决了大部分老百姓的住院费用，但患者仍然对医疗收费十分敏感。当护士对于收费项目解释不清时，往往会引发冲突。

（2）疗效与患者的期望值存在差距　患者走进医院的目的是为了解除病痛，必然要求医护人员具备精湛的医疗技术。如果护理人员的技术不熟练、不精湛，在患者付出了较多的医疗费用的前提下，必然导致患者及家属不满，从而引起双方争议，发生冲突。

（3）保护意识和法律意识提高　随着人们文化水平的提高，以及各种医疗法律法规的完善和普及，人们的维权意识不断提高。如果在就医过程中个人权益受到侵害，患者便会利用法律的武器保护自己。在医疗过程中，患者强调保护自身的健康权、隐私权及知情同意权等，而护理人员要全面了解病史、正确把握病症，因此，护患间相互信任不断下降，导致沟通障碍，从而引发冲突。

（五）处理护理组织冲突的策略

1. 避免管理者与护士的冲突　作为护理管理者，首先要做到避免冲突的发生，因此在工作中对护士要尊重、信任、关心、爱护，做到公平合理，使其积极主动工作；严于律己，多承担责任，化解矛盾；努力提高非权力影响力，用情感维系与护士的关系，避免不必要的冲突。

2. 化解管理者与护士的冲突　如果护理管理者与护士之间发生了冲突，作为管理者本身必须尽快处理，以免引起组织工作效率的下降。在处理与护士的冲突时，应遵循以下原则：①控制自己的情绪、语言和行为，避免事态向不良的方向发展。②鼓励护士畅所欲言，当护士有怨气时，使其有机会发泄，并采取适当的方式，通过说服教育，把冲突的解决引导到正确方向上来。③对护士的某些正当合理，却又无法立即解决的需求，可以用有一定社会价值的目标来代替，从而化解矛盾。

3. 处理护士之间的冲突　当护士之间发生冲突时，护理管理者首先要创造解决问题的良好氛围，倾听冲突双方陈述，把自己当作客观观察者。护理管理者还可采用以下方法：①劝导法：护理管理者对护士适当劝导，寻求冲突双方的"共同点"（如以前的合作），增加彼此的信任，打开交流和沟通的渠道，使双方接受劝导。②警醒法：在进行劝导的同时，讲清矛盾激化会损害双方的利益，对工作造成损失，对个人前途造成影响，给予恰当的警告唤醒。③调查法：通过对事实的了解，分析冲突的原因，双方应承担的责任，然后做出公正的、适当的处理。

4. 处理科室之间的冲突　在处理护理组织内部、护理组织与其他部门的冲突时，可采用以下方法：①协商解决法：由相互冲突的部门面对面、开诚布公地提出各自的观点与意见，把冲突因素明朗化，共同寻求解决的途径。②权威解决法：即由拥有权力的上级主管部门做出裁决，强迫冲突双方服从决定。这种方法只能改变双方表面行为，不能消除内在因素，不要轻易采用。

5. 解决护患冲突的对策　①提高护理人员的业务知识，通过扎实的知识和娴熟的技能使患者及家属对护理人员产生信任感、安全感，从而促进护患关系，减少护患冲突。②要求护理人员不仅具有扎实的专业知识，而且还要有良好的道德修养和相关的人文关怀理念，将同情、关爱贯穿护理活动的始终，使护理工作的内涵更加丰富、实效更加显著，将护理理念不仅从"以疾病为中心"转移到"以患者为中心"，更要从"以患者为中心"转移到"以人为中心"，即从单纯恢复患者功能的层面，提升到个人活动的恢复和社会复归中来，推行人性化服务。如果仍停留在"以疾病为中心"层面，势必会导致纠纷与冲突的产生。③进行沟通技巧的培训，不断地改善沟通技巧，利用业务学习、查房时间进行讲授，通过与患者的接触进行实践，然后对沟通效果进行评估，总结有效的沟通方法与技巧，不断提高与患者的沟通能力。④要意识到所有的医疗程序都是风险与效益并存的，因此要严格遵守护理操作规程，对某些特殊侵袭性操作与检查，如锁骨下静脉穿刺、经皮肝穿刺等，要向患者及家属解释清楚，取得同意并签字。

第三节　授　权

一、授权概述

（一）授权的概念

授权（delegation）是指上级管理者授予下属一定的权力和责任，使下属在一定的范围内具有相当的自主权和决定权。授权者对被授权者有监督的权力，被授权者对授权者有报告情况和完成相应工作的责任。授权不同于代理职务，代理职务是授命代替领导者执行任务，而授权则是上级把一部分权力和责任授予下属，上级依然负有责任。在临床工作中，护理管理工作复杂多变，护理管理者不可能做到事事亲力亲为。适当、合理地授权，可以帮助护理管理者摆脱常规琐碎事务的缠绕，腾出时间处理重大事务；可以提高下属的工作积极性，增长下属的才干；可以充分发挥团队成员所长，弥补管理者自身才能的不足。

当领导者发现有以下几种现象出现时，即表示需要实施有效的授权：①常把工作带回家，工作至深夜，甚至周末亦在加班；②比其他同事更经常加班、下班更晚；③没有时间从事其他社交活动；④下属在做任何决定前，均需征求你的意见；⑤下属经常来打断你的工作，讨论一些事情；⑥办公桌上常积压未完成的工作；⑦实际执行的时间多于计划与监督的时间。

（二）授权的方式

1. 柔性授权 授权者仅指示一个大纲或轮廓，不做具体工作的安排。被授权者有较大的自主权，在该范围内可自主处理。如医院院长允许护理部主任动用一定数额范围内的资金用于国际护士节系列活动筹备工作，但不过问资金的具体支出明细。

2. 刚性授权 授权者对所授权力、责任、完成任务的时间、要则等做出明确规定。被授权者必须严格遵守，不得有任何逾越。这种授权类型仅适用于处理一些重大事项。如护士长安排护理组长审核病房护理记录单并按时完成整改工作以迎接医院等级检查。

3. 惰性授权 授权者将自己不愿意或不必处理的琐碎事务交给下属处理，其中包括了授权者本人也不知道如何处理的事务。如护士长将治疗室的物品摆放交给治疗室护士负责。

4. 模糊授权 管理者明确规定下属应达到的目标，但不规定实现目标的手段，被授权者在实施过程中有较大的自主空间。如病区护士长让教学总带教全面负责病区护理带教工作。

（三）授权的原则

1. 依能授权 即以被授权者的能力与工作水平的高低作为授权的依据。授权者只有对被授权者的能力、性格、影响力等进行综合判断，才能使授权获得令人满意的效果。

2. 明确权责 在授权前授权者必须向被授权者讲明所授权力的大小、责任范围，以及该项任务要达到的目标，以便被授权者在工作中有所遵循。

3. 适度授权 授权是授权者将自己的领导权力的部分授给被授权者，并非全部，授权者不能超过自己的权力范围授权；授权是一事一授，该项任务完成了就应及时收回权力；注意凡涉及有关全局性的问题，不可轻易授权，一般应由管理层集体讨论研究后，再做出决策。

4. 授权留责 授权者虽下授权力，但并不下授责任，行动的后果仍须由授权者承担。

5. 监督控制 授权者应充分信任被授权者，不宜干涉其工作，但同时应给予被授权者必要的考核、监督与控制，避免其偏离组织目标的方向，或者出现权力的滥用。

6. 信任授权 授权后应充分相信下属的能力，放手让下属执行。避免授权又不敢授、授权后又干涉下属行使权利、授权后又收回等情况，不利于发挥下属的主观能动性。

7. 宽容授权 管理者对于下属的失败应给予适当的宽容，不要过分追究责任，并与下属一同承担责任，分析原因，总结教训。当然，宽容不是降低工作标准，应有原则和尺度。

二、授权的程序和流程

授权的程序可以分为四个步骤：确定任务，即哪些任务和工作是可以授权的；制定计划，即授权的目标、标准与成果评估方法；选贤任能，即选择合适的人授权；落实分工，即将任务和相应的资源、权力分配给被授权者。此外，在授权过程中，还需要一定的监督、支持和帮助，以保证其顺利完成任务。

（一）确定任务

1. 明确授权任务 ①清楚地告诉受权者任务的内容、结构、程序。②告知受权者为什么要完成这项任务。③让受权者明白该项任务在组织战略规划中的地位。④明确预期成果，成果可量化，具有可测量性。

2. 考量授权风险　授权时主要考虑被授权者承担的风险、责任与下放的权利是否适度。假设即使下属不能完成任务也不会造成很严重的后果，所要承担的责任也不大，授权时下放的权力也不多，说明可以授权。

3. 认识任务性质　大部分常规、重复、琐碎的工作都适合授权，如日常工作、例行工作以及下属擅长的工作都可以授权。

4. 进行工作分类　根据工作常规与否和风险程度把工作分成四大类，见图7-10。

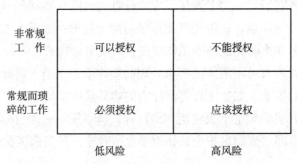

图7-10　授权工作的分类

（1）低风险、常规而琐碎的工作　这种工作一定要授权。

（2）高风险、常规而琐碎的工作　这种工作可以授权，但在授权之前要制定详细计划，进行技能辅导和训练，还要加强监督和过程控制。

（3）低风险、非常规的工作　这种工作如果风险低，即使出现差错，也没有太大危害，可以授权。同样，授权前需要进行培训和辅导。也可以根据这类工作发生的频率、培训时间成本等因素来确定是否有必要进行培训。

（4）高风险、非常规的工作　这种工作是否授权要具体情况具体分析。如果下属处理过此类事件，经验丰富，就可以授权，否则不能授权。还有一些工作是绝对不能授权的，例如一些非常规的、领导性的、高风险的、关键性的工作。总之，授权与工作分类有密切关系，应当引起重视。

5. 明确授权目的　授权是为了要实现一定的目的，或者是出成果，或者是培养人才，或者是试验新的管理模式。授权的目的应事先告知受权者，使他们在执行任务过程中动态监测效果。

6. 明确授受双方权责关系　受权者的每一项权力都有明确的界限，不能超越界限使用权力。受权者在得到权力的同时，也意味着要承担相应的责任。管理者在授权关系中享有监督控制权、建议权、了解权及验收权。同样，授权者也必须为授权任务的完成尽责任。

7. 明确资源分配方式　资源配置方式是授受双方权力划分的依据之一，资源分配对于授权工作是否能够达到预期目标有着至关重要的作用。确定资源分配方案，不但能指导受权者工作，也能保持组织关系稳定，使授权不冲击组织其他工作的正常开展。

（二）制定计划

1. 确定授权目标与成果评价方法　根据组织需要和条件限制预测授权应达到的目标，对受权者工作进行整体要求，是实施预先控制的基本手段。

2. 制定工作计划　在授权工作正式开始前，由受权者提交工作计划，以便授受双方能达成一致。授权者审查工作计划，了解受权者的工作安排和进度，早发现问题，及早调整计划，保障授权工作顺利完成。

3. 制定监督控制程序 为了使管理者的监督控制工作能做到公正、客观，并被下属乐意接受，在授权工作开始前，双方应就监督控制的程序达成一致，如管理者检查的范围、评估方式、评估时间、验收条款等。

（三）选贤任能

1. 选择授权对象 确定任务之后就要选择合适的人进行授权，不仅要考虑授权对象的能力，还要考虑其个人意愿。一般来说，可委派的人员分为三大类：经验丰富，资历很深；颇有经验或有经验但缺乏信心；极具潜质或有潜质但需要学习。对于不同的人员，授权时要采用不同的方法：对经验丰富的人，授权后就不要再干涉其工作，否则，他会觉得领导对他不信任，容易引发不满情绪；对有经验但缺乏信心的人，要提供一定的支持和监督；对极具潜质，但又缺乏经验的人，在授权前要加强辅导、培训，授权后予以充分的支持和监督；对颇有经验和极具潜质的人可以分配低风险、常规性的任务，对经验很丰富的人可以委派重要的任务。

2. 建立人才选拔标准和程序 标准既要能反映个人的综合素质，又要能体现工作岗位的特殊要求。在良好的标准基础上，选人、用人还应遵循既定程序。制定人才评估表格，就是将人才评选标准格式化，这是人才选拔过程程序化的必然要求，也是组织人事制度的一项重要内容，对管理者的授权有着格外重大的意义。人才评定表格应尽可能全面反映个人素质，且具有可操作性。管理者借助评估表，可以随时了解员工的表现，从而判断谁可以授权，授予什么工作任务，需要提供什么帮助，需要开展什么培训等。

（四）落实分工

找到合适人选后要落实分工，具体做好以下工作：
1. 陈述背景 说明任务的背景、重要性及选择授权对象的原因。
2. 评述工作 详细告知工作内容、预期进度、要求水平、拥有的权力范围等。
3. 支持指导 对没有经验或者缺乏信心的下属加以培训、指导。
4. 商定进度 商讨工作方法、制定工作进度、时限要求，以及汇报和检查的形式。
5. 公布授权 通知与工作相关的人士，使授权对象名正言顺，运用其权限去推进工作。

在授权过程中，领导可以视下属的成熟程度，与下属保持一定的联络，检查监督进度，协商应变措施。注重客观地解决问题，而不是追究责任。授权要做到授中有控，没有控制的授权是放弃权力；控制太多太严的授权是分派任务。下放权力后不要轻易干预，但适度的监督必不可少，必要的时候要提供协助。

第四节 压力管理

一、压力管理概述

（一）压力管理的相关概念

1. 压力（stress） 压力也称为应激。美国应激理论的代表人物之一理查德·拉扎勒斯（Richard Lazarus）认为，压力是由于事件和责任超出个人应对能力范围时所产生的焦虑状态。从心理学角度看，压力是心理压力源和心理压力反应共同构成的一种认知和行为体验过程。通俗地讲，压力就是一个人觉得自己无法应对环境要求时产生的负面感受和信念，它可能对人的身心健康产生积极或消极的影响。适度的压力能激发护士的工作潜能和积极性，进而提高护理的整体质量。但是如果压力过大，则会引起护士的不满，造成心不在焉、积极性和创造力下降，从而导致工作效率降低甚至出现缺勤、离职等问题。

2. 压力源（stressor）　压力源是导致个体产生压力反应的情景、刺激、活动和事件。它作为刺激被人感知，或作为信息被人接收，引起主观的评价，同时产生一系列相应心理和生理变化，如果刺激超过了人所能够承受的适应能力，就会引起人的心理、生理平衡的失调。这个使人感到紧张的内外刺激就是压力源。压力源可分为：生物性压力源（如躯体疾病创伤、饥饿、睡眠剥夺、噪音、气温变化等）、精神性压力源（如个人不良经验、个性心理特点、道德冲突等）和社会环境性压力源（如重大社会变革、重要人际关系破裂、个人精神障碍、传染病等）。

3. 工作压力（work stress）　工作压力是指人们在工作过程中，应对自认为难以完成的情况时，所产生的情绪和身体上的异常反应。也是个体对各种刺激做出生理、心理和行为反应的综合模式。随着经济社会的不断发展，人与人之间的竞争越来越激烈，压力也随之越来越大。

4. 压力管理（stress management）　压力管理是指通过一定的理论知识、操作过程来降低压力源对个体身心影响的过程。压力管理是适应压力的过程，一方面要处理造成压力的问题本身，另一方面则要去应对压力所造成的生理、心理影响，它是一种主动、有效应对压力的方式。

（二）压力管理的意义

压力管理的意义，对护士而言，有利于维持其身体健康与心理健康，并提高工作效率以及工作绩效，改善其生活质量；对组织而言，主动策划和设计压力应对策略，理性地采取压力应对的方式，消除或者控制组织层面的压力源，可以阻止或者减少护士的工作压力，激发护士的工作积极性，使护士能够更好地履行责任，达到"人事双赢"的效果。

（三）压力管理的基本原则

1. 适度原则　进行压力管理不是一味地只顾减轻护士压力而忽视组织的经济效益，而是要适度。

2. 具体原则　压力在很大程度上是个人的主观感受，所以在面对不同部门、不同岗位、不同个体的工作压力时，要采取不同的方式，有针对性地进行压力管理。

3. 岗位原则　组织中不同部门、不同岗位的员工面临的工作压力不同。故在针对不同岗位的压力管理时，也更加需要针对性。

4. 引导原则　由于压力的产生是不可避免的，所以压力管理就要引导压力向积极的方向发展，对于一些不可控的因素，比如在面对强大的竞争对手时，护理管理者要引导护士将压力转变为动力，激发更多的工作热情，努力提升工作效率。

5. 区别原则　在消除压力前，首先要找出压力的来源并区别对待。有些压力是可以避免的，比如员工之间的不团结、人际关系复杂造成的工作压力；而有些压力则是不可避免的，比如来自工作本身的压力。面对这两种情况，护理管理者只有通过提高员工自身的工作能力和心理承受能力来积极应对。

二、护士面临的工作压力

1. 来自专业发展的压力　专业发展要求护士必须快速提升个人的专业能力，既要做好临床护理工作，又要努力学习提高，做好知识储备；既要注重实践能力，又要注重护理工作的研究。

2. 来自人际关系的压力　人际关系包括护患、医护、护护以及上下级之间的关系。这么复杂的人际关系交往，难免在某一层关系发生矛盾，进而使本来就比较复杂的人际关系交往更加复杂。矛盾的积累与加深不仅会让护士的人际关系紧张，而且也不利于护士保持良好的工作情绪。

3. 来自患者的压力　倘若护士在护理工作中不能取得患者的信任，就得不到患者和家属的认可，从而受到患者的轻视和刁难。

4. 工作量与时间分配的压力　护理人员严重不足、医护比例严重失调是许多医院面临的问题，有些科室医护比例甚至可达 1.2：1。护士工作风险高、责任重，人员配置偏少导致工作负荷过重。

5. 与家庭、社会角色冲突的压力　由于护理工作的特殊性决定了护士工作生活无规律，经常倒班，导致护士的家庭角色与社会角色发生冲突，甚至产生家庭矛盾，影响护士的身心健康。

三、护士工作压力管理

护理管理者要重视护士工作压力管理的重要性，引导护理人员正确识别压力源，充分发挥护理人员的聪明才智，给予关怀和鼓励，并通过各种沟通渠道使护理人员的心理压力有机会释放，保持心理平衡，真正做好护士工作压力管理。

（一）识别工作压力

明确工作压力主要来源于工作的内在因素、组织作用、工作发展需求等。工作量过多、工作任务难度太大都可能使人产生心理压力。组织气氛、工作环境、人际关系、工作要求、纪律、管理者指挥不当等，都会给护士带来巨大的精神压力。

（二）有效应对工作压力的方法

需要个人和组织的共同努力，才能有效应对工作中的压力。

1. 个人策略　个人面对较大的工作压力时，可以采取的措施有：①明确任务：明确自己要做什么、怎么做，以及拥有的权力、承担的责任等，消除由于工作模糊不清造成的工作压力。②授权：可以把一些不太重要的任务授权给能够胜任此项工作的下属去做，授权既能减轻管理人员的工作压力，又能激励下属。③寻求帮助：根据需要寻求必要的帮助，如技术支持、心理安慰等。④适当降低要求：管理者常常追求完美无缺，但要正确看待现实，不追求过分完美。⑤松弛技巧：借助一些方法松弛过度紧张的神经，如到安静的户外散步、静坐、培养兴趣爱好、与人沟通交流等。也可采用运动减压的方式，比如游泳、有氧慢跑、跳绳、瑜伽、打太极等。⑥调动工作：如果压力确实超出了自己的应对能力，也可以放弃这份工作，谋求更适合自己的岗位。

2. 组织策略　组织层面可采取措施帮助员工应对工作压力。如：①营造和谐的工作氛围：护理管理者应力求为护士创造安全、舒适的工作环境，并加强组织文化建设，强调员工关爱，从而凝聚人心、减轻压力、提高工作效率。②加强培训：培训专业知识和技能，减少工作难度带来的压力，使员工更好地完成任务。③适当调整岗位：根据工作岗位需求和护士特点合理配置人力，把护士安排到最合适的岗位。④提供保健或健康项目：鼓励护士建立健康的生活方式；为护士提供锻炼、放松的设备；聘请心理咨询师，为护士提供心理咨询，缓解其心理压力、保持心理健康。

【案例导入分析】

对本章的导入案例进行分析，这三个人中护士 B 最想获得最高绩效测评成绩。根据弗洛姆的期望理论，激励效应取决于个人达成工作绩效（组织目标）与由此而得到的奖酬（个人目标）之间相关联的程度。关联性越大，激励效应就越大；当一个人对期望值、效价的估计发生变化时，其积极性也将随之改变。作为科室护士长，应根据三位护士的不同情况，采取相适合的激励措施。对于护士 A，应强调工作绩效与奖励的一致性，并严格贯彻执行；对于护士 B，应让其明确组织的绩效评价标准，使护士将组织目标和个人目标相结合；对于护士 C，应重视护士的个人效价，并进行相应引导。

【本章小结】

1. 激励理论主要有三种类型：内容型激励理论、过程型激励理论、行为改造型激励理论。

2. 内容型激励理论主要包括马斯洛的需要层次论、赫兹伯格的双因素理论、麦克利兰的三种需要理论。

3. 过程型激励理论主要包括弗洛姆的期望理论和亚当斯的公平理论。

4. 行为改造型激励理论主要包括强化理论和归因理论。

5. 激励的形式主要包括目标激励、奖惩激励、工作激励、感情激励、榜样激励等。

6. 有效的沟通是制定正确决策的基础，是有效控制的手段，能够促进良好的人际关系，能够协调组织关系。

7. 冲突是客观的，应正确分析护理组织中产生冲突的原因，从而使用相应的策略予以解决。

8. 适当、合理的授权可以帮助护理管理者摆脱具体事务的缠绕，腾出时间处理重大事务。

9. 科学的压力管理可以减少护士的工作压力，激发其工作热情，使其能够更好地履行职责，达到"人事双赢"的效果。

【走进护理管理】

实践项目：激励情景模拟。

实践目的：通过情景模拟，体会激励的作用，分析激励的过程，用激励理论分析护士长所应用的激励方法。

实践内容：制定情景模拟计划，进行角色分工。

实践考核：组织小组讨论并形成小组讨论报告一份。

【思考题】

1. 如何应用双因素理论激发护士工作的积极性？

2. 如何处理护患冲突？

3. 简述授权的程序和流程。

4. 护士如何进行自身压力管理？

学习目标：

识记：能准确地阐述控制、护理成本控制、护理安全、护士安全、患者安全、护理安全管理、突发公共卫生事件的概念；能正确叙述控制的目的和过程；能准确说出护理成本核算方法和降低护理成本的途径。

理解：能举例说明不同控制类型在护理实践中的应用；能分析护士安全管理策略；能理解突发公共卫生事件的分类。

运用：能根据控制对象的不同，灵活运用各种控制方法，并根据护理工作的特点，确定护理管理控制的关键点；能结合护理临床管理实践，简述患者安全管理的主要策略、护理应急管理体系包含的内容；能在护理安全事件中正确应用恰当的方法进行护理安全事件分析。

案例导入

某医院内科在每月护理质量检查中，已经连续多次获得优秀，患者满意度较高。由于医院干部调整，新提任的护士长王宏被调到该科工作。王护士长上任后，工作热情很高，对提高科室护理质量充满信心。她组织召开全体护士会议，在科室原有制度的基础上又细化了交接班制度、巡视制度、查房制度等，还制定了详细的工作计划。在此后的一段时间里，王护士长每天忙于事务性工作，对科室护理工作疏于监督检查。在一次护理部组织的科室急诊急救演练中，发现该科除颤仪屏幕不亮，无备用电源线。护理部查阅了相关资料，科室有护理部下发的相关急救仪器及设备管理制度，也有急救仪器日交接记录和检查记录，记录显示合格率均为100%，通过访谈得知，王护士长太忙没有实地检查及监控。请分析王护士长在护理管理中存在哪方面的不足？

组织的各项活动要按预定的计划进行，确定的目标要按预定的要求实现，就必须进行控制。控制是管理的一个重要职能，是使整个管理过程顺利运转、循环往复的关键。

第一节 概　述

一、控制的概念

控制（control）是管理者监督、检查工作和规范组织行为，使其与组织计划、目标和预期的绩效标准一致的系统行动过程。这个概念包括三个方面的含义：①控制是一个有组织的动态过程，是对系统的信息进行分析、比较、判断，进而执行的过程。②控制是通过"监督"和"纠偏"来实现的，一方面通过监督发现偏差，分析原因；另一方面对偏差进行纠正，以确保组织目标实现。③控制具有很强的目的性，它的目的是保证组织中各项活动按既定的计划和标准进行。

控制职能与其他管理职能之间相辅相成，环环相扣。控制与计划密切相关，没有计划，控制就无从谈起；而计划有助于确定控制标准，决定控制的方向。控制本身需要组织机构做保证，控制活动是按一定的组织层次进行的，各层次都有不同的责任要求才能保证控制系统正常运转。控制为领导决策提供必要的信息，领导依据控制系统所反馈的信息做出修改或更正计划、目标和决策。

从逻辑关系来看，各项管理职能通常是按发生先后顺序排列，即先计划，继而组织，然后领导、决策，最后控制；从管理过程来看，在控制的同时，往往要编制计划，或对原计划进行修改，并开始新一轮的管理活动；从作用来看，计划与决策是管理的前提和基础，组织是管理的载体和手段，领导是管理的核心，控制是管理的关键环节，创新是管理最有效的催动器。

二、控制的目的与对象

（一）控制的目的

1. 限制偏差累积　一般来说，小的偏差不会立即给组织带来严重的损害，但随着偏差积累，最终可能给组织带来更严重的危害。因此，管理者要教育培养下属的责任感、敬业精神，及时发现工作中小的偏差，防微杜渐，让组织能及时准确地获取偏差信息并采取纠正偏差的措施，使组织按照预定的轨道运行。所以，有效的控制系统能限制偏差积累，确保组织目标顺利实现。

对"未发生患者跌倒事件"的反思

小李大学毕业后来到某医院内科工作，走入工作岗位的她，工作认真踏实，积极肯干，很快就熟悉了科室工作流程和规章制度。在一次护理查房中，她发现一名帕金森病合并多发性脑腔梗的老年患者，没有安装床护栏，并且床头没有高危跌倒对象的标识，她立即向护士长报告，护士长及时采取了相应措施，从而避免了患者跌倒事件的发生。在随后的科室护理质量控制会议上，护士长对小李在工作中体现的责任感和敬业精神给予表扬和奖励。通过这个案例我们可以看到，有效的控制系统是落实组织各项工作计划，达成预期组织目标的重要保障。控制是通过纠正偏差的行动与管理的其他职能密切结合，控制的目的首先就是限制偏差积累，小李认真执行规章制度，没有忽视任何细节，发现小的偏差及时纠正，有效地防止了偏差积累，避免给组织带来更加严重的后果，从而也说明护士良好的职业素养能提高护理质量。

2. 适应环境变化　组织的内、外环境每时每刻都在发生着变化，如医疗体制的改革、新的医疗服务项目的推出、护理新技术的推广，以及组织内结构调整、人员的变动等，这些变化不仅会妨碍既定计划的实施，甚至会影响计划本身的科学性和现实性。因此，有效的控制系统能帮助管理人员适应环境变化，预测未来，并对这些变化带来的机会和威胁做出正确、有力的反应。

3. 有助于授权　管理者受时间与精力的限制，会委托一些助手代理部分管理事务，这些助手也会委托其他人帮助自己工作，形成了一定的层次结构。为了保证各层次人员权力得到正确的使用，就有必要建立控制及相应的控制系统，有效授权，明确分工，层层控制，使他们各司其职，更好地完成组织计划和目的。

4. 降低成本　低成本是组织获得竞争优势的一个主要来源，它要求迅速建立起规模化的生产设施，强化成本控制，减少浪费。为达到这些目标，就必须在管理方面对成本控制予以高度重视，注重成本的合理测算、效益的综合评价和市场的有效开发，因为只有通过有效的控制才可以降低成本，提高生产力。

（二）控制的对象

控制的对象也称控制的内容、控制的重点。一般情况下，控制工作的内容包括人员、财务、作业、信息和组织绩效等五个方面。

1. 人员控制　人是生产力中最活跃的因素，人员的控制是组织目标实现的关键。掌握对人员的控制方法、技巧是管理者最基本的素质之一。对于护理人员的控制，管理者最常用的方法一种是直接巡视、观察。例如，护士长每日通过直接巡视观察护理人员的技术操作，发现问题马上指出，并告知正确的操作方法，让其以后按正确方法操作。另一种方法是对员工进行系统化的评估，通过评估，找出原因。对绩效好的予以奖励，来强化和鼓励期望的行为，使其维持或加强良好的表现；对绩效差的，管理者就采取相应的措施如业务培训及员工间非正式的交流等加以纠正。在护理管理中，人员控制的对象主要包括：①各级护理管理者，包括护理副院长、护理部主任、总护士长及护士长等。其一方面要控制下属，另一方面同时接受上级的控制。②各级各类护理人员，包括主任护师、副主任护师、主管护师、护师、护士和护理员。③护理专业的学生，包括实习生、见习生、进修生。

2. 财务控制　在市场经济下，任何组织都可以通过对财力资源的有效运用来达到提高管理水平与绩效的目的，因此必须进行财务控制。财务控制就是通过审核各期的财务报表等措施，保证一定的现金存量和适量的债务负担，使各项资产都得到有效的利用。这部分职能主要由财务部门完成，对护理管理者来说，主要的工作是进行护理预算和护理成本控制。

3. 作业控制　作业是指从劳动力、原材料等物质资源到最终产品和服务的转换过程。作业控制为组织的作业效率和效果提供保证。对护理工作而言，作业是指护士为患者提供各项护理服务的过程。作业控制就是通过对护理服务过程的控制，来评价并提高护理服务的效率和效果，从而提高医疗护理服务质量的水平。护理工作中常用的作业控制有护理技术控制、医疗护理所用耗材控制、药品购买控制及库存控制等。

4. 信息控制　随着信息社会的到来，信息在组织运行中的地位越来越高，不及时、不精确、不完整的信息会大大降低组织的效率和效果。广泛地收集信息、精确地加工和提取信息、快速准确地传递处理信息、有效利用信息为管理活动服务已成为护理信息控制的重要内容。护理信息系统包括护理行政管理、业务管理、科研教学三个信息系统。护理业务管理系统又分为患者信息管理系统、医嘱管理系统和护理病历管理系统等。

5. 组织绩效控制　绩效，是组织期望的结果，是组织为实现其目标而展现在不同层面上的有效输出。组织绩效是组织上层管理者控制的对象，组织目标的达成与否都能从这里反映出来。绩效控制的目的是持续提升组织的绩效。实施对组织绩效的有效控制关键在于科学地评价、衡量组织绩效，即要根据组织完成目标的实际情况，并按照目标标准来衡量组织的绩效。对医疗卫生服务行业的绩效评价，不仅要看其当前的经济效益，更要考虑长远的社会效益。

三、控制的基本原则

控制和其他管理职能一样，要发挥其有效的作用，必须在执行过程中遵循一些基本的原则。

1. 目的性原则 控制活动是一种管理活动过程，具有很强的目的性。管理控制的目的是要通过找出偏差，采取行动，纠正潜在的偏差或实际发生的非预期的偏差，以保证计划的成功。从根本上讲，任何控制系统的目的都不外乎两个方面：一是实际工作按预定计划进行并达到预期目标；二是在原有基础上进行创新，持续改进，达到一个新的高度。如护理质量控制系统的目的就是实现护理质量的不断提升。

2. 客观性原则 控制工作应确立客观标准。管理工作中有许多主观因素，但是对下属各项工作的评价，不能仅靠主观来判断，还要采用定量的客观标准。应避免人为因素的干扰，要客观地实事求是地评价工作成果。

3. 重点性原则 是指对组织的整体控制要有重点，要选择那些对全局影响大的重点因素或关键环节进行控制，即控制"关键少数"，并且在各环节、各因素足以影响计划目标实现时予以控制。

4. 灵活性原则 控制的灵活性原则要求在设计控制方法之初就制定多种应对变化的方案和留有一定的后备力量，并采用多种灵活的控制方式和方法来达到控制的目的。通常情况下控制须按计划目标去实现，只有当预先制定的计划出现错误或环境发生重大改变时，才需要管理者灵活控制。

5. 及时性原则 控制的及时性体现在及时发现偏差和及时纠正偏差两个方面。为了保证控制的有效性，在管理过程中要及时收集信息、传递信息，只有及时掌握实时的信息，才能及时发现偏差，提高控制时效，避免更大失误。及时发现偏差是实行有效控制的第一步，在此基础上，通过及时地调整、修订计划或是增加新的计划以纠正偏差，才能保证组织的目标实现。

四、控制的类型

控制的类型，根据分类原则不同，分为以下几种：按照控制的主体可分为正式组织控制、群体控制和自我控制；按照控制范围可分为局部控制和全面控制；根据控制采用的手段可分为间接控制和直接控制；根据控制点位于整个活动过程中的位置可分为前馈控制（事先控制）、同期控制（过程控制）和反馈控制（事后控制）；根据控制的性质可分为预防性控制、检查性控制和矫正性控制；根据控制的来源可分为内部控制和外部控制。上述分类不是绝对的，有时一种控制可能同时属于几种类型，如医院对医务人员严格实行准入制度，杜绝无资质人员上岗，这一控制措施既是正式组织控制，也是事先控制，更是预防控制。由于任何系统的运行过程均表现为输入－转换－输出的过程，故本书重点介绍前馈控制、同期控制和反馈控制。三者关系如图 8-1 所示。

（一）前馈控制

前馈控制（feedforward control）是在系统运行的输入阶段进行的控制，也称事先控制、预防控制。由于这类控制是在组织生产经营活动开始之前进行的控制，是期望用来防止问题的发生而不是当出现问题时再补救，又称面向未来的控制。控制的内容包括观察各种作用于系统的可输入量和主要扰动量。这种控制方法是最为经济的一种方法，它能预防由于与绩效标准不符而产生的偏差。例如医院在购买大型医疗仪器设备前，要先建立一定的质量标准，这样既能保证购买到高质量医疗仪器设备，也能降低因医疗仪器设备出现故障而导致的损失；医院制定重大医疗过失行为和医疗事故防范预案，做好医院安全管理工作，也属于前馈控制。

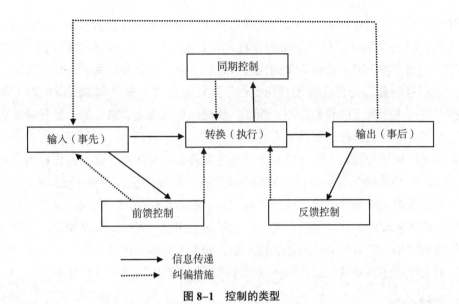

图 8-1 控制的类型

前馈控制的工作重点是防止所使用的各种资源在质和量上产生偏差，是通过人力、物力、财力等资源控制来实现的，在护理管理中称为基础质量控制。例如，某三甲医院只招聘有护士资格证书且身体健康的护士作为新员工，这种标准有助于减少在岗护士因无资质或疾病导致的生产力低下和一些不必要的损失。

为了保证组织经营过程的顺利进行，管理者必须对计划和控制系统做出透彻的、仔细的分析，确定重要的输入变量。应当经常检查以了解所确定的输入变量及其相互关系是否仍然反映实际情况，定期收集输入变量的数据，并把它们输入控制系统；预测实际输入数据与计划输入的数据之间的偏差，并评价其对预期的最终成果的影响。如果预测的结果符合组织需要，那么组织活动就可以按原定的程序进行，如果不符合，则需要采取措施来解决这些问题。只有这样，管理者才能够有效实施前馈控制。管理实践当中不能完全依赖前馈控制，还需要另外两种控制手段来加以补充。

（二）同期控制

同期控制（concurrent control）是在计划执行中进行的控制，也称过程控制、现场控制。这种控制就是持续监督员工的行为和活动，使其与绩效标准保持一致。当发现错误时，立刻提出建设性建议并采取纠正措施。同期控制最主要的方式是现场控制。

现场控制是由管理人员通过深入现场亲自监督检查、指导和控制下属人员的活动。其作用有：①可以指导下属以正确的方法进行工作。管理者的重要职责就是指导下属的工作，培养下属的能力。现场监督可以使上级有机会当面解释工作的要领和技巧，纠正下属错误的作业方法与过程，从而提高他们的工作能力。②可以保证计划的执行和计划目标的实现。通过现场检查，可以使管理者随时发现下属在活动中与计划要求相偏离的现象，从而立即采取纠正措施，以保证计划目标的实现。在计划的实施过程中，大量的管理控制工作，尤其是基层的管理控制工作都属于这种类型。因此，它是控制工作的基础。在同期控制中，组织机构授予管理者的权力使他们能够使用经济和非经济的手段来影响其下属。控制的有效性取决于管理者的个人素质、决策能力、工作作风、沟通方式及下属对这些指导的理解程度。在进行现场控制时管理者的"言传身教"具有很大的作用。例如，护士在护理活动过程发生失误时，护士长有责任向其指出并做出正确的示范动作，帮助其改正。

　　现场控制适用于基层管理人员，尤其是需要快速反应的工作如患者投诉、医疗服务等，此类问题复杂多变，预先控制对于某些突发事件的"防不胜防"，只有做好现场控制，随机应变，才能达到目标。例如，各级护理管理人员的现场检查、督导，尤其是科室护士长五查房，护理部组织的午间、夜间及节假日查房均属于现场控制，其目的是为了保证薄弱时段护理工作的顺利进行。现场控制也适用于员工的自我控制。例如，护理人员在为患者输血时，发现输血袋有破损漏血现象，立即与血库联系退换，就属于现场控制。

　　管理者在进行现场控制时，要注意避免单凭主观意志指导工作，必须首先提高自身素质，加强自身的学习。亲临现场进行认真仔细的观察和监督，掌握信息，了解系统运行过程是否正常，一旦发生偏差，及时采取调控措施。此外，同期控制的内容还与被控制的对象密切相关，对简单劳动或标准化程度较高的工作，通过控制可以及时防止问题的发生，消除隐患，严格的现场监督可能收到较好的效果。但对于高级的创造性劳动，如护理标准化的程序编写，就需要管理者采取激励手段，最大限度地调动员工工作积极性，才更有利于组织的计划及目标的实现。

（三）反馈控制

　　反馈控制（feedback control）是完成计划后进行的评价性控制，也称事后控制、终末控制。是指在一个时期的工作结束后，对本期的资源利用状况及其结果进行总结。事后控制有滞后性的弱点，由于这种控制是在工作结束后进行的，因此，它通过指出过去的错误来对历史做出评价，以此来指导改进未来工作，不论其分析如何中肯，结论如何正确，往往损失已经发生，无法改变已经形成的工作结果。反馈控制的主要作用，是通过总结过去的经验和教训，为未来计划的制定和活动的安排提供借鉴。

　　反馈控制工作过程的基本步骤或环节包括：首先，通过对比预期工作目标与实际工作结果，找出偏差；其次，分析其偏差的产生原因；最后，制定出修改方案并实施。必要时还要对原有的预期标准进行调整，为下阶段的工作做好计划与准备。这些环节构成一个反馈控制的回路。例如在护理管理中，护理部每月的护理质量检查结果反馈，护理差错、事故的分析均属于反馈控制。

　　管理者所需要的有效控制系统是在他们未采取整改措施时，控制系统能及时提醒他们，如若不采取行动，就会出问题。事后控制滞后性的弱点增加了控制的难度，因而要求反馈的速度必须大于控制对象的变化速度，否则，控制很难发挥其作用。尽管组织中大量采用反馈控制，如员工工作绩效的考评，但是反馈控制也有其局限性，它最大的缺点就是只能事后发挥类似"亡羊补牢"的作用，无法改变和挽回组织已经形成的损失。

　　以上三种控制各有特点，而在实际工作中往往是交叉使用的。前馈控制虽然可以预先做好准备，防患于未然，但有些突发事件是防不胜防的，这时必须辅以现场控制，否则将前功尽弃。同样，无论是前馈控制还是现场控制，都需要反馈控制来检验。每种控制类型各有利弊，实践中不可能完全依赖单一的某一种控制手段。管理者应该善于根据实际情况，将它们有机搭配、嵌套融合，设计出有效的组织控制系统。

第二节　控制的过程及方法

一、控制的基本过程

　　控制过程（control process）是通过信息流将控制主体与控制对象联系起来，即控制主体将外部作用转换为可直接作用于控制对象的形式，以校正控制对象脱离标准状态的偏差，从而实现维持系统稳定状态的控制过程。这一过程包括三个关键步骤：确立标准、衡量绩效和评价并纠正偏差。

（一）确立标准

标准（standard）是人们检查工作及其结果的规范。确立标准是控制的基础，包括确定控制对象、选择控制关键点、确立控制标准三个步骤。

1. 确定控制对象 管理者通常选择对实现组织目标有重大影响的因素进行重点控制。一般来说，影响组织目标实现的主要因素有环境特点及其发展趋势、资源投入的数量和质量、实现组织目标的活动过程等。

2. 选择控制关键点 良好的控制来源于控制关键点的正确选择。在选择控制的关键点时，通常统筹考虑三方面的因素：①影响整个工作运行过程的重要环节与事项。②能在重大损失出现之前显示出偏差的事项。只有选择那些有细微偏差即可被检测出的事项，才有可能对问题做出及时和灵敏的反应。③选择若干能反映组织主要绩效水平的时间和空间分布均衡的控制点，以便管理者对组织总体状况形成一个比较全面的了解。

护理管理控制中常选择的关键点如下：①制度：消毒隔离、查对、抢救、安全管理等制度。②护士：护理骨干、新上岗的护士、进修护士、实习护士，以及近期遭遇重大生活事件的护士等。③患者：疑难危重患者、新入院患者、手术后患者、接受特殊检查和治疗的患者、有自杀倾向的患者。④器材设备和药品：特殊耗材、监护仪器设备、急救器材与药品等。⑤部门：急诊科、手术室、供应室、监护室、产婴室、血液透析室等。⑥时间：交接班时间、节假日、午间、夜间、工作繁忙时。

3. 确立控制标准 将计划中的目标分解为一系列具体可操作的控制标准，是控制的关键环节。常用的建立标准的方法有以下三种。

（1）利用统计方法对数据分析而建立标准 此标准是通过分析反映组织在历史上各个时期经营状况的数据，从而为未来活动建立的标准称为统计性标准，也叫历史性标准。这些数据可能来自本组织的历史统计，也可能来自其他组织的经验。据此建立的标准，可能是历史数据的平均数，也可能是高于中位数的某个数。利用本组织的历史性统计资料为某项工作确立标准，具有简便易行的好处。但是，据此确立的工作标准可能低于同行业的卓越水平，甚至是平均水平。这种条件下，即使组织的各项工作都达到标准的要求，也可能造成劳动生产率的相对低下和制造成本的相对高昂，从而造成经营成果和竞争能力劣于竞争对手。为了克服这种局限性，在根据历史性统计数据确立未来工作标准时，应充分考虑到行业的平均水平，并参考竞争组织的经验。

（2）根据评估建立标准 对于新从事的工作，或统计资料缺乏的工作，可以根据管理人员的经验、判断和评估来建立标准。利用这种方法建立工作标准时，要注意利用各方面管理人员的知识和经验进行综合判断，给出一个相对先进合理的标准。

（3）在定量分析的基础上建立工作标准 严格来说，工作标准也是一种用统计方法确立的控制标准，不过它不是对历史性统计资料的分析，而是通过对工作情况进行客观的定量分析来进行的。例如，护理人员的操作标准是研究人员在对构成护理操作的各项动作和要素的客观描述与分析的基础上，经过消除、改进和合并而确立的标准操作方法；又如，劳动时间定额是利用秒表测定的受过训练的普通工人以正常速度，按照标准操作方法对产品或零部件进行某些（个）工序加工所需的平均必要时间。

（二）衡量工作绩效

组织管理活动中的偏差若能在产生之前就被发现，管理者就可预先采取必要的措施加以避免。这种理想的控制和纠偏方式虽然有效，但并非所有的管理人员都有先知灼见，也并非所有的偏差都能在产生之前被对照标准预见到，事实可能正好相反。在这种限制条件下，最满意的控制方式应是在偏差产生后迅速采取必要的纠偏行动。为此，要求管理者及时掌握能够反映偏差是否产生、并能判断其严重程度的信息，也就是要采集实际工作数据，了解和掌握工作的实际情况，用预定标准对实际工作成效进行检查、衡量和比较。

为了能够及时、准确地提供能够反映偏差的信息，同时又符合控制工作在其他方面的要求，管理者在衡量工作绩效的过程中应注意以下问题。

1. 确定衡量方式 管理者在衡量绩效之前，应对衡量什么、如何衡量、衡量频度和谁来衡量做出合理的安排。

（1）衡量什么 即衡量中需要获取什么信息，是衡量工作最为重要的方面。在为控制对象确定标准的时候，管理者可能只考虑了一些次要的因素，或只重视了一些表面的因素。因此，利用既定的标准去检查员工的工作，有时并不能达到有效控制的目的，例如，职工出勤率不足以反映劳动者的工作热情、劳动效率或劳动贡献。因此，在衡量过程中应对标准本身进行检验，制定出能够反映被控对象本质特征的最适宜的标准。例如，要评价护士的工作热情，可以考核他们为组织提供有关管理和护理技术改造合理化建议的次数；评价他们的工作效率，可以计量他们完成工作任务的数量和质量。因此，衡量什么将在一定程度上影响护理人员行为的追求方向。

（2）如何衡量 即衡量工作绩效所采用的方法，常用的有观察法、查看报表和报告、抽样调查、召开会议及通过现象推断等。如何衡量其实质是获取信息的过程。

（3）衡量频度 即衡量的次数或频率。衡量频度不仅体现在对控制对象及衡量标准数目的选择上，而且表现在对同一标准的衡量次数和频率上。不同的衡量项目，衡量的频度不一样。衡量频度过高，不仅会增加控制费用，还会引起相关人员的不满，从而对组织目标产生负面影响；衡量频度过低，则有可能造成许多重大的偏差不能及时被发现，不能及时采取纠正措施，从而影响组织目标和计划的实施。适宜的衡量频度取决于被控制活动的性质和要求，被控对象可能发生重大变化的时间间隔是确定衡量频率所需考虑的主要因素。

（4）谁来衡量 即衡量主体，包括工作者本人、下级、同事、上级或者职能部门的人员等。衡量的主体不同，控制的类型就不同，对控制效果和控制方法产生的影响也不同。

2. 建立信息反馈系统 建立信息反馈系统，不仅有利于保证预定计划的实施，而且能防止基层人员把衡量和控制视为上级检查工作、进行惩罚的手段，从而避免产生抵触情绪。在信息反馈系统中，要求信息必须及时、可靠、实用。管理者获取反馈信息的方式有以下几种。

（1）建立工作汇报制度 要求下属及时、准确地将上级指令的执行情况及遇到的问题反映上来，使上级部门及时了解下属的执行情况以便控制。报告应做到简明、全面和正确，并尽可能提供数据加以证明。

（2）建立监督检查机构 下属受其自身素质及利益的限制，常常不能及时、如实、全面地反映情况，因此仅靠下属汇报获取反馈信息是不够的，必须建立专门的监督检查机构进行监督检查，及时向管理者反馈信息。这些检查机构可以是常设的，也可以是临时组建的。无论哪种机构，都应对下属的工作进行定期的或随机的抽样检查，以便为管理者提供反馈信息。

（3）管理者亲自监督检查 有些重要决策的执行、关键任务的完成，或执行中发生的一些重大事件等，管理者都应亲自监督检查，亲临现场指挥，这样可以及时发现问题并加以解决。对于一线管理人员来说，直接观察和个人接触是最有效的监督检查方法。在观察过程中可以发现偏离标准的情形，及时帮助下属提出解决问题的方法，有助于下属认识到所存在的差距，自觉规范行为，以保证目标准确无误地实现。

（三）评价并纠正偏差

在建立标准与绩效衡量后，须对绩效与标准进行比较，通过比较得出偏差及其相关信息，判断偏差的严重程度，并采取相应的纠正偏差措施。

1. 分析偏差原因 采取任何纠正措施以前，必须对反映偏差的信息进行评估和分析。先要判断偏差的严重程度，是否足以构成对组织活动效率的威胁，然后探寻导致偏差产生的主要原因。对偏差严重程度的判断，不能仅凭统计概率，还要看偏差对组织构成危险的程度。例如急救药品、抢救仪器设备的完好率与健康教育知晓率相比，前者1%的偏差将比后者10%的偏差造成的危险更大。

纠正措施的制定是以对偏差原因的分析为依据的，同一偏差可能由不同的原因造成。通过评估反映偏差的信息，分析影响因素，就可以透过表面现象找出造成偏差的深层原因；在众多的深层原因中找出最主要者，为纠偏措施的制定指导方向。

2. 找出偏差对象 这些对象可能是组织进行的活动，也可能是衡量绩效的标准，甚至是指导活动的计划。在这些情况下，首先要改变的不是或不仅是实际工作，而是衡量工作的标准或指导工作的计划。计划或标准的调整是由两种原因决定的：一是原来的计划或标准不科学，在实际执行中发现了问题；二是原来正确的标准和计划，由于客观环境发生了预料不到的变化，不再适应新形势的需要。计划和标准调整后，管理进入下一循环。

3. 选择纠偏措施 通过采取管理行动来纠正偏差，具体可根据偏差原因和找出的偏差对象选择合适的管理行动。这是控制的关键，也是控制过程的最终实现环节，通过采取管理行动来纠正偏差，可以把控制和其他管理职能结合。但在此过程中，需要注意以下几个方面的问题：

（1）纠偏方案双重优化 纠正偏差不仅要确定实施对象，而且还应采取多种不同的措施。所有这些措施，要确保其实施条件和效果相比的经济性优于偏差可能给组织造成的损失；如果行动的费用超过偏差带来的损失的话，有时最好的方案也许是不采取任何行动。这就是纠偏方案选择过程中的第一重优化。第二重优化是在此基础上，通过对各种可行方案的比较，找出其中追加投入最少、成本最小、解决偏差效果最好的方案组织实施。

（2）注意对原计划实施的影响 由于对客观环境认识能力的提高，或者由于客观环境发生了重要变化而引起的纠偏需要，可能会导致原计划和内容进行重大调整，这种调整有时被称为追踪决策。追踪决策是相对于初始决策而言的，初始决策时所选定的方案尚未付诸实施，没有投入任何资源，客观对象与环境尚未受到决策的影响和干扰，因此是以零为起点的决策。进行重大战略决策调整的追踪决策则不然，组织外部的经营环境或内部的经营条件已经由于初始决策的执行而有所改变，是"非零起点"。因此，在制定和选择追踪决策的方案时，要充分考虑到伴随初始决策的实施已经消耗的资源，以及这种消耗对客观环境造成的影响。

（3）消除疑虑 任何纠偏措施都会在不同程度上引起组织的结构、关系和活动的调整，从而涉及某些组织成员的利益。因此，控制人员要充分考虑到组织成员对纠偏措施的不同态度，特别是要注意消除执行者的疑虑，争取更多人的理解、赞同和支持，避免在纠偏方案的实施过程中出现人为障碍。

二、控制的基本方法

管理实践中采用的控制方法很多，管理人员除了可以利用现场巡视、监督或分析下属传送的工作报告等手段进行控制外，还经常借助预算控制、成本控制、审计控制等方法进行控制。

（一）预算控制

预算控制（budget control）是指根据预算规定的收入和支出标准来检查和监督各部门的经营活动，保证各部门、各项活动在实现利润的过程中，对资源的利用及费用支出进行严格有效的约束，即将事实和计划相比较，确认预算的完成情况，找出差距并进行弥补，以实现对组织资源充分合理的利用。

1. 预算的编制　预算就是用数字，特别是财务数字的形式来陈述的组织中的短期活动计划，它预估了在未来特定时期内的收入，也规定了各部门支出的额度。预算结合了前馈控制、现场控制和反馈控制，被广泛运用于组织的各种不同层次的控制中。利用预算，管理者可以准确衡量部门生产经营情况和效益好坏，有利于管理者对各部门工作进行评价和控制。在编制预算之前，首先应建立一套预算制度，通过规章制度的建立，为预算的制定和执行提供保障。

2. 有效预算控制的要求　有效的预算控制首先必须得到高层管理部门全心全意的支持，给下属编制预算工作提供时间、空间、信息及资料等方面的便利条件。如果组织的高层管理部门支持预算编制工作，将预算建立在牢固的计划基础之上，同时，要求各部门编制和维护他们各自的预算，积极地参与预算审查，预算将会促使整个组织的管理工作更加完善。另外，要使预算发挥作用的另一种方法就是高层部门的直接参与，也就是希望那些按预算从事经营管理的所有管理者都置身于预算编制工作之中。

预算编制的关键在于提出和制定各种可用的标准，并且能够按照这种标准把各项计划和工作转换为对人力、经营费用、资本支出、厂房场地和其他资源的需要量。

最后，要使预算控制发挥作用，管理者必须获得按照预算所完成的实际业绩和预测业绩的信息。这种信息必须及时向管理者表明工作的进展情况，应当尽可能地避免因信息迟缓导致发生偏离预算的情况发生。

3. 预算控制的局限性

（1）预算控制只能帮助组织控制那些可以计量的，特别是可以用货币计量的业务活动，而不能促使组织对那些不能计量的组织文化、形象、活力的改善予以足够的重视。

（2）编制预算时通常参照上期的预算项目和标准，可能会忽视本期活动的实际需要，往往导致上期有而本期不需要的项目仍然沿用，而本期必需、上期没有的项目因缺乏先例而未能增设。

（3）缺乏弹性、过于细化，特别是涉及较长时期的预算可能会过度束缚决策者的行动，使组织经营缺乏灵活性和适应性。

（4）预算可能使管理者在活动中精打细算，小心翼翼地遵守不得超过支出预算的准则，而忽视了部门活动的本来目的。

只有充分认识到上述局限性，才能有效地利用预算控制的方法。

（二）成本控制

成本控制（cost control）是组织根据一定时期预先建立的成本管理目标，由成本控制主体在其职权范围内，在生产耗费发生以前和成本控制过程中，对各种影响成本的因素和条件采取的一系列预防和调节措施，以保证成本管理目标实现的管理行为。成本控制的步骤包括：建立成本控制标准，核算成本控制绩效及分析成本偏差，采取纠偏措施。

做好组织成本控制工作，不断降低组织经营成本，是提高组织竞争力从而提高组织经济效益的最根本、最有效的方法。控制成本，减少组织价值活动中的浪费，也是精益生产的精髓。

（三）审计控制

审计控制（audit control）是对反映组织资金运动过程及其结果的会计记录及财务报表进行审核、鉴定，以判断其真实性和可靠性，从而为控制和决策提供依据。根据审查主体和内容的不同，可将审计分为外部审计、内部审计及管理审计三种主要类型。

第三节 护理成本控制

在面对知识经济和信息技术的飞速发展和越来越激烈的人才竞争时，如何利用有限的护理资源向全社会提供有效的护理服务、提高护理生产力是护理管理者面临的巨大挑战，因此，要求护理管理者必须要有成本的概念。注重护理服务的合理测算、护理效益的综合评价和护理市场的有效开发，开展护理成本研究和控制，正日益成为护理管理的重要研究内容。

一、基本概念

1. 成本（cost） 是生产过程中所消耗的物化劳动和活劳动价值的货币体现。在医疗卫生领域，成本是指提供医疗服务过程中所消耗的直接成本和间接成本的总和，直接成本包括材料费、设备费、药品费、人工费等，间接成本包括房屋和大型仪器折旧费、管理费、教育培训经费等。

2. 成本控制（cost control） 是指在医院经济管理活动中，运用以成本会计为主的各种方法，预定标准成本和成本限额，按标准成本和成本限额开支成本和费用，将实际成本和成本限额比较，衡量医院经济管理活动的成绩和结果，以达到降低成本、提高效率的目的。

3. 护理成本（cost of nursing care） 是指在给患者提供诊疗、监护、防治、基础护理技术及服务的过程中的物化劳动和活劳动消耗。物化劳动是指物质资料的消耗，活劳动是指脑力和体力劳动的消耗。护理成本根据成本的性质又分为固定成本和可变成本。固定成本是指不随患者数量改变而改变的成本，如医院建筑成本等；可变成本是指那些因就诊患者数量改变而直接变化的成本，如用于每位患者的耗材等。固定成本与可变成本是相对的，不是绝对的。

4. 护理成本控制（cost control of nursing care） 是按照既定的成本目标，对构成成本的一切耗费进行严格的计算、考核和监督，及时揭示偏差，并采取有效措施，纠正不利差异，发展有利差异，使成本被限制在预定的目标范围之内的管理方法。

二、护理成本核算方法

医疗成本核算是对医疗服务过程的人力、物力和财力进行控制，有效配置有限卫生资源的过程。护理成本可分为直接护理成本和间接护理成本。直接护理成本是指在医疗护理服务过程中消耗的可依据凭证直接计入护理服务成本的费用，如护理人员工资、卫生材料费用等。间接护理成本是指在医疗护理服务过程中无法直接计入护理服务项目而需经过合理分摊进行分配的成本，如水电费、被服损耗费等。医疗服务行业实行成本核算的目的是实现医疗服务社会效益和经济效益最大化，为公众提供优质、高效、低耗的医疗服务产品。在进行护理成本控制之前，应首先进行护理成本核算。护理成本核算的方法主要有以下几种：

1. 项目法　是以护理项目为对象，归集费用与分配费用来核算成本的方法。计算护理项目成本可以为制定和调整护理收费标准提供可靠的依据，也可以为国家调整对医院的补贴提供可靠依据。但是项目法不能反映每一种疾病的护理成本，不能反映不同严重程度疾病的护理成本。

2. 床日成本核算　是将护理费用包含在平均的床日成本中，护理成本与住院时间直接相关的一种成本核算方法。床日所包含的服务内容虽有一定的差别，但一般常规性服务项目都包含在内，诸如化验检查、一般治疗、患者生活费等都不另收费。床日成本法并未考虑护理等级及患者的特殊需求，通常包括了非护理性工作。

3. 患者分类法　是以患者分类系统为基础测算护理需求或工作量的成本核算方法。此方法根据患者的病情程度判定护理需要，计算护理点数及护理时数，确定护理成本和收费标准。

4. 病种分类法　是以病种为成本计算对象，归集与分配费用，计算出每一病种所需护理照顾成本的方法。按病种服务收费是将全部的病种按诊断、手术项目、住院时间、并发症和患者的年龄、性别分成病种组，对同一病种组的任何患者，无论实际住院费用是多少，均按统一的标准确定护理成本。

5. 综合法　是指结合患者分类法及病种分类法分类，应用计算机技术建立相应护理需求的标准实施护理，来决定某组患者的护理成本，也称计算机辅助法。

三、护理成本控制的程序

成本控制是现代成本管理工作的重要环节，是落实成本目标、实现成本计划的有力保证。护理成本控制一般包括以下程序：

1. 制定成本标准　成本标准是对各项费用开支和资源消耗规定的数量界限，是成本控制和成本考核的依据。没有这个标准，也就无法进行成本控制。成本标准也是制定各项降低成本的技术措施的依据。

2. 执行标准　即对成本的形成过程进行计算和监督。根据成本指标，审核各项费用开支和各种资源的消耗，实施降低成本的技术措施，保证成本计划的实现。

3. 确定差异　核算实际消耗脱离成本指标的差异，分析成本发生差异的程度和性质，确定造成差异的原因和责任归属。

4. 消除差异　组织护理人员挖掘增产节约的潜力，提出降低成本的新措施或修订成本标准的建议。

四、降低护理成本的途径

护理成本控制的目的在于降低护理成本。在临床护理工作中，可以通过以下途径来降低护理成本：

1. 人力成本方面　科学编配、合理排班。根据年度患者护理级别平均数、工作总量，同时考虑人员进修、培训、产假等因素分析并确定所需护理人员的编制人数，避免人浮于事，可减少直接成本中工资、补助工资、福利费、公务费开支等。结合各人各班次人员的业务技术水平、工作能力进行搭配，以提高工作效率，保证工作质量，使各班工作紧密衔接，促使护理成本产生高效、低耗的效果，从而达到提高效益的目的。

2. 物力成本方面　健全医药用品及耗材管理制度。实行零库存，严格控制直接服务所用药品、医用材料、各种低值易耗品的丢失、过期、损坏等浪费现象发生。对仪器设备做到专管共用、定期检查和维修。

3. 实行零缺陷管理　提倡一次把事情做对、做好，减少护理缺陷、差错、事故的发生，防范护患纠纷，这是控制成本最为经济的途径。

第四节　护理安全管理

在广大群众卫生保健需求不断增长、医疗服务市场竞争日趋激烈的情况下，护理安全成为衡量护理服务的重要质量指标，也是患者就医选择最直接、最重要的指标之一。加强护理安全管理是护理管理者必须重视的宏观课题，通过护理安全管理可以提高护理人员的安全意识，最大限度地降低护理差错、事故、纠纷的发生率，提高护理质量。护理安全管理包括患者安全管理和护士安全管理。

一、护理安全相关概念

1. 安全（safety）　是指没有受到威胁，没有危险、危害、损失。对人类而言，安全是指人类整体与生存环境资源的和谐相处，互相不伤害，不存在危险、危害的隐患，是免除了不可接受的损害风险的状态。是在人类生产过程中，将系统的运行状态对人类的生命、财产、环境可能产生的损害控制在人类能接受水平以下的状态。

2. 护理安全（nursing safety）　是指在实施护理服务的全过程中，不发生法律、法规允许范围以外的心理、机体结构或功能上的损害、障碍、缺陷或死亡。它包括护理主体的安全和护理对象的安全。前者是指护理服务过程中护士的安全，后者是指护理服务过程中患者的安全。

3. 护士安全（nurse safety）　是指将护士遭受不幸或损失的可能性最小化的过程，属于医疗机构职业健康与安全的范畴，主要涉及护理场所中的各种安全问题。

4. 患者安全（client safety）　是指患者避免遭受事故性损伤，规避、预防和改善健康服务导致患者不良结果或损伤的过程。

5. 护理安全管理（nursing safety management）　是指以创建安全的工作场所为目的，主动实施一系列与护理安全相关的各种行动措施与工作程序。它包括患者安全管理和护士执业安全管理，是护理质量管理的重要内容，也是医院安全管理的一个重要内容。

二、患者安全管理

患者安全源于希波克拉底的格言"无损于患者为先（first do no harm）"，是医院质量管理主要关注的问题，也是一个备受全球关注的大众健康议题。患者安全管理的目标就是要通过构建一种能使临床失误发生率最小、临床失误拦截率最大的健康服务系统，可在最大程度上规避、预防和改善健康服务导致的患者不良结果或损伤。从国际患者安全运动的最新经验和医疗机构的管理实践来看，患者安全已经不再局限于具体医疗机构组织范围内，而是一个国家层面的管理问题。患者安全概念的外延广泛，可涉及护理工作中的患者安全、医疗工作中的患者安全和医院管理中的患者安全。本节仅讨论护理工作中的患者安全。

（一）患者的常见安全问题

1. 环境安全问题　环境安全是保障患者健康与康复的基础。环境安全包括患者活动场所及坐卧设施的安全，用水、用气、用电安全，消防安全，医院辐射环境安全，医院空气消毒安全，不可控突发事件如地震等。环境安全问题需要管理者用标准化程序应对，也需要临床护士在其工作中正确实施及维护。

2. 用药（血）安全问题　合理规范用药（血）、正确实施给药、按照流程输血、关注药物配伍禁忌、药品质量及效期管理、用药观察、药品不良反应上报及输血过程中观察等各个环节都与患者安全密切相关。作为临床用药（血）的主要实施者，临床护士和护理管理者应高度重视用药（血）安全的管理工作。

3. 医院感染防控问题　医院感染在广义上来讲，是指患者在入院时和入院前不存在，而在住院期间遭受病原体侵袭引起的感染或是出院后出现的症状，是患者安全的严重威胁。常见院内感染：肺部感染、尿路感染、伤口感染、病毒性肝炎、皮肤及其他部位感染。

4. 设备器具安全问题　作为直接为患者进行检查和治疗的医疗设备，如果其使用安全发生了任何问题，轻者导致财产损失，重者可能会威胁患者生命，并导致严重的医疗纠纷或医疗事故。常见的设备器具安全问题有质量问题、违法违规重复使用、缺乏有效监管、人为恣意扩大使用的适应证、医疗设备缺乏维护和定期保养等。

5. 违背法律和护理规程问题　医疗护理的相关法律法规、护理技术规范和操作流程以及医院内的各项规章制度都是每一位护士开展护理服务的标准和指南，必须严格执行。恣意、人为地更改、超越或违背临床护理诊疗技术规范，违反《护士条例》，无执照从事护理工作等都是非法行护行为。

（二）患者安全管理的策略

1. 构建患者安全文化　患者安全文化是指医疗机构为实现患者安全而形成的员工共同的态度、信念、价值观及行为方式。患者安全的管理不仅是一个管理方法和形式，而且应该是一种意识，是深入人心的一种用来指导工作实践的思维模式和工作态度。因此，它不仅涉及护士和护理管理者，还涉及医院中所有的部门，包括最高管理层。通过最高管理层的重视和支持，各个部门共同的努力以及长期的教育和培养，患者安全才能成为一种自觉和主动的文化意识。

构建患者安全的文化需要管理者转变安全管理的理念，从责备犯错误的个体到把错误作为促进安全的机会。作为护理管理者，要不断提高自己科学分析问题和解决问题的能力，从学习和责任两个系统来分析，其中，学习系统主要针对事件而言，关注发生什么、发生原因以及如何防范；责任系统则针对个人，关注这些人是否关注系统的安全问题，能否胜任安全工作。能够通过系统分析，寻求护理安全管理的改进，如增加人员配置、改变排班方式、加强护理安全关键点的控制、悬挂警示牌等。

2. 健全护理安全管理体系　对一切不安全事件如护理差错事故、护理投诉事件、护理意外事件、并发症等进行分析、评估和预警，对护理服务全过程的动态监测，对纠偏措施的制定、落实和跟进等，这一过程涉及信息收集、信息报告、信息公示、预警信息发布等一系列环节和方面，需要有健全的护理安全管理体系做保障。

健全护理安全管理体系，首先需要成立"护理部主任—科护士长—护士长"三级护理质量安全管理结构，护理部成立护理质量安全管理委员会，负责全院患者安全管理及质量标准的制定、实施和监督，负责各个部门之间的协调和沟通等；科护士长负责成立分管片区内的护理质量安全控制小组；各病区成立科内护理质量安全控制小组。明确制定三级护理质量管理工作的职责和工作标准：护理部每季度组织护理质量控制和安全护理不良事件分析讨论会，利用根本原因分析法对护理不良事件进行深入分析，剖析产生不良事件的个人原因及系统原因，并进行有效改进；科护士长每月组织病区护士长对所分管科室的护理质量和安全进行分析、评估，制定防范措施；病区每周对护理质量进行自我控制，组织护理风险分析会，对本科内的风险进行分析、评估，查看各项质量标准落实情况。其次，各级管理者需要采取科学的质量管理方法，如 PDCA 循环、品质管理圈活动等，从而持续改善护理质量及患者安全问题。最后，还要建立和完善医护团队的沟通机制，加强护患沟通管理，严格落实各项保障患者安全的规章制度，使患者安全管理工作落到实处。

3. 进行护理风险预警评估　护理活动犹如一把双刃剑，为患者治疗疾病，改善健康状况的同时，也可能造成各种损伤。患者安全管理就是将护理行为导致患者遭受不幸或损伤的可能性，即护理风险降到最低。而识别风险是这一管理工作的前提和基础，即采用系统化的方法，对人员、设备、材料、药品、环境、流程、规章和制度等因素进行判断、归类、鉴定，掌握护理工作各个环节的风险所在。护理风险识别的主要方法：①呈报护理风险事件，正确收集相关的信息；②积累临床护理资料，全面掌握风险控制规律；③分析护理工作流程，科学预测护理风险。由于护理服务过程中患者流动、设备运转和疾病护理等都是一个动态的过程，所以识别护理风险的实质是对护理风险的一个动态监测过程。

护理风险明确后，各级管理者从各自的角度、各自的职责任务出发，对人员、物品、器械、环境、制度流程等各方面的风险进行具体分析，评估其风险的严重程度和发生频率，确定风险级别，做好预警，并制定有效的防范措施，如建立护理规章制度和护理质量标准，组织护士进行相关学习和培训，制定风险应急预案及演练，进行护理巡查和督导，加强信息沟通交流等。此外，管理者还要对风险防范措施的执行情况进行检查，对高风险项目定期进行结果分析，评价和改进护理风险防范措施。这样才能使护理安全管理模式逐渐向预警防范与积极干预的前馈控制管理模式转变。

4. 加强安全教育和培训　护士在实施护理服务的过程中随时可能会遇到患者安全及自身执业安全问题，因此护理安全管理是一个持续不断的教育和干预过程。除了护士的学习和培训外，还需要针对患者及家属开展不同形式的安全教育，鼓励他们也参与安全管理。护士教育和培训的重点除了安全意识、敬业精神、制度规范、法律法规等外，还应该将重点放在以下四个方面（又称 4C）。

（1）同情（compassion）　护士必须对患者、同事乃至自己都具有同情之心。对患者持同情之心有利于建立良好的护患关系。

（2）沟通（communication）　除了与患者及家属沟通外，护士还应与医生及其他有关人员进行充分沟通，良好的沟通机制是确保患者安全的重要因素。

（3）能力（competence）　过硬的护理业务能力和沟通交流能力能够赢得患者及其他相关人员的尊重和信赖；风险的预知能力和应对能力能够防范风险和减少损失。

（4）表格化（charting）　护理记录是病案的重要组成部分，许多医疗纠纷都与护理记录缺陷有关。护理记录主要反映患者的病情和生命体征变化以及护理措施落实等情况，为了记录的规范、完整和省时，应提倡记录的表格化。

5. 应用患者安全技术　患者安全技术是指用来帮助医护人员减少临床失误和增进患者安全的各类技术的总称。目前，护理工作中应用最多的患者安全技术包括以下几个方面。

（1）个人数字化辅助设备　如个人数字助理（personal digital assistant，PDA）移动护士工作站、医师移动查房等，实现床边生命体征录入、护理评估和护理记录等。

（2）条形码系统　如二维条码腕带识别系统；口服药、输液、检验、治疗等二维码扫描系统，检验条形码管理系统等。

（3）全自动口服药品摆药机 实现口服药自动摆药、自动分装、独立包装、自动打印及二维条码识别等综合功能于一体。

（4）计算机医生工作站和护士工作站 实现医嘱的开具、转抄、打印、执行、核对、校正等功能综合电子化处理；医疗及护理病历实时电子化书写，并实现与影像、检验系统的联网操作。

（5）各类报警技术 如检验危急值在医生、护士工作站实时报警；护理病历生命体征预警报警技术。

（6）护理技能培训模拟技术 如洗胃、导尿、给氧、灌肠、各种皮试和注射、各种引流等。

（7）患者监护系统 电子监护系统的集束化管理、全智能电子监护系统的管理等，可随时接收每个患者的生理信号，如脉搏、体温、血压、心电图等，定时记录患者情况，构成患者日志。

6. 进行护理安全事件分析 护理安全事件分析的目的是预防或杜绝类似错误问题的再次发生。常用的方法如下。

（1）根本原因分析（root cause analysis，RCA） 是指由多学科的专业人员，针对选定的安全事件进行详尽地回溯性调查的一种分析技术，以揭示患者安全事故或严重临床失误的深层原因，并提出改进和防范措施。RCA 的工作要点主要包括：①问题（发生了什么）：按照时间顺序排列护理过程中的各种活动和现象，通过还原现场，识别发生了什么事、事件发生的过程等。②原因（为什么发生）：针对已发生的事件，运用科学的方法识别为什么会发生患者安全事故，通过分析造成问题的可能原因，直至确定根本原因。③措施（什么办法能阻止再次发生）：多学科的专业人员从不同的专业角度提出意见和建议，识别什么方法能够阻止问题再次发生，什么经验教训可以吸取，或者一旦发生医疗机构可以做什么。

（2）重大事件稽查（significant event audit，SEA） 是指医疗团队中的人员定期对不良或优良的医疗或护理事件进行系统和详细的分析，以寻求改进和提高的过程。SEA 和 RCA 之间不是一种相互排斥的关系，SEA 的结果可能提示存在于组织水平上的安全隐患，然后决定是否进行 RCA。SEA 的工作要点主要包括：①确定将要稽查的重大医疗或护理事件，并收集相关信息。②举行 SEA 事件讨论会，讨论并做出相关事件的决定。③系统化记录事件的前因后果和发生发展过程。④采取措施。

（3）失效模式和效应分析（healthcare failure mode and effect analysis，HFMEA） 是基于团队、系统，用于识别某个程序或设计出现故障的方式和原因的前瞻性分析方法。它是一种适合检视高风险护理流程，对流程进行改造以杜绝或减少缺陷的发生，找出并矫正危险因子，防患于未然，相较于针对既成事实分析的根本原因分析法，属于前瞻性预见式的风险管理方法。

HFMEA 的基本步骤：①确定研究主题：选择高风险或薄弱程序进行研究，并确保所选择程序的研究实际可行。②组建一个多学科综合性 HFMEA 团队：通常团队成员 6～10 人，以便于管理。③绘制程序流程图或步骤：把程序实施步骤和子程序用图表形式展示出来，用数字和字母标记每一步骤的子程序，为后面的分析提供便利，编号尽量简单。④危害分析：列出每一子程序所有潜在失效模式并逐一编号。对所有失效模式的严重性（severity，S，障碍发生后造成的后果）、发生率（occurrence，O，障碍发生的可能性）和侦测性（detection，D，障碍发生前被检测出来的机会）进行评估并计算其风险优先数（risk priority number，RPN，$RPN=S\times O\times D$）。对 $RPN \geq 8$ 的失效模式进一步分析。⑤拟定行动计划和评价结果：根据造成失效模式的原因决定行动策略，有针对性地提出改进建议，拟定改善措施并重新设计流程，分析和评价修订后流程的有效性。

7. 实施《患者安全目标》 为了加强风险管理，确保患者医疗护理安全，中国医院协会长期致力于推动医疗质量和患者安全体系的建设，并积极响应世界卫生组织世界患者安全联盟工作，从 2006 年开始连续发布《患者安全目标》。该标准不仅有十大患者安全目标，还包括逐条的细化要求。护理管理者应将其与医院护理管理实践相结合，内化到医院护理管理的各个层面，并作为日常管理和自我评价的重中之重，要求各级护士严格遵照执行。《中国医院协会患者安全目标（2020 版）》的详细内容见附录。

患者安全贯穿护理工作每个环节

　　某日，实习生小杨根据医嘱（5%GS500mL+胰岛素 4 单位）执行加药操作时，由于未认真核算胰岛素剂量，误将胰岛素 1 瓶（400 单位）当成 4 单位全部抽吸，正欲加入药瓶内，幸被带教老师及时发现并立即制止操作，从而避免了一宗严重护理差错的发生。全科护士会议上通报此事，加强对实习生的安全护理意识的培训。通过这个案例我们可以看到，该实习生缺乏临床经验、护理安全意识差；带教老师在带教过程中未坚守"放手不放眼"的原则。加强安全教育和培训护士在实施护理服务的过程中是非常重要的，意味着任何护士在工作中都可能会遇到，因此护理安全管理是一个持续不断的教育和干预过程，必须加强患者安全及自身执业安全。不仅要有严谨的教学态度，指导实习生在临床实习过程中，还要有认真负责、态度严谨的学习精神。护士教育和培训的重点除了安全意识、敬业精神、制度规范、法律法规外，还应该有同情心、沟通能力及正确、科学的做事方法。

三、护士安全管理

　　护士安全属于医疗机构职业健康与安全范畴，主要涉及护理工作场所中的各类安全问题。近年来，由于社会发展过程中逐步积累起来的各种矛盾和医疗环境中的各种困难，导致医患关系过度紧张，医疗纠纷屡有发生。加之护士每天需做大量的护理和治疗操作，时常暴露在各种传播疾病的风险中，且大量高密度、高强度的护理工作对护士身心健康也造成一定损害，因此我国护理界在护士安全管理方面做了大量的研究和探索。

（一）护士安全的威胁因素

　　1. 生物危险因素 如接触各种耐药菌、病毒。
　　2. 化学危险因素 如抗癌药物的配制过程中液体渗漏。
　　3. 物理危险因素 如各种锐器刺伤。
　　4. 环境与设备危险因素 如医院暴力、设备对人体的放射性损伤。
　　5. 身心危险因素 如工作量大导致压力过大、作息紊乱等。
　　护士安全和患者安全两者密切相关，相互影响，例如护士编制不足，护士身心疲惫，是构成护士工作不安全的重要原因，很容易引起护理失误，进而威胁患者安全；反之，如果发生了护理不安全事件使患者安全受损，极易导致患者对护士不信任，对护患关系存疑，从而威胁护士安全。

（二）护士安全管理的策略

　　1. 营造以人为本的医院文化 护士由于其职业的特殊性，每天不得不暴露于各种各样的高危因素之中。各级管理者必须明确护理人员是护理管理中最重要的资源，明确护士和患者安全之间的关系，牢固树立以人为本的思想，正确处理成本控制与护士职业安全防护的关系，合理配置护士，积极采取各种有效的预防措施，努力提供符合职业安全要求的设备、器材和工作环境，使护士健康安全地工作，只有这样才能为患者提供优质、高效、安全的护理服务。

2. 建立护士安全健康指引　建立护士安全健康指引，如预防呼吸道感染指引、预防消化道感染指引、预防血液和体液感染指引、预防化学药物损伤和锐器伤安全指引和处理流程、医疗废物处理安全指引和处理流程等，指导护士减少不安全职业暴露，进行职业安全防护和科学应对。职业健康和安全是医护人员的个人权利，医护人员也肩负着增进职业健康和安全的个人责任。每一位护士在临床工作中不能图工作方便而置职业安全与健康不顾，要严格落实各项安全健康指引。

3. 加强职业安全防护相关培训　随着护理工作范围不断拓展，护理工作的风险相应增加，各级护理人员经过相关培训，既可以充分认识职业暴露防范的重要性，提升职业暴露防范意识；又可以加强专业知识的掌握，善于利用各种防护器具对自身进行职业防护；还可以学习医院暴力自我保护方法，提升自身应对压力和处理风险事件的能力。

4. 建立护理职业防护管理机制　把职业防护作为护理管理的一项重要内容，建立职业防范管理制度，通过三级管理结构，从护理工作规划、资源供给、实施、监督检查和评价等各个环节入手，建立护理职业防护管理机制，保护护士的职业安全。

5. 制定防护法　将护理人员的职业防护问题上升到法律高度，卫生行政主管部门和疾病预防控制部门制定职业防护法，改善工作环境，更新防护设备、用品，加强防护教育，提高自我防护意识，学习职业安全防护知识。

护理安全管理是保障患者生命安全的必备条件，是减少质量缺陷、提高护理水平的关键环节。护理管理者只有认识到患者安全的影响因素及护士执业过程中的威胁因素，才能运用正确的安全管理策略，从根本上采取有效的预防措施，最大限度地减少差错事故，创造一个安全高效的医疗护理环境，确保患者安全。

第五节　突发公共卫生事件护理应急管理体系

突发公共卫生事件是指发生突然、对社会大众健康造成或可能造成重要威胁的疫情、不明原因的群体性疾病、重大食物中毒，以及其他严重破坏生态环境、威胁社会公众健康的事件。根据突发公共卫生事件的危害程度、涉及范围，将其分为一般、较大、重大和特别重大突发公共卫生事件；根据发生原因，可分为生物病原体所致疾病（如重症急性呼吸综合征 SARS）、自然灾害（洪水、地震等）、食物中毒、有毒有害因素污染造成的群体中毒（如大气污染）、意外事故（如飞机失事）和不明原因引起的群体发病或死亡等。对突发公共卫生事件进行分类，有助于对其进行合理、有序的应对和管理，从而将其对公众健康及生命危害和对社会的影响降到最低。

突发公共卫生事件具有发生突然、起因复杂、时间紧迫、危害重大等特点，且当今社会经济飞速发展，工业化、城镇化进程加速，人口流动性急剧增加，这些都对突发公共卫生事件防控和应急救治工作提出了更高的要求。护理工作者作为医院救治工作的重要力量，其反应速度和应对方式是医院应急救治工作效率的直接体现。因此，医院构建系统、规范、科学的护理应急管理体系，合理统筹医疗护理资源、不断优化及完善工作流程、严格预防院内感染，并对医务工作者实施积极的心理干预，才能不断提升护理队伍应对突发公共卫生事件的能力。

一、合理统筹医疗资源

合理统筹医疗资源，包括组织内的人、财、物、信息、时间等各关键要素。当发生突发公共卫生事件时，通过紧急调动人员、畅通信息网络、调动应急物资等，可以使医疗机构各部门迅速进入应急状态，快速启动应急预案，以保证应急救护工作顺利、有序开展。

1. 构建护理应急管理人员体系　构建由主管护理的副院长或护理部主任、科护士长、病房护士长和各科室护士组成的、自上而下的护理应急管理组织体系，体系内各人员分工明确、信息沟通渠道畅通。护理应急管理领导小组负责贯彻落实上级领导小组的各项决策，护理专家与各部门专家共同研制切实可行的诊疗护理方案，并负责提供护理技术咨询与指导。当发生重大及特大突发公共卫生事件或突发传染病疫情时，迅速启动护理应急管理体系，可以使各部门护理人员迅速进入应急状态，各项工作协调、有序、稳步开展，最大可能地保证救护工作顺利、有效进行。

2. 建立健全应急事件紧急处置规章制度　医院应根据国家的《突发公共卫生事件应急条例》《突发公共卫生事件与传染病疫情监测信息报告管理办法》等相关法律法规的要求，建立重大传染病、不明原因群体性疾病等突发公共卫生事件的护理报告制度和流程，制订并不断修订应急事件管理预案，改进及优化应急事件工作流程。

3. 加强应急物资储备　充足的应急物资储备是整个应急救援工作的重要保障，需要多部门参与协作。医院突发公共卫生事件应急领导小组应把"应急保障"作为应急管理工作的难点、重点，对医院的各种应急处置药品、物品及个人防护用品等资源进行整合，协调各后勤保障科室，由专人对应急储备物资妥善保管，并定时进行更新和补充。护理部也应定期组织人员对各临床科室的床位、急救药品、呼吸机、抢救车等急救物资、设备进行核查。还应将供应室、营养科等特殊科室纳入应急保障体系，为应对突发公共事件做好物质保障。

二、多维度培训各类人员

应逐步建立和完善护理应急管理队伍培训体系，通过全员培训、分层重点培训和专项综合演练相结合，不断提高护理人员应对突发公共卫生事件的应急知识与技能水平。

1. 理论培训　加强护理人员相关法律法规的学习，开展突发公共卫生事件应急处理相关知识和理论的培训，了解最新急救知识和先进技术，如组织学习《中华人民共和国传染病防治法》、相关疾病的诊疗指南、工作指引及流程、医院感染与职业防护、应急状态下的心理培训等相关知识。通过业务理论相关知识的培训，提高护理人员应对突发公共事件的意识和能力，为应对各类突发事件做好充足的知识储备。

2. 急救知识及技能的培训　对突发事件应急处置流程及预案、传染病的急救处置与防护、自然灾害或意外事故情景下的自救和互救技能、抢救仪器设备使用方法、心肺复苏等各项应急生命救治技术进行培训，不断提高护理人员突发公共卫生事件下的应急处置意识和危重症救护技能水平。

3. 专项演练　医院应急救援工作团队是由来自医疗、护理、医技、后勤保障等不同科室、不同专业及不同层次应急救治人员组成的有机整体，护理人员与各专业人员配合的协同度，是实现扩大收治范围、提高治愈率的关键。定期进行突发公共卫生事件应急演练，如隔离病房行走路线演练、急救技术配合演练、危急重症患者转运和抢救演练等，通过创设模拟情境，培养应急救治队伍的组织管理、快速反应配合、物资保障、多部门协作等能力，不断提高应对突发公共卫生事件的处置能力和水平。

三、完善优化工作流程

科学、清晰、有效的应急救治工作流程是应对突发公共卫生事件的重要前提，简约、直观的工作流程才能切实提高护理队伍的应急速度和水平。应制订并不断优化应急救治工作流程，减少中间环节，切实提高应急救治工作的效率、效果。应急救治工作流程的优化是一个在实践中不断深入、持续改进的过程。

四、严格预防院内感染

在应对突发公共卫生事件的管理过程中，要注意防止医院内交叉感染和疾病的扩散，切断传染性疾病在医院内的传播途径，以保障门急诊患者、住院患者和所有医护人员的安全。

1. 发热门急诊管理　执行门急诊预检分诊制度，通过将预检分诊点前移的方式，建立相关传染性疾病的快速识别评估流程，引导发热患者至发热门诊就诊，减少其在门急诊的停留时间，最大限度简化就诊环节，减少潜在患者的接触人群。合理设置隔离区域，调整空间布局，满足疑似或确诊患者就地隔离和治疗的需要。改进工作流程，在实施急诊气管插管等感染性职业暴露风险较高的诊疗护理操作时，应按确诊患者的防护措施进行。备有充足的应对急性传染病的消毒和防护用品。

2. 病区管理　严格落实院内传染病隔离病区和其他病区的设置管理。隔离区域内各区域界线明确不交叉，设置明确醒目的隔离标识及警示带、行走路线指引与标识，实现医患、洁污分流。在保障患者安全、严格落实各项感染防控制度的前提下，做好各类抢救物品、药品、仪器设备等的配备工作，确保数量、种类齐全，且在有效使用期内；需重复使用的医疗器械或物品，应遵循相关消毒灭菌管理规范进行处置。按照相关空气净化管理规定，进行空气净化。

3. 应急物资管理　制度化、科学化的应急保障物资管理制度，是医院应急救治团队完成各项突发公共卫生事件救治任务的重要保障。应在医院应急管理领导的直接领导下成立物资保障组，设置专项应急物资采购及管理人员，对全院防护物资耗材及设备进行统一管理。做好防护用品、器材耗材等物资的采购、保管、领用，按需补充、定期检查，保证紧急状态下所有物资迅速到位，仪器设备处于完好备用状态。

五、积极实施心理干预

在面对突发公共卫生事件时，不论是患者还是参与救治的医务人员，都容易产生焦虑、恐惧等负性心理。因此，应将心理干预纳入护理应急管理体系。

1. 对护理人员的心理干预　心理培训应纳入护理应急管理培训课程体系，把平时的心理培训和应急时的心理危机干预相结合，为护理人员提供持续的心理帮助。当突发传染病疫情时，护理人员需要零距离接触患者，并为其提供护理服务，作为专业人员，她们清楚地知道疾病的危害和自身面对的风险，加之采取的封闭式管理和隔离，工作强度及难度增加，容易引发焦虑、孤独、恐惧等负性情绪。不利于工作的顺利开展。因此，应定期为护理应急管理队员开展心理培训，以增强其心理素质，减少应急事件对其造成的不良影响。

2. 对患者及家属的心理干预　由于突发公共卫生事件的不确定性、不可预见性等特点，患者往往突然染病或遭遇重大创伤，对其身心都是一种巨大的冲击。如传染病患者隔离治疗期间，可能会出现焦虑、恐惧、悲观与绝望等不良情绪与精神状态，从而影响治疗与康复效果。因此，应当注重患者的心理状态，联合专业心理人员，为患者提供有针对性、个性化的心理援助服务。通过给予患者人性化的关怀与护理，帮助患者树立战胜疾病的信心与勇气，从而提高治疗效果。

突发公共卫生事件可能危害到人民公众健康或经济社会的稳定发展，护理应急管理体系作为医院应急管理工作的重要组成部分，其组织管理效率和应急反应水平直接影响整个公共卫生事件处理的效率、效果。

青年一代护理人员的担当与奉献

小李是某三甲医院急诊科的护士，今天请病假在家休息。突然看到科室微信群里说，本市刚发生了一起重大交通事故，大批伤员在转运来医院的途中。小李考虑到情况紧急，在急救过程中，时间就是生命。她马上给护士长发信息，说她能来加班。随后，直接奔向医院参与伤病员救治工作。后来，护士长对小李在这次急救工作中体现出的责任感和敬业精神给予表扬和奖励。通过这个案例我们可以看到护理人员的担当和奉献精神。

【案例导入分析】

本章导入案例说明护士长在科室护理管理的控制过程和方法存在薄弱环节。

该科对急救仪器设备完好率的控制是有制度和标准的，但是护士长没有按标准去衡量，只是单纯检查护士交班记录，没有实地检查，是护士长管理监督检查落实不到位，对护士实际执行标准情况缺乏有力控制，使得急救仪器设备完好率的检查结果与实际情况偏离，导致在临床急救使用中出现除颤仪使用故障，最终影响科室护理质量。

建议解决方案：重新完善质量管理标准；制定急救仪器管理及使用的培训和考核计划，并组织实施；开展急救仪器设备专项检查。

为防止类似问题再发生应加强管理，细化各级护理质量检查表中急救仪器设备检查项的内容和标准，明确护士及护士长对急救仪器设备的交接、检查流程与质量控制标准，以利于各级人员执行落实；与上级管理部门和设备科沟通，完善全院急救仪器设备维护管理制度及应急调配制度。

【本章小结】

1. 控制是管理者监督和规范组织行为，使其与组织计划、目标和预期的绩效标准一致的系统行动过程。控制包括监督组织各项活动，在出现偏差时及时采取纠正措施。

2. 控制的目的为限制偏差的积累、适应环境的变化、有助于授权、降低成本；控制的对象一般分为人员、财务、作业、信息和组织的总体绩效等。

3. 控制应遵循目的性、客观性、重点性、灵活性、及时性、反映计划等原则。

4. 按控制点的位置分类，可以将控制分为前馈控制、同期控制及反馈控制。

5. 控制过程包括三个关键步骤：确立标准、衡量绩效和评价并纠正偏差。

6. 常用的控制方法有预算控制、成本控制、审计控制。

7. 护理成本控制的基本概念。

8. 护理成本核算方法包括项目法、床日成本核算、患者分类法、病种分类法、综合法等几种。

9. 护理成本控制的途径在于人力成本方面科学编配、合理排班；物力成本方面健全医药用品及耗材管理制度，实行零缺陷管理。

10. 护理安全管理是指以创建安全的工作场所为目的，主动实施一系列与安全相关以及职业健康的各种行为措施与各种程序。它包括患者安全管理和护士执业安全管理。

11. 患者常见的安全问题有：环境安全问题、用药（血）安全问题、医院感染防控问题、设备器具的安全问题及违背法律和护理规程问题。

12. 患者安全管理策略有：构建患者安全文化、健全护理安全管理体系、进行护理风险预警评估、加强安全教育和培训、应用患者安全技术、进行护理安全事件分析及实施《患者安全目标》。

13. 护士安全的威胁因素包括：物理、化学、生物、环境设备及身心危险等因素。

14. 护理安全管理策略有：营造以人为本的医院文化、建立护士安全健康指引、加强职业安全防护相关培训、建立护理职业防护管理机制及制定防护法。

15. 突发公共卫生事件是发生突然、造成或者可能对社会大众健康造成重要威胁的传染病疫情、不明原因的群体性疾病、重大食物中毒及其他严重破坏生态环境、威胁社会公众健康的事件。

16. 医院需构建系统、规范、科学的护理应急管理体系，合理统筹医疗护理资源、不断优化及完善工作流程、严格预防院内感染，并对医务工作者实施积极的心理干预。

【走进护理管理】

实践项目：医院护理部（病区）考察。

实践目的：通过现场考察，了解护理成本控制的途径、护理安全事件分析系统、护理工作中的风险管理。加深对护理成本控制、护理安全管理、护理风险管理的理解。

实践内容：走进医院护理部（病区），访谈护士长护理成本控制的途径及护理工作中的风险管理，参观护理不良事件上报系统及护理不良事件处理流程。

实践考核：完成一份实践报告。

【思考题】

1. 护理工作中怎样才能实现有效控制？

2. 护理成本控制的途径有哪些？

3. 患者安全管理的策略有哪些？

4. 医院建立护理应急管理体系的意义是什么？

5. 某女，45岁，以乳腺癌术后伴转移收治入院。入院后行化疗，当班护士在患者右侧内踝处静脉进行了留置针穿刺输入液体，随后实习护士为其输注化疗药前推注呋塞米过程中，患者诉局部疼痛，没有予以重视，推药结束后便将化疗组液体接至留置针上。接班护士查房时，发现患者的留置针穿刺处局部皮肤红肿，立即给予相应处理。本次化疗结束后，患者办理了出院手续，回家休养。2个月后，医院接到患者的投诉，最终，医院为患者进行皮瓣移植。请问，从这次事件中你发现该院护理管理存在什么问题？如何防止类似事件的再次发生？

附：《中国医院协会患者安全目标（2020 版）》

【一】正确识别患者身份

〔一〕严格执行查对制度，确保对正确的患者实施正确的操作和治疗。识别时应至少使用两种标识确认患者身份，如姓名、病案号、出生日期等，但不包括患者的床号或病房号。

〔二〕在实施输血等关键治疗时，应采纳双人独立核对识别患者身份。

〔三〕对术中患者、精神疾病、意识障碍、语言障碍等特别患者，应有身份识别标识（如腕带、指纹等）。

〔四〕鼓励应用条码扫描、人脸识别等身份信息识别技术，但仍需口头查对。

〔五〕加强新生儿身份识别治理。

【二】确保用药与用血安全

〔一〕规范药品治理流程，对高警示药品、易混淆〔听似、看似〕药品有严格的贮存、识别及使用要求。

〔二〕严格执行麻醉药品、精神药品、医疗用毒性药品、放射性药品等特别药品，以及药品类易制毒化学品、抗肿瘤药物的使用与治理规范。

〔三〕规范临床用药医嘱的开具、审核、查对、执行、点评制度及流程。制定并执行药物重整制度及流程。

〔四〕建立和实施抗菌药物治理的诊疗体系和技术规范。

〔五〕制定并严格执行静脉用药调配中心操作规范，审核、查对、安全配送制度与流程。

〔六〕建立并严格执行储血、配血、发血、输血制度和流程，落实输血前指征评估和输血后效果评价，实行输血信息系统全流程治理。

【三】强化围手术期安全治理

〔一〕制定并实施择期手术（包括日间手术）必要的术前检查与评估，加强围术期相关学科协作，强化术前、麻醉前病情评估及术后访视等制度的规范落实。

〔二〕制定并实施统一的手术及有创操作的部位标识流程，由实施手术的医生标记手术部位，标记时应在患者清醒和知晓的情况下进行，并将其纳入术前核对流程予以执行。

〔三〕建立手术安全核查及手术风险评估制度和流程，落实世界卫生组织手术安全核对表，并提供必需的保障与有效的监管措施。

〔四〕预防性抗菌药物选择与使用应符合相关规范。

〔五〕加强围术期疼痛治理。

〔六〕加强孕产妇安全分娩治理，落实世界卫生组织安全分娩核查表实践指南。

〔七〕建立完整的标本采集、标识、运输、交接和报告制度，实现标本全流程可追溯治理。

【四】预防和减少健康保健相关感染

〔一〕建立健全医院感染治理组织体系与制度，落实医院感染监控指标并持续改进。

〔二〕提高医务人员手卫生依从性，为执行手卫生提供必需的设施和有效的监管。

〔三〕使用合格的无菌医疗用品，遵循无菌操作要求。确保安全注射。安全处理医疗废物。

〔四〕建立抗菌药物治理和监测机制，制定多重耐药治理制度。

〔五〕落实呼吸机相关肺炎、血管导管相关感染、导尿管相关尿路感染等器械相关感染的防控措施，加强相应感染监测与反馈。

〔六〕开展手术部位感染目标性监控，落实相应预防措施。

【五】加强医务人员之间的有效沟通

〔一〕建立医务人员间有效沟通机制，规范信息交接流程，保障相关医疗照护措施落实到位。

〔二〕加强跨专业协作，倡导多学科诊疗模式，为医务人员提供多种沟通方式和渠道，提升团队合作能力。

〔三〕建立健全临床"危急值"报告制度，规范并落实操作流程。

〔四〕建立不良事件自愿报告及强制性报告的制度和流程，倡导从错误中学习，构建公正的患者安全文化。

〔五〕合理配置人力资源，关注医务人员的劳动强度对患者安全的妨碍。

〔六〕防范医院暴力，确保"安全的人员"在"安全的环境"中执行"安全的医疗照护"。

【六】防范与减少意外损害

〔一〕加强高风险意外损害人群治理，制定相关风险防范应急预案。

〔二〕落实跌倒、坠床、压力性损伤、走失等意外事件的风险评估。

〔三〕识别具有自我攻击风险的患者，评估自我损害、拒绝饮食、自杀倾向等行为，制定相应防范措施和应急处置预案。

〔四〕完善意外损害的报告及处置流程，有效降低损害程度，改进相关风险防范能力。

〔五〕加强对患者及其家属意外损害防范的教育。

【七】提升管路安全

〔一〕建立管路安全的治理制度和风险评估流程。

〔二〕建立管路事件的监测流程，及时处置管路事件，减少对患者的损害。

〔三〕建立管路事件的报告流程并鼓励主动上报，对管路事件的发生缘故及时进行分析和改进，有效减少管路事件的发生。

〔四〕落实非计划拔管风险防范措施，建立相应防范和处置预案，并进行有效演练。

〔五〕加强对医务人员管路安全的培训，鼓励和教育患者及其家属主动参与管路安全治理。

【八】鼓励患者及其家属参与患者安全

〔一〕提高医务人员对患者参与医疗照护过程重要性的认识，及时有效地与患者及其家属进行信息沟通。

〔二〕为患者提供多种方式与途径参与医疗照护过程，协助其正确理解与选择诊疗方案。

〔三〕鼓励患者及家属主动参与患者身份识别、手术操作部位确认、输液输血、药物使用、患者转运等诊疗过程。

〔四〕引导患者就诊时提供真实病情和相关信息，注重保护患者隐私。

〔五〕为患者提供多种形式的患者安全教育培训，关心和指导患者建立更好的健康意识，提升健康素养。

【九】加强医学装备安全与警报治理

〔一〕建立医学装备安全使用与治理制度。确保急救和生命支持类设备的及时性、可用性和安全性。

〔二〕建立医学装备安全使用的培训计划，加强对相关医务人员的培训和考核。

〔三〕加强对医疗设备警报的治理，提升警报治理意识，制定警报设置制度和规范及警报响应和处置流程。

〔四〕鼓励监测并上报医学装备相关不良事件，鼓励评价医学装备的安全性和有效性。

【十】加强电子病历系统安全治理

〔一〕加强医院电子病历系统的安全等级治理。

〔二〕加强对电子病历系统的培训，有效避免电子病历系统的使用错误。

〔三〕加强电子病历系统的登录和使用者权限治理，强化患者隐私保护。

〔四〕确保录入内容的标准、完整及准确，避免由于复制、粘贴所致的错误。

〔五〕推行电子病历用药医嘱的闭环治理，建立电子病历用药医嘱知识库。有效应用电子病历信息进行医嘱合理用药规范化审核。

第九章

护理质量管理

学习目标：

　　识记：能准确地阐述护理质量管理、品管圈、品管圈活动及临床路径的概念；正确叙述护理质量管理的任务，护理质量评价的内容。

　　理解：能理解护理质量的内涵和基本特性，护理质量管理的原则，PDCA循环的阶段和步骤，品管圈的基本步骤，追踪方法学基本方法，临床路径实施步骤；能简述质量管理的发展过程，质量管理的常用工具。

　　运用：能初步运用质量管理工具开展护理质量分析和管理活动；能运用品管圈知识，选定主题，组圈开展品管圈活动。

案例导入

　　某海滨城市一家医院的外科病房，有着一支年轻的护理队伍。长期以来，这支护理队伍在年轻的张护士长带领下，出色地完成了各项工作任务，患者满意率达98%，连年获省"青年文明号"称号。自一年多前该医院附近新建高架桥之后，因交通事故造成重度损伤的患者明显增加，病区的护理工作量也相应增加。针对这些变化，护士长号召全体护士发扬"青年文明号"精神，努力完成工作任务。全体护士齐心协力，加班加点努力工作。可是，近半年来，该病房接连发生了几起护理不良事件。每季度的护理质量评价发现，该病区患者满意度下降，护理质量综合考评成绩全院最低。病区护士对工作越来越没有干劲，纷纷提出要调离该病房。你能帮张护士长分析护理质量下滑的原因并提出改进措施吗？

　　护理工作直接为人类健康服务，护理质量的优劣直接关系到人的生命和健康。提供优质高效的护理服务，是医疗卫生机构立足与发展之本。随着时代、环境、经济、科学及社会的发展，人们的健康需求发生了变化。护理质量的含义也在不断丰富和扩展，护理质量观和标准也随之发生变化。因此，护理质量需要不断创新与持续改进，才能达到适合时代要求且具有价值的质量。

第一节　概　述

　　质量管理的产生和发展源远流长，人类历史上自有商品生产以来，就出现了以商品成品检验为主的质量管理方法。随着社会生产力和科学技术的发展，质量的含义不断丰富和扩展。学习质量管理的基本概念，了解质量管理的发展历程，对开展护理质量管理工作具有指导意义。

一、基本概念

（一）质量

质量（quality）是质量管理工作中最基本的概念之一。不同历史阶段质量的概念有着不同的内涵，许多管理学者从不同角度予以阐述。国际标准化组织（international standardization organization，ISO）将质量定义为"产品或服务的固有特征或特性，具备满足顾客要求的能力"，该定义可以做以下解读：

1. 要求 即顾客对质量的要求，包括：①明示的要求：通过标准、规范、图样、合同等文件明确规定的要求。②通常隐含的需求和期望：包括顾客在现有条件下的合理的"需求和期望"及公认的无须规定的"需求和期望"（如通行惯例）。③必须履行的要求：指法律法规规定必须履行的要求，如有关健康、安全、环境、社会保障等方面的要求。

2. 固有特性 特性是指可区分的特征。固有特性是指事物本来就有的、天然存在的、永久的特性。质量特性是指固有特性，如重量、尺寸、外观、性能、功能等客观特性。

3. 满足要求的能力 指产品或服务的最终结果对要求的满足程度，即产品或服务的客观特性相对于人们主观需要的适用程度。

有学者认为，质量应包括三个层面：①规定质量（conformance quality）：产品或服务的特性达到预定标准；②要求质量（requirements quality）：指产品或服务的特性满足顾客的要求；③魅力质量（attractive quality）：指产品或服务的特性超出顾客的期望。

（二）质量管理

ISO 将质量管理（quality management）定义为"在质量方面指挥和控制组织的协调的活动"。质量管理是一项有组织、有计划、有目的的管理活动，是对确定和达到质量所必需的全部职能和活动的管理，它是管理的重要内容之一。质量管理的核心是制定、实施和实现质量方针（quality policy）及质量目标（quality objective），其活动的主要形式包括质量策划、质量控制、质量保证和质量改进（图 9-1）。

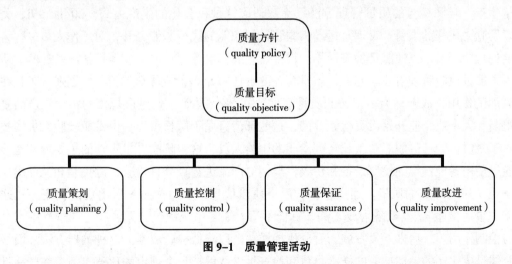

图 9-1 质量管理活动

1. 质量策划 质量策划（quality planning）即确定质量目标并规定必要的运行过程和相关资源以实现质量目标，包括制定质量方针，根据质量方针设定质量目标，根据质量目标确定工作内容、职责和权限，然后确定程序和要求，最后付诸实施等过程。

2. 质量控制 质量控制（quality control）致力于满足质量要求，其目的是检测作业过程并排除过程中导致不满意的原因，预防不满意的发生。

3. 质量保证 质量保证（quality assurance）即产品或服务达到现有要求的质量标准，重视产品制造过程或服务过程，分为内部质量保证和外部质量保证。

4. 质量改进 质量改进（quality improvement）致力于增强满足质量要求的能力，强调提升现有产品或服务的质量。质量改进贯穿于质量形成的每一个环节，包括计划、组织、分析、诊断、实施和改进等步骤。循环运行质量改进程序，称为"持续质量改进"。

二、质量管理的发展

自有人类生产活动以来，就存在质量管理活动。据文献记载，我国在 2400 多年前就已有了青铜制刀枪武器的质量检验制度。按照质量管理所依据的手段和方式，质量管理的发展大致经历了以下几个阶段。

（一）传统质量管理阶段

这个阶段从开始出现质量管理到 19 世纪末机器工业生产的工厂出现为止，又称为"操作工质量检验阶段"。该时期由于受小生产经营方式或手工业作坊式生产经营方式的影响，产品质量主要依靠操作者本人的技艺水平和经验来保证，属于"操作者的质量管理"，即产品是否合格主要依靠操作者的经验，靠感官估计和简单的度量工具测量而定。工人既是操作者又是质量检验者，质量标准基本上是实践经验的总结，靠师傅传授经验来达到标准。但这个时期对质量管理是严格的，对产品规定了一些成品验收制度和质量不良的惩罚措施。该阶段有两个主要特征：一是学徒制，通过学徒培养能独立从业的技能；二是技术诀窍，依靠技术诀窍保证产品质量。这些为现代质量管理科学的产生奠定了基础。

（二）质量检验阶段

工业革命后，机器生产逐步取代手工劳动，生产方式由手工业单件生产变为专业化分工协作的批量生产，自我检验的质量管理方法已无法适应这种社会化的生产方式。20 世纪初，美国出现了以泰勒为代表的"科学管理"运动，主张计划职能与执行职能分开，对工作人员进行科学分工，增加检验环节，以便监督检查计划、设计、产品标准等项目的贯彻执行情况。这时，质量管理进入了质量检验管理阶段。起初，质量管理的责任由操作者转移到工长，特别强调工长在保证质量方面的作用，故被称为"工长的质量管理"。后来，随着企业生产规模的扩大和产品复杂程度的提高，大多数企业开始设置检验部门，这些部门直属于厂长领导，由专职检验人员实施质量检验。于是质量管理的职能由工长转到专职的检验人员，这一阶段质量管理的主要内容是检验工作。通过使用各种各样的检测设备和仪表，严格对产品进行百分百检验，以控制和保证出厂或转入下一道工序的产品的质量。通过检验，反馈质量信息，从而预防今后出现同类废品。这种检验属于"事后检验"，其缺陷为成本高、责任不清、缺乏系统优化、无法在生产过程中完全起到预防与控制作用等。后来，又发展为百分比抽样法，以降低检验成本。这种抽样方法片面认为样本和总体是成比例的，即抽取的样本总数和检查批量数保持一个规定的比值。但存在产品批量越大，抽样检验越严格，致使相同质量的产品因批量大小不同而检验结果不同的问题。

（三）统计质量控制阶段

统计质量控制（statistical quality control，SQC）因将数理统计方法应用于质量管理而得名。1925 年，美国数理统计学家休哈特（W.A.Shewhart）博士提出统计过程控制（statistical process control，SPC）理论，应用统计技术对生产过程进行监控，以减少对检验的依赖。他提出控制和预防缺陷的概念，发明了控制图以预防废品的产生。与此同时，美国贝尔研究所提出抽样检验的概念及实施方案。这些方法使得质量管理由"事后把关"转为对生产过程进行检查和控制的"事先预防"，将全数检查改为抽样检查。这是运用数理统计理论解决质量问题的先驱。

第二次世界大战期间，为保证军需物品的质量及交货时间，美国政府和国防部组织的数理统计专家对质量管理方法进行改革，运用统计学分析的结果对生产工序进行控制。从此，以数理统计理论为基础的统计质量控制开始推广应用。统计质量控制杜绝了生产过程中出现大批量不合格产品的问题，减少了不合格产品带来的损失。但统计质量控制存在数理统计方法太深奥，以及过于强调统计质量控制方法而忽略了组织、计划等工作的问题。

（四）全面质量管理阶段

全面质量管理于 20 世纪 50 年代诞生于美国，之后在日本得到发展。20 世纪 50 年代以来，随着社会生产力的迅速发展，科学技术日新月异，工业生产技术手段越来越现代化，工业产品更新换代日益频繁，出现了许多大型产品和复杂的系统工程，如原子弹、人造卫星、宇宙飞船等。这些大型产品和系统工程对质量要求高，特别是安全性、可靠性等质量特性占越来越重要的地位。因此，管理学家们开始运用"系统工程"的概念，把质量问题看作一个有机整体加以综合分析研究。第二次世界大战后兴起的"保护消费者利益"运动和 20 世纪 60 年代管理科学出现的"行为科学论"促进了全面质量管理理论的形成。

美国著名质量管理专家费根堡姆（A.V.Feigenbaun）和约瑟夫·朱兰（Joseph M.Juran）博士提出全面质量管理的思想。1951 年，费根堡姆出版著作《质量控制：原则、实践和管理》（*Quality Control：Principles，Practice and Administration*），把"质量控制"的概念从技术方法提升为管理方法，强调从管理观念出发，将人员关系作为质量控制活动的基本问题，把统计技术看作全面质量控制计划的一个部分。1961 年，费根堡姆出版第二版著作，改名为《全面质量控制》（*Total Quality Control*），系统地阐述了全面质量管理的理论和方法，被质量管理界称为"质量管理巨著"。1951 年，朱兰博士在《质量控制手册》（*Quality Control Handbook*）一书中描绘了质量螺旋的深刻含义，从系统的角度考虑管理问题，提出了管理是不断地改进工作的观点，并建立了"质量计划、质量控制和质量改进"三元论。他还是第一个将柏拉图原理引入质量管理领域的学者，为质量管理科学的发展做出了巨大的贡献。

费根堡姆和约瑟夫·朱兰的全面质量管理理论在日本被普遍接受，成为日本经济腾飞的重要原因之一。20 世纪 90 年代末，许多顶尖企业的成功经验证明，全面质量管理是一种使企业获得核心竞争力的管理战略。它不仅提高了产品与服务的质量，而且在企业文化改造与重组的层面上，对企业产生深刻的影响，使企业获得持久的竞争能力。

全面质量管理理论和原理成为 20 世纪管理科学最杰出的成就之一。它强调"三全"：①全面质量管理：质量的含义是全面的，不仅包括产品服务质量，而且包括工作质量，用工作质量保证产品或服务质量；②全程质量管理：控制所有与产品质量有关的各项工作，包括直接的、间接的工作；③全员参与管理：从组织的高层管理人员到全体员工都必须参与质量管理。坚持"四个一切"和"一个多样"。"四个一切"即一切以顾客为中心、一切以预防为主、一切以数据为准、一切工作按 PDCA 循环进行。"一个多样"指管理方法的多样化,即因地制宜采取多样化的管理方法。

(五)国际标准化管理阶段

随着社会的进步、科技的发展,国际的贸易往来和技术经济合作与交流越来越活跃,产品和资本的流动日趋国际化。但由于各国经济、科学技术和管理水平的不同,对产品的质量要求也不同,因此产生了国际产品质量保证和产品责任问题,制定质量管理的国际标准也成为亟须解决的问题。国际标准化组织于 1979 年成立质量保证技术委员会(TC176),专门研究质量保证领域内的标准化问题,并负责制定质量体系的国际标准。1987 年在挪威举行的会议上,TC176 更名为"质量管理和质量保证技术委员会",制定、发布质量管理标准,指导全球的质量管理工作。自1987 年正式发布 ISO9000 ~ 9004 质量管理和质量保证系列标准之后,质量管理进入国际标准化管理的新阶段。

三、护理质量及其管理

(一)护理质量

1. 护理质量的概念　护理质量是指护理活动的特性满足要求的程度,即护理工作及服务效果满足护理服务对象需要的优劣程度。它既要满足护理质量特性所规定的要求,又要满足服务对象明确的和潜在的要求。护理质量是医疗卫生服务系统及当时社会的价值观念和总体目标的具体反映,它的内涵随着社会进步和医疗卫生事业的发展不断完善。满足护理对象的需求既是每个护理人员工作的主要动力,也是护理质量管理的最高目标。

2. 护理质量的特性　护理质量特性即满足护理服务对象需求的质量特征。护理质量是医院质量的重要组成部分,其特性不但要与护理专业自身的特性保持一致,而且必须反映医院工作的特性。

(1)功能性和技术性　护理工作的目的是系统地为服务对象解决健康问题,保护和提高社会生产力。因此,护理工作具有其独特的功能。护理人员为服务对象提供护理服务的过程,就是运用护理知识和技术的过程,扎实的专业知识和熟练的技术是完成护理工作并取得高水平护理质量的保证。

(2)多元性和综合性　护理工作的性质决定了护理质量的多元性和综合性。护理质量涉及的范围广泛,既包括技术质量,又包括人际交往和心理护理质量,还包括环境管理,以及与其他部门和其他专业技术人员协调、配合的质量。各类物资供应、护理教育的质量等均会影响护理质量。因此,护理质量是多元的,要提供高质量的护理,必须对影响护理质量的诸多因素进行综合管理。

(3)精确性和圆满性　护理是一项直接为人服务的工作,不允许丝毫错误的存在。在提供护理服务的过程中,必须把"零缺陷"作为护理质量的唯一标准,从细微处着眼,提高工作的精确程度,避免发生不必要的差错。圆满性是指护理服务及其结果符合服务规范、服务对象对服务的整个过程的满意程度。

(4)整体性和连续性　以人的健康为中心,开展整体护理是现代护理的核心思想。同时,在医疗卫生机构中,护理工作与其他专业的服务相互作用和影响。例如,执行医嘱是护理工作的一项程序，与医疗质量相关联；又如，手术前后的护理影响手术治疗的质量。因此，护理质量具有整体性和连续性。只有充分发挥团队精神，才能为护理对象提供整体的、连续性的护理。

（5）独立性和协同性　护理工作与医疗、医技科室及后勤服务部门的工作有密切的联系。护理质量与各方协同操作、协调服务有关，需要各方面加强协同管理才能保证质量。护理工作又有相对的独立性，因此也要求形成独立的质量管理体系。

（6）时间性和安全性　护理质量的优劣直接关系到护理对象的健康和生命安危，各项护理工作不但有时间的要求，而且必须安全、可靠。在护理服务过程中，要求护理人员要有很强的时间观念、安全意识和预见性，具备认真负责、一丝不苟地执行规章制度和技术操作规程的工作态度。

（二）护理质量管理

1. 护理质量管理的概念　护理质量管理是指按照护理质量形成的过程和规律，通过对构成护理质量的各种要素进行计划、组织、人事、领导和控制，以保证护理工作达到规定的标准和满足服务对象需要的活动。护理质量管理必须建立完善的护理质量管理体系，各级护理人员层层负责，全员参与，用现代科学管理方法，以最佳的技术、最短的时间、最低的成本，提供最优质的护理服务。

2. 护理质量管理的原则　国际标准化组织根据现代管理理论和实践总结了八项质量管理原则，这八项原则是形成质量管理体系的基础，也被认为是管理的基本要求和规律。以此八项质量管理原则为基础，结合护理管理的特点，提出如下护理质量管理原则：

（1）以护理对象为关注焦点　组织依存于顾客。顾客是决定组织生存和发展的最重要因素，服务于顾客并满足他们的需要是组织存在的前提和决策的基础。护理活动的顾客是护理对象。护理质量管理的目的就是以最佳的护理活动，满足护理对象的健康需求。因此，以护理对象为关注焦点是护理质量管理的首要原则。应重视护理对象及其需求，包括当前和未来的需求，将其转化为质量要求，并通过护理活动满足他们的要求，且争取超越他们的期望。

（2）领导作用　管理者具有决策和领导组织的关键作用。在组织内部，管理者应关注组织内、外部环境的变化及所有相关方（包括护理对象、员工、社会等）的需求和期望，建立统一的理念和愿景，设定具有挑战性的目标、方针和战略。建立质量管理体系，建立信任关系，创造并保持鼓励员工充分参与实现组织目标的环境。对下属适当放权，多鼓励、激励和认可。

（3）全员参与　人是组织之本，只有各级护理人员充分参与，才能充分发挥他们的潜能，为组织带来收益。护理质量管理不仅需要管理者的正确领导，更需要层层管理、人人负责。管理者应该对护理人员进行质量意识、职业道德及敬业精神的教育，激发他们的积极性和责任感。在全员参与过程中，跨部门的团队合作是现代医疗卫生系统追求的一种新型工作模式。

（4）过程方法　将护理活动和协调相关资源作为过程进行管理，可以更有效地得到期望的结果。应识别和确定质量管理所需要的过程，确定可预测的结果，系统地识别过程的输入、输出、接口和关系，评估与护理对象相关的活动的风险，识别关键护理活动的接口，明确规定管理过程的职责、权限和责任感，充分考虑过程的步骤、活动、流程、控制措施、资源、培训、方法、信息和其他因素等，使资源得到充分的利用，以较低的成本实现预期的结果。

（5）管理的系统方法　将相互关联的过程作为系统加以识别、理解和管理，使它们形成一个有机整体，相互协调和相容，为达到质量目标而互相配合，发挥协同作用，以追求系统的整体最大功效。系统运营一定时间后应对其进行测量和评价，并进行必要的改进或重新设计。

（6）持续改进　质量管理的目标是顾客满意。护理对象的需求是在不断变化的，只有持续改进才能得到服务对象的认可。另一方面，医疗市场竞争的加剧使医院的经营处于一种"逆水行舟，不进则退"的局面，医疗护理服务必须不断改进才能生存。因此，持续质量改进是护理质量管理的灵魂。

（7）基于事实的决策方法　客观事实和数据是对质量进行判断和认识质量形成规律的重要依据。护理活动中，许多现象是不能用数据表达的，只能用客观事实来描述。所以，只有把客观事实和数据结合起来进行判断，才能准确反映护理质量水平。

（8）与供方/合作方互利的关系　任何组织与供方/合作方都是相互依存的。互利的关系可以增强双方创造价值的能力。应鼓励护理对象参与护理质量评价，推动护理质量的持续改进。

3. 护理质量管理的基本任务

（1）强化护理质量意识　质量是组织的生命线，而质量管理的关键要素是人。只有每一位护理人员都把工作做好，护理质量才有保障。因此，要加强质量教育，不断强化质量意识，使护理人员认识到护理质量管理的重要性和必要性，树立"质量第一"意识，形成"零缺陷"的质量管理理念。开展以服务对象为中心的职业道德教育，学习先进的质量管理思想、质量管理知识和质量管理技术。

（2）建立护理质量管理体系　完善的质量管理体系是开展质量管理、实现质量方针和质量目标的重要保证。护理质量是在护理过程中逐步形成的，要使护理过程中影响质量的因素都处于受控状态，必须有效地将各部门、各级护理人员、各项工作和活动以及物质等各种质量要素组织起来，形成一个目的明确、职权明确、协调一致的质量管理体系，从而实现质量方针和目标。

（3）制定护理质量标准　质量标准是质量管理的基础，也是规范护理行为的依据。没有标准，不仅质量管理无法进行，护理行为也没有可遵循的准绳。因此，建立和完善质量标准是质量管理的基本任务和基础工作，是护理质量管理的首要任务。

（4）进行全面质量控制　对影响质量的各要素、各过程进行全面的质量控制。同时，建立质量可追溯机制是质量管理的重要环节，即建立质量信息反馈机制。只有信息反馈及时、准确、到位，才能使上下级各个层次情况明了，发现问题及时给予解决，促进质量持续改进和不断提高。

（三）护理质量管理基本标准

标准是衡量各项工作的标尺和依据，标准化是科学制定标准和观察执行标准的全部活动。标准化包括标准制定、标准执行和标准修订三个方面。护理质量标准是指在护理质量管理中，以标准化的形式，根据护理工作内容及特点、流程、管理要求、护理人员及服务对象的特点，制定护理人员严格遵循和掌握的护理工作准则、规定、程序和办法。护理质量标准是衡量护理质量的准则，是规范护理行为的依据。护理质量标准根据管理过程结构分为要素质量标准、过程质量标准和终末质量标准。

1. 要素质量标准　是指提供护理工作的基础条件质量，是构成护理服务的基本要素。内容包括：人员配备如编制人数、职称、学历构成等；可开展业务项目及合格程度的技术质量、仪器设备质量、药品质量、器材配备、环境质量（设施、空间、环境管理）、排班、值班传呼等时限质量、规章制度等基础管理质量。

2. 过程质量标准　是指各种要素通过组织管理形成的工作能力、服务项目、工作程序和工序质量。主要指护理工作活动过程质量。包括管理工作及护理业务技术活动过程。如执行医嘱、观察病情、患者管理、护理文件书写、技术操作、心理护理、健康教育等。在过程质量中强调协调的护理服务体系能保障提供高效、连贯的护理服务。在临床护理工作中，入院和出院流程、检查流程、手术病人交接、诊断与治疗的衔接，甚至是某项具体的护理技术操作，都涉及过程质量标准的建立。

3. 终末质量标准 是指患者所得到的护理效果的质量。如压力性损伤发生率、不良事件发生率、一级护理合格率、患者对护理服务的满意度等。

护理质量标准体系及包含的指标要求是会随着医院管理和护理专业水平的发展不断修订和完善的，是不断变化的。根据医院分级管理标准，不同等级医院的护理质量标准及指标略有差异。

（四）护理质量管理过程

1. 建立质量管理体系

健全的质量管理体系是保证护理质量持续改进的前提和关键。护理质量管理体系是医院质量管理体系的一部分，应与医院质量管理体系同步建立。一般来说，根据医院规模和护理部的管理模式，应建立护理质量管理委员会，实施护理质量管理，并根据需求设立护理质量管理办公室负责日常工作，明确规定每一位护士在质量工作中的具体任务、职责和权限，充分发挥各级护理管理人员的职能。只有这样，才能有效地实施护理管理活动，保证服务质量不断提高。

2. 制定质量标准

护理质量标准是规范护士行为和评价护理质量的依据。护理管理者的一个重要任务就是建立护理质量标准，应本着先进性、实用性、科学性、可衡量性以及相对稳定性的原则进行制定，并根据实际情况的变化进行更新。但需注意：单位、地区标准要服从于国家和行业标准，可以高于但不能低于国家和行业标准。

3. 进行质量教育

日本品质管理大师石川馨有一句名言："品质，始于教育，终于教育。"护理质量的好坏关键在于医院每一个护士对护理质量的认识，而对护理质量的认识，必须借助有效的护理质量教育。因此，要做好护理质量管理工作，关键在于提高护士的质量意识。护理管理人员要在各个层面加强质量教育：一方面，要不断增强全体护士的质量意识，认识护士自身在提高质量中的责任，明确提高质量的重要作用；另一方面，要有步骤地开展护理质量标准和质量管理方法的教育，提升护士的执行能力，从而不断地提高护理工作质量。

4. 实施全面质量管理

实施全面护理质量管理。首先，需要全员参与，共同提高工作质量；其次，建立质量可追溯机制，利用标签、标识、记录等对服务进行唯一标识，以防物质误用和出现问题时能追查原因，如灭菌物品的追溯系统；再次，建立监督检查机制，各级护理管理者应按质量标准要求进行监控，及时纠正偏差，可采用定期与不定期检查相结合的方式；最后，对于质量管理的方法和技术难题、临床突发事件等，开展指导工作。

5. 护理质量

护理质量评价是护理质量管理的重要手段，贯穿于护理过程的始终，是一项系统工程。护理质量评价可以客观地反映护理质量和效果，分析发生问题的原因，寻找改进的机会，进行持续改进，不断提高护理质量。

第二节　护理质量管理方法

一、PDCA 循环

（一）PDCA 循环的概念

PDCA 循环的概念是美国质量管理专家戴明（W.E.Deming）博士于 20 世纪 50 年代初提出的，所以又称"戴明环"。它是在全面质量管理理论指导下产生的一种科学的质量管理的基本方法和工作程序，由计划（plan）、执行（do）、检查（check）、处理（action）四个阶段组成。这四个阶段循环往复，只有起点，没有终点。一个循环结束，解决一部分问题，尚未解决的或新出现的问题进入下一个循环，周而复始，不断循环上升，达到提高质量的目的。其基本模型如图 9-2 所示。

（二）PDCA 循环的特点

1.周而复始　PDCA 循环的四个阶段是一个有机的整体，紧密衔接，周而复始地循环。一个循环结束，解决了一部分问题，将尚未解决的问题或新出现的问题转入下一个循环，即重新开始一个新的 PDCA 循环，依此类推。

2.大环带小环　PDCA 循环是个大环带小环、一环扣一环的制约环。在一个 PDCA 大循环中，包含若干个小循环，大循环带小循环，环与环相互制约又相互促进。例如，一个组织的整体运行体系与其内部各子体系的关系，就是一个大环带小环的有机逻辑组合体。如图 9-3 所示。

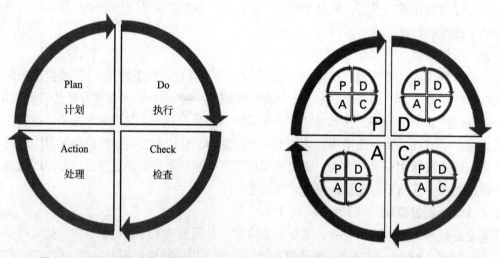

图 9-2　PDCA 循环的基本模式　　　　图 9-3　PDCA 循环大环带小环

3.阶梯式上升　PDCA 循环呈螺旋式循环往复，不断上升。每循环一周，解决一些问题，接着上升一个新的台阶，即进入下一个新的循环，使质量管理上升到更高的一个层次。如图 9-4 所示。

4.综合应用管理方法　PDCA 循环综合应用科学的统计观念和管理方法，作为开展工作和发现、解决问题的工具。常用的有分层法、直方图、控制图、因果图、排列图、散布图和检查表等。

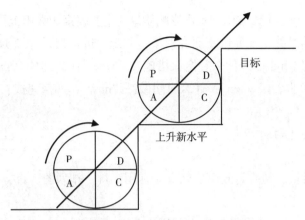

图 9-4　PDCA 循环阶梯式上升

（三）PDCA 循环的四个阶段

1.计划阶段　计划阶段又称 P 阶段，该阶段的主要任务是查找质量管理的问题及影响因素，制定方针、目标及计划。此阶段又包含 4 个工作步骤。

2.执行阶段　执行阶段又称 D 阶段，它的主要任务是按计划完成各项措施，主要工作内容是按照预定的计划、目标、措施及分工要求付诸实际行动。

3.检查阶段　检查阶段又称 C 阶段，该阶段的主要任务是按质量标准组织检查，了解计划执行情况，将实际工作结果和预期目标做对比分析，寻找和发现计划执行中的问题并进行改进。

4.处理阶段　处理阶段又称 A 阶段，其主要目的是总结经验、巩固成绩，为制定下一阶段工作计划提供科学的依据。该阶段分两个工作步骤对检查结果进行分析、评价和总结。

（四）PDCA 循环的基本步骤

PDCA 循环的四个阶段又可细分为八个基本步骤，各个步骤的具体内容和常用的质量管理工具如下（图 9-5）。

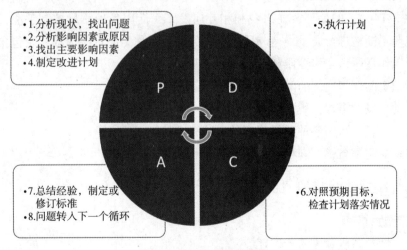

- 1.分析现状，找出问题
- 2.分析影响因素或原因
- 3.找出主要影响因素
- 4.制定改进计划

- 5.执行计划

- 7.总结经验，制定或修订标准
- 8.问题转入下一个循环

- 6.对照预期目标，检查计划落实情况

图 9-5　PDCA 循环的步骤

1.P 阶段

步骤一：分析质量现状，找出存在的质量问题。常用工具：排列图、直方图、控制图。

步骤二：分析产生质量问题的原因或影响因素。常用工具：因果图。

步骤三：从各种原因和影响因素中，找出影响质量的主要因素。常用工具：排列图、散布图。

步骤四：针对影响质量的主要原因，研究对策，制定改进计划，并预测实际效果。制定的计划应体现"5W1H"，即"why"：为什么制定该措施？"what"：达到什么目标？"where"：在何处执行？"who"：由谁负责？"when"：什么时间做？"how"：如何完成？

2.D 阶段

步骤五：执行预定的计划。

3.C 阶段

步骤六：对照预期目标，检查计划落实情况。常用工具：排列图、直方图、控制图。

4.A 阶段

步骤七：总结经验，制定或修订标准。常用工具：分层法、检查表。根据检查结果进行总结。把成果和经验纳入有关标准和规范之中，巩固已取得的成绩，防止不良结果再次发生。

步骤八：问题转入下一个循环。把没有解决的质量问题或新发现的质量问题转入下一个PDCA 循环，为制定下一轮计划提供科学的依据。

二、品管圈

日本经济学家石川馨延续 20 世纪 50 年代戴明和朱兰的质量管理思想，于 1962 年开始倡导品管圈活动，使得日本企业在生产效率、产品质量、流程优化等方面获得明显的改善。品管圈活动采取主动参与式，通过定期的圈会活动，加强沟通协调，应用科学的方法解决质量问题，其目标是提升组织解决问题的能力，使管理活动由"点"到"面"，创造"上下一体，团结和谐"的组织人文环境，最终提升组织的整体质量水平。同时，品管圈活动具有提高员工士气和认同感、增加沟通渠道、达到高质量服务的作用。

（一）品管圈与品管圈活动

同一工作场所、工作性质相类似的基层人员，自动自发地进行质量管理活动所组成的小组称为品管圈（quality control circle，QCC），也称 QCC 小组。品管圈作为全面质量管理（total quality manage，TQM）的一环，在自我和相互启发下，活用各种质量控制手法，全员参与，对自己的工作现场不断地进行质量维持与质量改善的活动，称为品管圈活动，它包含以下含义：

1. 由同一工作场所，工作性质相近或相关的基层人员组圈。
2. 针对所选定的部门内部的问题。
3. 提倡自动自发的精神，集群体智慧。
4. 通过团队力量，运用各种质量管理的方法和工具。
5. 使成员感受到参与感、满足感、成就感。

（二）品管圈活动的精神与目的

1. 品管圈活动的精神

（1）尊重人性，创造愉快的工作环境。

（2）开发无限脑力资源，充分发挥员工的创造能力。

（3）改善企业机制，提升组织活力，促进组织的繁荣发展。

2. 品管圈活动的目的

（1）提高基层管理者的管理能力及领导能力，从而提高组织的绩效。

（2）提高员工发现问题、解决问题的意识及质量意识，使基层成为质量保证的核心，促进质量持续改进。

（3）增强自我提高和自我培养意识，以利于学习型组织的形成，达到全面质量管理的目的。

（4）增加员工的满意度和成就感，提高向心力及士气。

（三）品管圈的组圈

1. 确定人选 品管圈的成员由圈员、圈长、联络员和辅导员组成，从同部门或工作性质相似的人员中产生，人数以 5~10 人为宜，中途不宜变更。参与人员以基层人员为主，自主自发，对品管圈活动有兴趣，有共同的课题。

2. 明确工作职责

（1）圈长是品管圈的代表人物。圈长应具有高度的使命感，统一圈员的意志、观念及做法，带领并激励圈员参与活动。发挥领导力，做好协调沟通工作，带领圈活动。拟定并执行圈计划，分派阶段负责人，创造全员参与的气氛。

（2）圈员是品管圈的基石。在品管圈活动中，圈员应积极参与，踊跃发言，发挥创意，认真执行各项任务。工作时遵守作业标准书，与其他圈员互助合作、互相督促。发现标准不妥等问题，向圈长或辅导员反应。

（3）联络员是品管圈的桥梁。联络员负责圈内外的沟通联络，信息收集、查核，提供客观数据，发挥参谋作用。

（4）辅导员可由直属主管担任。辅导员应了解部门品管圈小组对活动的想法和做法，发挥支持和辅导的作用。帮助选定主题，协助解决圈内问题，指导正确使用质量管理手法，适度评价及鼓励所属品管圈。

3. 建立圈会制度 定期召开圈会，由圈长主持，并确定一名记录员，担任圈会记录工作。

4. 确定圈名、圈徽 以民主方式确定圈名、圈徽，并对圈徽加以解释。

5. 成立品管圈 圈长向单位 QCC 推动委员会提出品管圈活动组圈申请，注册登记备案。

（四）品管圈活动的基本步骤

品管圈活动遵循 PDCA 循环的四个阶段，即计划、实施、确认与处置的程序来进行，其基本步骤如图 9-6。

1. 主题选定 品管圈活动必须围绕一个明确的活动主题进行。活动主题选定的步骤参照图 9-7，可采用头脑风暴法、记名式团体技巧法，以及优先次序矩阵、查检表、排列图、流程图和评价表等方法。

（1）列出问题点 从日常工作中、交谈中、工作结果或反省中找出本部门存在的偏离常态、偏离目标的问题，如品质、成本、效率、安全方面的问题，并将问题整理分类，列出问题点一览表。寻找问题可以采取头脑风暴法和亲和图。寻找问题点的角度：①无法满足的内、外部顾客的需求；②上级主管的要求；③内部同仁对环境的期望；④经常困扰的问题；⑤政策、法规。

（2）讨论问题 采用记名式团体技巧法或查检表，从共通性、定量性、可行性、迫切性、圈能力、上级政策等方面，对每一个问题点展开讨论分析。

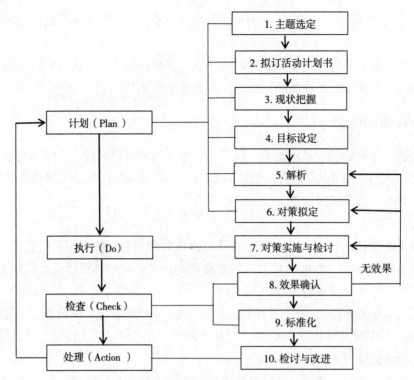

图 9-6 品管圈活动的基本步骤与 PDCA 循环

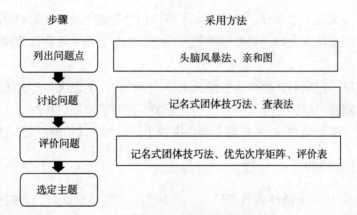

图 9-7 主题选定的步骤

（3）**评价问题** 对每个问题点进行共通性、定量性、可行性、迫切性、圈能力、上级政策等方面做出重要程度的判断。可以利用记名式团体技巧法、优先次序矩阵或评价表，选出一个主题。

（4）**选定主题** 以条文的形式具体说明选定主题的理由。决定后呈报部门主管审核，批准后成为正式的品管圈活动主题。

2. 拟订活动计划书

（1）决定活动期限，一般以周为单位。

（2）按时间顺序拟定活动内容和各步骤所需时间。

（3）决定活动日程及圈员的工作分配。每项活动安排一位负责人。

（4）拟定活动计划书，可以用甘特图加以表达，报上级审批后执行，并进行活动进度监控。

3. 现状把握

（1）通过现状把握，了解问题的现状、严重程度，为设定目标提供依据。现场把握要遵循"三现原则"，即到现场针对现物进行现场考察，以确保所收集的数据全面、客观、真实。

（2）根据选定的主题，召开圈会，设计适合本圈现场需要的，易于数据收集、整理的查检表，包括数据的收集周期、收集时间、收集方式、记录方式及责任人。

（3）核查和完善查检表。按照查检表的要求，开始收集数据。针对收集数据过程中所发生的困难点，全员检讨，并提出解决方法。

（4）对收集的数据进行整理、分析，找出影响问题点的关键项目，确定改善重点。

（5）常用质量管理工具：查检表、直方图、柏拉图等。

4. 目标设定　主题决定和现场把握后，必须制定改善的活动目标，目标值与改善项目的多寡及活动效益相关联。制定目标应配合医院和部门的方针，以本圈为主体，依据圈状况，自主制定明确的、具体的、切实可行的活动目标。

5. 解析

（1）查找原因　召开圈会，对"把握现状"阶段获得的信息进行分析，找出影响问题的原因。

（2）要因分析　列出所有可能影响问题的原因后，利用 5W1H 或 5-Why 的自问自答方式，整理出可能的"要因"。找出的要因要具体、明确且便于制定改善对策。

（3）常用质量管理工具　鱼骨图、系统图、关联图等。

6. 对策拟定

（1）根据实际观察、分析、研究的结果，集思广益，提出对策，由圈员分工整理成具体的对策方案。

（2）在圈会上对对策方案进行分析，选择有效的对策方案。有效对策应满足的条件：能合乎品质、成本、效率的要求；有改善的效果，能达到预期的改善目标；对圈员、同事的工作不会造成负担，绝对安全可靠。

（3）制定对策实施计划书，定出具体的目标、步骤、日程和负责人，注明提案人。同时提出具体的合理化改善构想。对策实施计划书及合理化改善构想报部门主管批准后实施。

（4）常用质量管理工具：头脑风暴法、系统图法、评价法、亲和图、查检表。

7. 对策实施与检讨

（1）实施前召集相关人员进行说明及教育培训，保证实施过程中方法正确。

（2）按照对策实施计划书及合理化改善构想，分阶段实施对策。

（3）密切注意实施状况，收集相关数据，观察并记录，定期检讨。实施中如发现效果不佳可重新调整后实施。

（4）实施后必须立刻确认效果，再实施下一个对策。

（5）常用质量管理工具：查检表、直方图、排列图、推移图。

8. 效果确认

（1）有形成果　通常是可以用物质价值形式表达出来，能直接计算其经济效益的成果。可以用查检表、直方图、排列图表达。

（2）无形成果　通常是难以用物质或价值的形式表达出来，无法直接计算其经济效益的成果。可以用雷达图表达。

9. 标准化　标准化的目的是把品管圈有效对策和成果纳入标准化体系中。如建立标准操作流程，制定标准书，通过教育和培训使所有同事都能了解和遵守。建立标准化应按照统一化、规格化、系列化、规范化的原则进行。

10. 检讨与改进　对品管圈活动过程进行反省与评价，检讨各步骤或质量控制工具运用上的优缺点及今后努力方向。明确残留问题或新发生的问题，列出下期活动主题，拟定今后活动计划。

三、追踪方法学

追踪方法学是 2004 年美国医疗机构评审联合委员会（JCAHO）全新设计的现场调查方法之一。从 2006 年开始，该方法被广泛应用于美国 JCI（Joint Commission International，JCI）医院评审过程中。2011 年 4 月我国卫生部发布了《三级综合医院评审标准（2011 版）》，陆续出台了《等级医院评审标准》，并在评审工作中尝试引入追踪方法学（tracer methodology，TM）作为评价方法之一。

（一）概念

追踪方法学（tracer methodology，TM），是美国 JCI（Joint Commission International）医院评审评价过程中广泛使用的评审评价方法，由美国医疗联合评审委员会于近年提出。在医疗机构评价中，评估者通过选定某特定患者或事件，用该患者的病历资料或事件处理过程作为线路图，从中决定要看机构的哪些流程或项目，以系统性评估该机构对患者安全、服务质量的标准是否遵从，了解该医疗机构所提供的医疗服务是否达到评审标准的要求。追踪活动允许评审评价者评估医院的各个系统和流程。它通过过程控制、优化流程、制定评价标准、完善管理系统等，不断提高医疗工作质量，已成为国内外医院评审中最主要的评价方法。追踪法可以使评价者通过患者的角度"看"到治疗、服务过程，全面分析医院所提供的治疗、护理、服务情况，找出各环节存在问题，制定科学有效的整改措施，为患者提供高质量和安全的医疗服务。

（二）追踪方法学分类

追踪方法学包括个案追踪和系统追踪两种方式，评审专家从评审员和患者的双重角度进行现场评审，发现诊疗和护理过程中的质量、安全和服务等问题。

个案追踪调查患者实际就医经历，对诊疗的每个环节进行追踪检查，特别关注那些严重影响医疗服务质量与患者安全的流程，以评价医院整体服务能力。

系统追踪关注的重点是医院某个系统或环节是否存在风险和漏洞，了解各种管理制度、规范、流程等的执行情况。系统追踪主要分为四类：包括药品管理、感染控制、改进患者安全和医院质量、设备管理和安全系统。根据需要单独或同时选择个案追踪和系统追踪。

（三）追踪方法学实施方法

追踪方法学是一种关于过程管理的方法学，其基本步骤包括三个方面：

1. 评审评价者以面谈以及查阅文件的方式了解医院是否开展及如何进行系统性的风险管理。

2. 以患者个案和个案追踪方式，实地访查一线工作人员及医院各部门的执行状况，了解各计划的落实程度。

3. 在访查过程中，各个评审评价委员以会议形式讨论和交换评审评价结果，再深入追踪有疑问的部分。

追踪方法学贯彻"以患者为中心"理念，通过患者对诊疗服务的实际感受及经历，了解整体医疗护理质量和安全，评价诊疗服务的连贯性，评价患者接受服务的过程品质、环境设施、安全、权益及隐私保护等。追踪方法学强调追因，更容易找到不良事件和系统缺陷的真正原因，重点评价规章制度、流程、诊疗常规与操作规程的执行力。追踪检查前小组成员要接受系统培训，提高专业性。在明确任务后要制定完善的工作计划、追踪检查路线、访谈提纲等，让追踪检查者多角度了解护理服务，提出存在问题和改进方法。追踪检查通常通过实地查看、现场访谈、查阅资料等步骤完成。（图9-8）

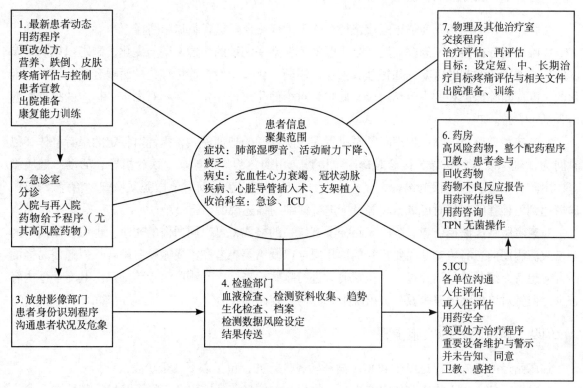

图9-8 医院评审评价追踪方法学患者个案追踪地图

四、临床路径

（一）临床路径的概念

临床路径（clinical pathway）是指将医疗护理服务按时间顺序具体排列的路线图，是由临床医师、护士及支持临床医疗服务的各专业技术人员共同合作，为服务对象制定的标准化诊疗护理工作模式，同时也是一种新的医疗护理质量管理方法。

实施临床路径最大的特点就是以患者为中心，由不同医疗部门的医务人员，如医生、营养师、心理咨询师、理疗师等整合成医疗团队，依据相同路径去实施医疗照护行为与计划，并持续不断地评估和修正路径。

（二）产生的背景

20世纪70年代初临床护理路径的概念最早起源于美国，当时美国医疗费用逐年上涨，主要原因在于美国医疗技术的发展、其按照服务项目收费的医疗体制和政府补偿的医疗费用的管理模式、人均寿命延长以及患有慢性病的老年人不断增加等，这些因素导致了医疗费用的高昂和健康服务资源的过度利用。美国政府为了遏止医疗费用不断上涨的趋势和提高卫生资源的利用率，实施多种策略，并通过立法规范医疗消费。通过探索发现，临床路径成为美国在临床服务中用来控制医疗费用和保证医疗服务质量的手段。20世纪90年代中期，临床路径的理念引入中国；1998年起，北京、重庆、成都等部分城市大医院相继引入临床路径；之后，我国开展了广泛的临床路径研究和试点工作。

（三）临床路径的分类

按临床路径的使用分为临床医疗路径、临床护理路径、患者版临床路径。

1. 临床医疗路径　临床医疗路径是指医师依据某一病种的病情发展与变化，制定出该病种基本的、必要的、常规的医嘱，如护理、治疗、用药、化验、检查等标准化的医嘱套餐。该项标准化的医嘱应与临床路径的内容相对应。使之相对全面化、程序化，并相对固定。相应的病种医嘱内容基本一致。

2. 临床护理路径　临床护理路径是患者在住院期间的护理模式，是针对特定的患者群体，以时间为横轴，以入院指导、接诊时诊断、检查、用药、治疗、护理、饮食指导、活动、健康教育、出院计划等护理手段为纵轴，制成一个日程计划表，患者何时该做哪项检查、治疗及护理，病情达到何种程度，何时可以出院等目标进行详细的描述说明与记录。

3. 患者版临床路径　患者版临床路径没有统一的格式，可以用通俗的文字，也可以用简单的表格或流程图向患者告知其需要接受的诊疗服务以及需要患者和家属做哪些配合；以通俗易懂的语言向患者介绍具体的治疗过程，包括何时进行哪些检查、接受哪些治疗等信息。其专业性内容较少，但针对该疾病的健康教育、出院指导等内容较详细。

（四）临床路径的实施步骤

临床路径的实施过程是按照PDCA循环模式进行的，包括以下几个阶段：

1. 前期准备　成立临床路径实施小组；收集基础信息；分析和确定临床路径的病种或手术。

2. 制定临床路径　制定临床路径的方法分为专家制定法、物证法和数据分析法。制定过程中需要确定流程图、纳入标准、排除标准、临床监控指标与评估指标、变异分析等相关标准，最终形成临床路径、临床护理路径和患者版临床路径三个版本。

3. 实施临床路径　对某一患者实施临床路径时，须取得患者的同意与支持；医护人员可根据既定路径在临床医疗及护理工作中开展相关工作。

4. 测评与持续改进　评估指标可分为年度评估指标（平均住院天数及费用等）、质量评估指标（合并症与并发症、死亡率等）、差异度评估指标（医疗资源运用情况等）、临床成果评估指标（降低平均住院天数、降低每人次的住院费用、降低资源利用率等）及患者满意度评估指标（对医生、护士的诊疗技术、等待时间、诊疗环境等）。根据PDCA循环的原理，定期对实施过程中遇到的问题以及国内外最新进展，结合本医院的实际，及时对临床路径加以修改、补充和完善。

（五）临床路径的变异处理

临床路径变异是指在实施临床路径过程中，患者的实际诊疗过程及诊疗效果偏离了预期的标准、规范，即患者的诊疗过程偏离了预期的临床路径标准化流程。根据不同标准可将变异分为不同类别。

1. 疾病转归造成的变异　变异的发生常常与患者需求、个体差异、心理状态、病情的严重程度相关。

2. 与医务人员相关的变异　是指与医务人员的工作态度、技术水平、医患沟通技巧等相关变异。

3. 与医院系统相关的变异　由于医院各部门之间的沟通、协调障碍，或者设备不足等问题产生的变异。

4. 出院计划因素相关变异　由于等待转诊、家属照护能力限制，或是因为经济因素等而致使患者不能按计划出院。

对变异的管理是临床路径管理的重点。通过对变异的分析可以发现临床管理中存在的问题，可以明确医疗流程中瓶颈所在，同时也只有对变异进行有效的管理，才能使路径真正发挥效能，缩短住院天数，降低医疗费用，对提高医疗护理质量具有重要意义。

第三节　质量管理工具

切实抓好质量管理，除了要有正确的指导思想，还应依靠科学的质量管理方法。常用的质量管理工具有分层法、直方图、控制图、因果图、排列图、散布图和检查表等七种。

一、分层法

分层法（stratification）也叫数据分层法或分类法，是把性质相同的，在同一条件下收集的数据归纳在一起，以便进行比较分析的一种方法。可以根据分析的目的，把相同性质或条件的数据归并在一起，便于分析质量问题及其影响因素，通常以表格或图形表示。例如，可按班次工作步骤、护理人员职称层次、患者分类系统、问题的性质等进行分类。

二、直方图

直方图（histogram）又称柱状图或质量分布图，将收集的质量数据按其顺序分成若干间隔相等的组，以组距为底边，以落入各组的频数为高，得到的若干长方形排列的直方矩形图，如图9-9。直方图直观地展示数据的分布状态，相互比较，对于资料的中位值或分布状态一目了然，便于判断质量总体分布情况。它通过识别数据分布型态，分析质量管理中的某些现象是属于系统性因素还是偶然性因素。把数据的离散状态分布用直条在图表上标出，根据显示出的图形变化，缩小范围找出发生问题的区域。

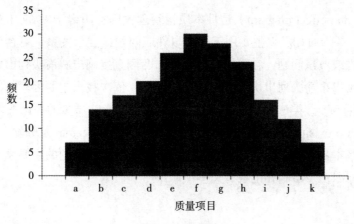

图 9-9　直方图

三、控制图

控制图（control chart）又称管理图，是美国数理统计学家休哈特博士于1925年提出的，在质量控制中应用广泛，效果良好。它运用统计学原理反映质量的中心趋势与离散的变化，以便及时发现异常状态，从而起到质量控制的作用。

控制图是一个由纵坐标、横坐标和三条横线组成的坐标图（图9-10）。纵坐标表示质量特性，横坐标表示采样时间或样本号码。三条横线的中线是实线，代表质量指标的中位数；上限和下限采用虚线，是控制界限。在质量管理过程中，将观测到的代表质量特性的数据标于坐标图的相应位置。如果所标的记号落于控制界限之内，表明质量在控制范围内；如果所标的记号落于控制界限之外，表明观测到的数据有缺陷或质量不稳定。这时就要分析原因，采取应对措施，防止质量继续下降。

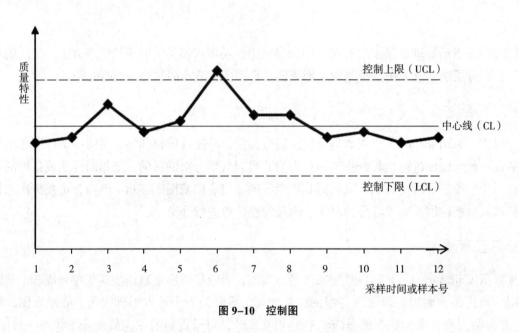

图 9-10　控制图

绘制控制图的基本步骤：①选取要控制的护理指标的历史资料，分析资料的可靠性；②计算均数或中位数，划出中线；③计算离散指标，确定上限和下限。

四、因果图

因果图（cause and effect diagram）是日本质量管理大师石川馨于1969年开发的，因形似鱼骨，故又称鱼骨图（图9-11）。它主要用于分析事件或问题的因果关系。可在鱼骨图右侧（鱼头部位）描述不良事件或质量问题，在中轴（鱼脊骨）两侧直接画出斜箭头列出影响质量的主要因素，再从斜箭头处画出小箭头列出次要因素。以此类推，依次找出主要因素、次要因素和其他因素。查找原因可根据5Ps分类法逐一列举。5Ps分类法是将影响质量的原因按顾客（patron）、员工（people）、供应（provision）、场所（place）和作业规定（procedure）分类。

绘制因果图的基本步骤：①明确质量问题；②分析导致质量问题的主要原因；③从主要原因顺藤摸瓜查找次要原因；④绘制并记录有关事项。

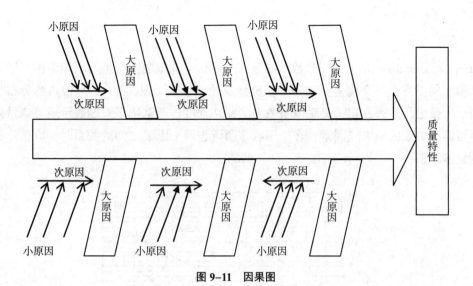

图 9-11　因果图

五、排列图

排列图又称柏拉图（Pareto chart），是 19 世纪意大利经济学家柏拉图（Pareto）发明的方法。柏拉图用排列图分析社会财富分布状况，他发现当时意大利 80% 的财富集中在 20% 的人手里。后来人们发现很多情形都服从这一规律，于是称之为柏拉图定律。美国质量管理学家朱兰将柏拉图的排列图延伸运用于质量管理。柏拉图法是质量管理最常用的工具之一。影响质量的因素很多，通过绘制柏拉图，找出关键因素，再分别运用不同的管理方法加以解决。

排列图利用直方图原理，用双直角坐标系表示，由一个横坐标、两个纵坐标、几个按高低顺序排列的矩形和一条累计百分比折线组成。左侧纵坐标表示频数，右侧纵坐标表示频率，折线表示累积频率，横坐标表示影响质量的各项因素，用矩形图由左到右按高低依次排列，通过对排列图的观察分析找出影响质量的关键因素（图 9-12）。

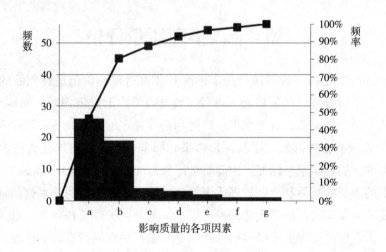

图 9-12　排列图

绘制排列图的基本步骤：①选择要进行质量分析的项目，收集一定时期的数据；②将收集到的数据按原因分类；③计算出各种原因重复发生的频数；④计算不同原因发生的频率和累计频率；⑤将数据做成表格；⑥绘制排列图；⑦找出少数关键因素，制定改进措施。

六、散布图

散布图（scatter diagram）是用非数学的方式来辨认某现象的测量值与可能原因、因素之间的关系，又称相关图，由一个横坐标和一个纵坐标及散点组成（图9-13）。从散点的分布状况，观察分析两个变量之间是否有相关关系以及关系的密切程度。通常用垂直轴表示现象测量值，用水平轴表示可能有关系的原因或因素。在使用散布图调查两个因素之间的关系时，应排除其他可能影响该现象的因素。

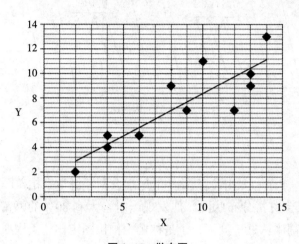

图 9-13　散布图

七、检查表

检查表也叫质量调查表或统计分析表，由美国的菲根堡姆提出，是一种最为基本的对数据进行整理和初步原因分析的一种工具。检查表的格式灵活多样，方法虽然较简单，但实用有效，管理者可根据调查目的自行设计，也可与分层法结合起来使用。

第四节　护理质量评价

评价（evaluation）是指评价者按照一定标准对评价对象的价值进行判断的过程，即对一项工作的成效大小、质量好坏、进展快慢、对策正确与否等方面做出判断。标准（standards）是指衡量某一事物或某项工作应该达到的水平、尺度和必须遵守的规定。各级医疗卫生服务体系在进行医疗机构质量管理监督时都制定了其评价体系和标准，而医疗机构在为患者提供服务时也有其针对不同服务群体的具体服务标准。护理质量评价（nursing quality evaluation）是一种有计划、有目的、有组织的质量检查活动，是护理质量管理的重要环节，是由一系列质量评价的组织、内容、方法等构成的体系。通过护理质量评价可以了解和掌握护理工作效率，以及护理服务对象需求的满足程度，为今后的管理工作提供依据和信息，发挥护理质量管理的职能，达到质量持续改进的目的。建立科学、实用、适应形势发展的护理质量评价体系，能够为质量管理者合理评价、科学决策提供依据。

一、护理质量评价的内容

护理质量评价标准的制定通常包括结构要素、服务过程和终末结局，因此护理质量评价的内容也可分为要素质量评价、过程质量评价和终末质量评价三部分。

（一）要素质量评价

要素质量是指构成护理工作的基本要素的质量，它提供开展护理工作的基础条件，又称为基础质量。要素质量评价主要着眼于执行护理服务的背景方面，评价内容包括：①人力资源：即护理人员的数量和质量。护理人员数量是指编制人数应满足临床护理工作需求，符合国家卫生健康委员会关于综合医院的管理规定；护理人员质量体现在护理人员的执业资格、护理技术合格程度、业务培训和考核、在职教育情况等方面。②物理环境及资源：包括病区的建筑结构和设施、医疗护理活动空间、空气质量、卫生条件、仪器设备、药品、器材等。③组织结构和系统：可根据医院规模，设置二至三级质量管理组织，以满足质量目标要求，并能定期进行质量控制活动。④各种规章制度的制定及执行情况，即有无各项工作质量标准及质量控制标准。

（二）过程质量评价

过程质量是指护理全过程中各个环节的质量，又称环节质量。过程质量评价主要评价各项护理标准的实施情况，从而反映出护理活动的过程是否达到质量要求。一方面，护理质量管理贯穿于护理工作的全过程和各个环节之中，任何一个环节的质量活动没有做好，都可能会影响整体护理质量。另一方面，加强环节质量能够及时有效地反映护理工作问题，实现前馈控制，促进质量持续改进。根据护理工作程序和工作性质，环节质量评价包括从就诊、入院、诊断、治疗、护理到出院等各个阶段的工作质量评价。目前，临床护理环节质量评价主要集中在一些关键环节和重点对象上，如正确执行医嘱情况，手术安全核查程序执行情况，患者身份识别准确性，危重症患者抢救、交接程序执行情况，以及病情观察、健康教育实施情况等。

（三）终末质量评价

终末质量即护理服务的最终结果，是要素质量和环节质量的综合反映，是护理服务全过程的最终体现。医疗卫生服务的结果是患者在接受服务后生理、心理及社会健康状态的改变，因此，终末质量评价应从患者的角度出发，临床护理效果、健康相关知识和行为的改变、服务对象的满意度等是护理终末质量评价的重要方面。此外，终末质量评价还应从对医疗机构的影响角度进行分析，如对医疗机构服务质量、形象和经济效益等方面的影响等也应纳入评价范畴。

要素质量、过程质量、终末质量评价三者不可分割，反映了护理工作的全面质量要求。其中，要素质量是质量控制的基础，可通过要素质量评价掌握质量控制的全局；过程质量是保证条件，其评价有利于护理措施的落实和护理工作的正常进行；终末质量是护理工作的最终结果与反馈，并可为下一周期的护理质量管理提供依据。实际工作中一般会采用三者相结合的评价，即通过综合评价实施全过程质量管理。

二、护理质量评价的形式

（一）根据评价时间不同

护理质量评价又可分为定期评价和不定期评价。定期评价有月评价、季度评价、年度评价等。一般由护理质量管理部门统一组织全面检查评价，也可针对每个时期的薄弱环节进行。不定期评价主要是不定期对重点单位、重点问题、重点项目进行抽样检查评价。护理管理过程中，往往实行定期评价与不定期评价相结合，以提高评价的时效性。

（二）根据评价主体不同

1. 内部评价　主要是提供服务的主体对服务质量的自我评价形式。一般来说，护理人员是护理服务质量评价的主体，可利用其专业性合理制定评价标准并监督实施。医疗机构成立护理质量管理委员会对组织内部的护理工作进行全面质量管理，制定质量管理目标及标准，定期检查，落实各项护理核心制度和护理常规。各个部门成立各级护理质量控制小组，协助落实各项服务规范的执行和评定。同时，还应利用部门与部门之间，以及同级人员之间的评价，如医护之间，护理部门与药房、化验室等医技部门和后勤部门之间，依据具体的工作流程或规范相互开展质量评价监督。内部评价在设立质量评价指标时可"多而全"，有助于医疗机构全面了解和评价各个护理单元的护理质量水平，并通过分析、整改进一步提高医院整体服务质量。

2. 外部评价　主要指由卫生行政部门等上级管理机构或专业学术组织进行的质量评价。例如，由国家卫生健康委员会组织开展的等级医院评审、美国医疗机构评审联合委员会国际部（the joint commission international，JCI）推行的 JCI 认证等。随着社会发展和医疗模式的转变，来自于服务对象和其他医疗费用支付者（如医疗保险公司）对医疗工作的评价也逐渐得到重视。外部评价设立评价指标宜"少而精"，尽可能具有客观性、可比性。

三、护理质量评价的方法

护理质量评价结果的分析方法有多种，根据收集数据的性质不同可采取不同的分析方法，常用的方法有定量分析和定性分析。定量分析是对各级护理单位及个人的各项工作制定评价标准，通过量化分析进行评价的方法。定量分析方法可以减少主观因素造成的误差，有利于被评价对象之间客观公正地比较。定性分析是对分析对象的性质、特点、发展变化规律做出判断的一种方法。定性分析往往建立在严格的定量分析基础上，通过定性分析有助于寻找主要质量问题及影响因素。

护理质量评价常用的定量分析方法有以下 3 种。

1. 标准化评价法　对护理质量管理中实际的或潜在的问题制定共同的和可重复使用的评价标准，并对每项标准设立分值，根据标准评价护理工作的质量。评价时对照标准进行检查或考核评分，最后将所得分相加，评分越高质量越好。

2. 因素比较法　因素比较法是将护理工作质量分为若干因素或要素，再把每个要素的评分区分成多个不同的等级，评价时根据工作的实际情况将不同因素和不同等级对应起来，各等级意见的综合或数值的总和即为护理质量评价的结果。

3. 加权平均法　加权平均法就是进行评价检查时，根据管理者所认为的各资料重要性的不同，分别给以不同的权数加以平均的方法。此法可因权重的不同，突出护理工作中的重要质量问题，引导护理人员提高重视程度。

随着护理管理不断向科学化、信息化和数字化发展，管理学及统计学中常用的质量分析方法也在护理质量评价中得到较好的应用，如寻找影响质量的各因素及其关系的因果图、直观有序的排列图等，对护理质量管理起到有效的促进作用。

四、护理质量持续改进

护理质量持续改进是护理质量水平在控制、维持的基础上不断加以突破，将质量提高到一个新水平的过程，其目标是使护理人员通过专业行为最大限度地提高服务对象的满意度，改进护理质量，保证患者安全。为实现这一目标，护理管理者应对护理质量持续改进理论进行更深层次的理解和应用，包括改进护理质量持续改进的模式、寻求科学有效且适合中国国情的护理质量改进测评工具等措施，以提升医院医疗护理质量，为患者提供优质的护理服务。

【案例导入分析】

张护士长没有运用有效的护理质量管理方法进行科学的管理。主要存在问题是病区工作量增加，护理人员数量和质量配置不合理，造成护士长期处于高压力、高负荷工作状态，从而导致护理质量下降和护士离职率升高。针对此案例提出以下改进措施：①护理部根据实际工作量做好人力资源调配；②及时根据护理质量评价结果进行相应环节的改善，应用 PDCA 循环提升护理质量；③通过对护士不良情绪的疏导，调动护士工作积极性，稳定护士队伍。

【本章小结】

1. 护理质量是指护理工作及服务效果满足护理服务对象需要的优劣程度。护理质量管理是指按照护理质量形成的过程和规律，通过对构成护理质量的各种要素进行计划、组织、人事、领导和控制，以保证护理工作达到规定的标准和满足服务对象需要的活动。

2. 护理管理工具包括：PDCA 循环、品管圈、追踪方法学以及临床路径等。PDCA 循环是在全面质量管理理论指导下产生的一种科学的质量管理的基本方法和工作程序，由计划、执行、检查、处理四个阶段组成。品管圈活动是全面质量管理的一环，它运用了 PDCA 循环的四个阶段，含十大基本步骤。追踪方法学常用于医院评审评价活动中，是一种关于过程管理的方法学，其包括三方面基本步骤。临床路径的实施过程是按照 PDCA 循环模式分为四个阶段，是一种新型质量管理方法。

3. 护理质量管理常用的统计学方法有分层法、直方图、控制图、因果图、排列图、散布图和检查表等。

4. 护理质量评价按照管理流程可以分为要素质量评价、过程质量评价和终末质量评价三部分。护理质量评价结果的分析方法有多种，根据收集数据的性质不同，常用的方法有定量分析和定性分析。

【走进护理管理】

实践项目：考察医院护理部或一个病区。
实践目的：通过现场考察，了解医院护理质量管理组织体系和常用护理质量标准；了解护理质量管理过程，并分析该医院的护理质量评价结果。
实践内容：走进医院护理部，了解医院护理质量管理体系。
实践考核：完成一份实践报告。

【思考题】

1. 某病区近一季度的护理质量分析报告显示护理文件书写质量明显下降，请通过 PDCA 循环方法制定改进程序，提高该病区的护理文件书写合格率。

2. 通过查阅文献资料及讨论，举例说明品管圈活动适用于哪些护理质量管理主题？

第十章

管理创新

扫一扫，查阅本章数字资源，含PPT、音视频、图片等

学习目标：

识记：准确阐述创新的基本概念及含义；简述管理创新的五个方面；说出流程再造与项目管理的基本内容。

理解：举例说明创新活动的实施原则；用自己的语言解释创新活动的实施过程；能结合实际阐述如何组织护理管理创新活动；分别举例说明护理管理在理念、手段、方法上的创新。

运用：能遵循创新的原则与程序在护理活动中实施一项护理创新；应用本章所学知识，对医院护理管理创新现状进行评价。

案例导入

2015年世界电信和信息社会日的主题为"电信与信息通信技术：创新的驱动力"。信息社会将更多机遇留给善于改革创新者，中国移动云南公司把创新作为重要的发展引擎。为提升企业创新管理水平，公司鼓励广大员工通过创新项目、质量管理小组活动、最佳实践和发明专利等多种活动形式参与创新，在技术创新、管理创新、业务创新等方面不断取得突破。2006年，云南移动创新管理委员会成立；2007年，公司首次荣获集团公司科技进步创新奖项；2008年，公司首次荣获集团公司业务服务创新奖项，并获得国家发明专利；2011年，公司质量管理小组荣获全国优秀质量管理小组称号；2013年，公司启动首届最佳实践活动；2014年，公司建立创新管理体系。2015年，云南移动创新工作的目标是"开启全员创新新局面，孵化互联网时代新实力，打造战略转型驱动力"。通过在"客户价值保拓、创新布局深化、运营能力培育、管理效能倍增"四个创新领域深入展开24个创新课题，云南移动人将进一步夯实云南移动现有实力，打造面向未来的竞争力，打造"移动"完美品牌。试结合本章内容分析，该公司管理创新主要体现在哪几方面？管理者如何组织创新活动？

21世纪是科学技术迅速发展的时代，现代组织的经营环境迅速变化，竞争异常激烈。卫生医疗行业同样面临着严峻的挑战，如何在这场激烈的竞争中站稳脚跟、谋求发展，是每一个医院管理者必须思考的问题。大力推进管理创新，深化医疗改革，加强科学管理，全面提高医院现代化管理水平已成为医院应对市场竞争的重要手段和生存发展的关键。护理作为医院工作的重要组成部分，必须融入医院的改革大潮中，坚持在管理中求创新，在创新中求发展。本章旨在探讨创新与管理创新的含义，阐述管理创新的原则、过程与组织，介绍管理创新的基本内容，以揭示其

规律，指导护理管理创新职能的履行。

第一节 概　述

组织、领导与控制是保证计划目标实现不可缺少的管理职能，主要是用来维持组织按预定的方向运行，从某种意义上说，它们同属于管理的"维持职能"。但在动态环境中生存的组织系统，只有维持是远远不够的，任何一个组织想不被时代所淘汰，必须注重创新，这就是常被人们忽视的管理"创新职能"。"不创新，就灭亡"，这已是不争的事实，创新是管理的灵魂，更是组织生存发展的内在要求，只有通过管理创新才能使组织的管理体制和运行机制更加规范合理，实现人、财、物等资源的有效配置。

一、管理创新的基本概念

（一）创新

创新（innovation）一词起源于拉丁语，意为"更新、创造和改变"。在日常生活中，人们通常把"创新"与设备更新、产品开发、工艺改进联系在一起，无疑，这些技术方面的革新是创新的重要内容，但这只是创新的部分内容而不是全部。在经济学领域，美国经济学家约瑟夫·熊彼特（Joseph A. Schumpeter）于1912年在其《经济发展理论》一书中首次提出了创新的概念，他认为创新是对"生产要素的重新组合"，包括五种情况：引入一种新产品，采用一种新的技术，开辟一个新的市场，获得新的资源供给，创建一个新的组织。

熊彼特指出"创新"与"发明""试验"不同。发明和试验都是科技行为，是一种知识生产活动。而创新是经济行为，是把生产要素重新组合，创造并执行一种新方案的过程和行为，为获取更高的经济和社会效益。创新的实质就是模仿加改良，创新并不一定是全新的东西，旧的东西以新的形式出现或以新的方式结合也是创新。

（二）管理创新

20世纪50年代，管理大师彼得·德鲁克（Peter F. Drucker）将创新的概念引入管理领域，认为管理创新（management innovation）就是赋予资源以新的创造财富的能力的行为，是在原有资源的基础上，通过资源的再配置，再整合（改进），进而提高（增加）现有价值的一种手段。从宏观上看，管理可指组织内资源有效整合以达到组织目标和责任的过程；从微观理解，可指围绕目标和责任使资源有效整合的一切细小工作和活动。所以，管理创新是创造一种新的更有效的资源整合范式，这种范式可以是新的有效整合资源以达到组织目标和责任的全过程管理，也可以是新的具体资源整合及目标制定等方面的细节管理。美国著名经济学家保罗·罗默（P. Romer）认为，管理创新是在创造和掌握新知识的基础上，主动适应新的环境，提高组织时代效能，推动生产要素在质和量上发生新的变化和综合过程。

综上所述，可以将管理创新定义为：管理者利用新思维、新技术、新方法，创造一种新的更有效的资源整合方式，以激励组织的系统效益不断提高的过程。它至少包括五个方面：①提出一种经营思想并加以有效实施；②创设一个新的组织结构并使之有效运转；③提出一个新的管理方式方法；④设计一种新的管理模式；⑤进行一项制度的创新。

二、管理创新的原则

管理创新的原则是指产生管理创新创意的行为准则。管理创新创意是创新的出发点，因此，又可把管理创新的原则看作创新的基础，有了这个基础才能把握开启创新大门的"金钥匙"，不断提升创新能力。

（一）逆向思维原则

所谓逆向思维是指对司空见惯的似乎已成定论的事物或观点反过来思考的一种思维方式。当大家都朝着一个固定的思维方向思考问题时，有人却敢于"反其道而思之"，从问题的不同方面进行深入探索，通过这样的逆向思维，通常可以得到许多创新的灵感。逆向思维常有几种方式：①反转型逆向思维：从已知事物的相反方向进行思考，产生发明构思的途径；②转换型逆向思维：由于解决某一问题的方法受阻而转换成另一种方法，或转换角度思考，使问题顺利解决；③缺点型逆向思维：利用事物的缺点，将缺点变为可利用的东西，化被动为主动，化不利为有利的创新思维方法。对于临床护理工作存在的问题，护理管理者如果按照常规的思维方式去思考，有时能找到解决的方法，然而对某些问题利用正向思维不易找到正确答案，一旦运用逆向思维，常常会取得意想不到的效果。

（二）交叉综合原则

交叉综合原则是指创新活动的展开或创新意向的获得可以通过各种学科知识的交叉综合得到。目前，科学发展的趋势是综合和边缘性学科交叉，许多科学家都把目光放在这两个方面以求创新。管理作为一门科学，它的创新发展过程也呈现了这一态势。多学科的交叉促进了管理学的发展，心理学在管理人际关系方面的引入导致了行为科学、管理心理学、组织行为学等理论和方法的诞生，这就是著名的行为科学革命；现代数学、运筹学、统计分析等在现代企业中的应用，创新了现代管理方法、技术；人文科学中社会学、伦理学、文化学等的最新结果被结合到管理中，导致了经营理念、组织文化等一系列综合性管理模式的变革。利用多学科知识进行管理创新，通常有两种途径：一是用新的科学技术、学科知识研究和分析现实管理问题，即从新的角度看待问题，这样可能得到不同于以往的启示，产生创新的灵感；二是沿用以往的学科知识、方法、手段，加以综合运用，系统地看待管理问题，这样也能得到不同于以往的思路、看法和启示。

（三）加一加二原则

加一加二原则是指在自己现有的特色管理或在别人先进的管理思想、方法上，进行顺应式或逆向式有新意的进一步提高。现有的特色管理是指自己独有但尚未系统化或完全成型的管理；顺应式是指顺延别人的发展趋势，而逆向式是指在别人的基础上逆其发展趋势而行。加一加二就是对上述几方面内容进行大胆探索得出新的管理思路、方式、方法，简单地说就是在现有基础上进行有创意的提高。牛顿说："如果说我比别人看得更远些，那是因为我站在了巨人的肩上。"从管理诸多领域的创新来看，出于该原则而获得的创新成果很多。由于加一加二创新原则是在原有基础上的展开，故只需对原有的基础问题加以分析研究，把握深层原因，同时注意自己的特点与长处，进行深层思考，就可能发掘出许多新的创意，进行管理创新。

第二节 管理创新的过程和组织

一、管理创新的过程

从概念可以看出，管理创新并不仅是提出一种新方式、新手段，而应通过这种方式、手段的具体实施，帮助组织有效配置资源，提高效益。如果只是提出了管理方面的某一建议，却无法实施或实施后不能达到预期的效果，那么这种建议不过是一个创意。创意不等于管理的创新，创意是创新的来源，可以有很多，但通过实践，最终获得成功的创意才是创新。管理创新的过程可以分成三个阶段：创意形成阶段、创意筛选阶段，以及创意验证实施阶段。这三个阶段可用图 10-1 表示。

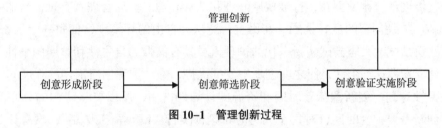

图 10-1 管理创新过程

1. 创意形成阶段 创意是创新的源泉，也是实现管理创新的根本。组织中的人可能会有各种各样的创意，但能够产生一些好的创意绝不是容易的事，它受到人的素质及当时各种因素的影响和制约。从组织外部环境来看，技术的进步、人口的变化、社会环境的改变、文化与价值观念的转变都可能促进创意的形成；就组织内部而言，工作中遇到的瓶颈及意外的成功和失败也可能激发创意。

2. 创意筛选阶段 产生了许多创意之后，需要根据组织的现实状况及组织外部环境的状况对这些创意进行筛选，看其中哪些有实际操作的意义。创意经过尝试才有可能成为创新，而尝试是有风险的，所以对创意的筛选也应由组织中或与组织有关的人员来进行，这些人员需要有丰富的管理经验、极好的创造性潜能及敏锐的分析判断能力。

3. 创意验证实施阶段 创意的验证实施是整个管理创新过程中非常重要的阶段，创意经过上一阶段的选择确认，通过一系列的具体操作方案，在组织的管理过程中得到验证，变为一项确实有助于组织资源配置的管理范式。将创意转化为具体的操作方案并实施，这是管理创新的困难所在，却也是管理创新成功的要求，许多好的创意由于找不到合适的操作方案从而导致失败，这已在科学发展史上得到充分的证明。所以，创新者必须有足够的自信心和较强的忍耐力，正确对待尝试过程中出现的失败，依据管理创新原则，坚持不懈地进行尝试，并不断更新创意。

管理创新的三个阶段是互相联系，不断反馈的过程，指导着管理创新主体的实践活动。有创意的人也许仅有此创意而已，不一定接着去筛选和验证创意，创意能否真正起作用取决于那些深入思考并认真加以实施的人。因此，有创意或对许多创意进行筛选的人，如果未进行创意的操作设计和实施，就不能被称为管理创新主体；同样，仅仅进行创意具体操作方案的设计及实施，而自己并无创意的人也不能被称为管理创新的主体，只能算是参与了管理创新的工作。管理创新的主体应该是自始至终参与了三个阶段的工作，有自己的创意并成功地将其付诸实施的人。

二、管理创新活动的组织

创新是现代管理的重要内容之一，现代管理者不仅要对自己的管理工作进行创新，努力使之符合社会和组织发展的需要，更重要的是组织员工进行创新，为下属的创新提供条件、创造环境及提供激励等，指导其有效地进行组织内部创新活动。

1. 树立创新意识　在组织的内、外环境稳定的情况下，管理者普遍认为自己的主要职责就是维持组织的运行，保证已制定规则的执行和计划的实现，因此，他们自觉或不自觉地扮演着现有规章制度的守护神的角色。为了减少组织运行的风险，他们往往害怕创新尝试中的失败。但随着组织内、外环境的巨大变迁，管理创新对组织的发展有至关重要的作用。所以，要求现代护理管理者要重新理解自己的职责，正确扮演管理者的角色，树立创新意识，不仅自身要坚持带头创新，而且要为护理人员提供和创造一个有利于创新的环境，积极鼓励、支持、引导护理人员进行创新。

2. 营造创新氛围　创新是一项高风险的活动，是一项艰苦的过程，创新者必须投入大量的时间精力，管理者要善于发现创新人才，积极加以培养，给予大力扶持。促进创新的最好方法是大张旗鼓地宣传创新，激发创新，打破权威心理和从众心理。护理管理者有责任营造一个支持创新、欣赏创新、鼓励创新的良好氛围，在民主、宽松、自由的环境中，使每一个人都奋发向上、努力进取、跃跃欲试、大胆尝试。新一代的护理人员具有极强的自主性和鲜明的个性，护理管理者要善于引导、发挥这种个性，使之在创新中发挥优势，推动护理创新工作的开展。

3. 制定弹性计划　创新意味着时间和资源的计划外占用，所以要求组织的计划必须具有弹性。首先，创新需要弹性时间，对每个人每时每刻都实行"满负荷工作制"，没有让其思考的时间，创新的许多机遇就不可能发现，创新的构想也无条件产生。美籍犹太人宫凯尔博士认为，每个人"每天除了必需的工作时间外，还应抽出一定时间去供思考用"。护理管理者在妥善安排工作的前提下，应留一部分时间让护理人员自由地去探索新的设想；其次，创新活动本身就有一定的偶然性和机遇性，因此创新活动的组织过程应具有一定的灵活性，护理创新过程中需要人、财、物的支持，如果严格按照已制定计划执行，创新就永无尝试的机会，也不可能给临床护理工作带来任何实际的效果。为了使护理人员有时间去思考、有条件去尝试，护理管理者制定计划时必须考虑计划外的时间和资源支持。

4. 正确对待失败　创新的过程是不断尝试、不断失败、不断提高的过程，创新者和组织创新的护理管理者都应清醒地认识到这一点。为取得最终的成功，创新者必须有足够的自信心承受失败的打击，护理管理者也应抱有宽容的态度允许失败，决不能半途而废，否则便会前功尽弃。当然，支持尝试、允许失败并不意味着鼓励护理人员毫无把握地实施创新。护理人员面对的是患者的生命，创新不能以牺牲患者的权益为代价，护理创新必须在保障患者安全的前提下进行，如果失败，创新者应该在失败中吸取教训，有所收获，使下次创新成功的概率增加。

5. 建立奖酬制度　要激发每个人的创新热情，还必须建立合理的评价和奖惩制度。创新的原始动机也许是护理人员个人的成就感、自我实现的需要，但如果创新的努力不能得到团队或社会的承认，不能得到公正的评价和合理的奖酬，继续创新的动力就会渐渐失去。公正的评价和合理的奖励是对创新者贡献的一种肯定，同时也是培育护理团队的创新氛围、促进护理创新活动开展的需要。首先，促进创新的奖酬制度要注意物质奖励与精神奖励的结合，精神上的奖励也许比物质报酬更能满足、驱动护理人员创新的心理需要。其次，奖励不能视作"不犯错误的报酬"，而应是对特殊贡献，甚至是对希望做出特殊贡献的努力的报酬，应当包括那些成功以前甚至是没有获得成功的努力者，就护理队伍的发展而言，重要的不是创新的结果，而是创新的过程，如果奖酬制度能促进每个护理人员都积极地探索和创新，必将促进护理的发展。另外，奖励制度要既能促进内部之竞争，又能保证护理人员间的合作，在奖励项目的设置上可考虑多设集体奖，少设个人奖，多设单项奖，少设综合奖，在奖金的数额上可考虑多设小奖，少设甚至不设大奖，以给每一个人都有成功的希望，从而防止相互封锁和保密、破坏合作的现象。

第三节 管理创新的基本内容

由于现代科学技术水平的发展、激烈的市场竞争态势、组织深化改革的迫切需求，管理创新成为组织发展和管理水平提高的最重要、最经常性的工作。富有创造力的组织能够不断地将创造性思想引入组织的管理系统，并将其转换为有用的产品、服务或作业方法，以更有效地实现组织目标。根据管理创新内容的不同，可分为管理理念创新、管理手段创新和管理方法创新。理念创新是各项创新工作的基础，手段创新是理念创新的进一步具体化，它使理念创新变得切实可行；管理方法创新则保证了管理理念和手段能够为大家所接受，使理念创新和手段创新能够取得预期效益，三类创新相辅相成，形成一个完整的管理创新体系。

一、管理理念的创新

管理理念是管理活动的主导，管理创新首先是管理理念的创新。管理理念的创新是指形成能更有效地利用资源的新概念、新看法或新构想的活动。组织管理者必须不断转变对新事物的认识，用新思想、新观念去看待组织发展过程中出现的新情况、新问题，只有不断进行理念创新并付诸实际行动，组织才能得到持续发展。例如在实施护理管理过程中，随着人类对自身价值的认识，更加注重对生命内在质量的关怀和人格尊严的完善，护理管理者仅靠"权力"对护士一味采取强制管理的方式是远远不够的，护理管理者要注重把"以人为本"的理念渗透于护理管理过程中，把尊重、爱护、关心调动护士的主观能动性作为护理管理创新的基本出发点，树立"管理就是服务"的新型护理管理理念，恰当运用激励机制，积极鼓励、支持、引导护理人员进行创新，奖励那些敢于创新、勇于奉献的创新者。

二、管理手段的创新

新的管理理念的提出，必然引发一系列需要解决的管理手段问题，实现管理手段创新在大多数情况下是组织方式和管理制度的创新。一种新的管理理念只有经历了组织化、制度化、可行化过程，才能成为现实的管理手段，从而发挥应有的价值。

1. 组织创新（organizational innovation） 主要是指创新组织机构设置和结构安排，解决组织结构、运行及组织联系方面所存在的问题，使之适应组织发展需要，达到提高组织运行效率、降低组织运行成本的目的。具体组织创新包括：①职能结构的创新：指管理人员的岗位变动和薪酬变化的创新，可以激发组织成员的潜力，提高工作效率。如在医院管理中指派护理副院长为医院护理管理工作责任人，护理部主任、护士长由副院长任命，对其实施年薪制，将目标管理指标与工资奖金紧密挂钩。②组织体制的创新：是指以集权和分权为中心的、全面处理组织纵向各层间的责、权、利关系的体系。如医院按市场经营理念建立所有权与经营权分离的体制，实行院长负责制，院长全权负责医院经营管理，独立承担法律、经济、民事责任，对医院资产的所有者负责。③组织结构的创新：为了促进组织管理过程的畅通、连续，把相关性强的职能科室组合到一起，做到一个基本职能设一个部门、一个完整流程设一个部门，使各部门间、部门内部职务和岗位间彼此配合更加协调。扁平化和虚拟化是组织结构创新发展的方向，例如为提高护理质量成立专项护理质量控制委员会，建立护理部、病区、个人三级护理质控体系，委员会成员分别承担相应的工作职责。④跨组织联系的创新：上述组织创新的几项内容均属于组织内部结构及其运行的创新，除此之外，组织创新还要进一步考虑组织外部相互之间的联系，护理部可以设立患者服务中心、病友联谊部门，对患者进行健康随访、了解患者的需求，通过部门合作不断完善护理服务。

2. 管理制度创新（system innovation） 制度是组织日常经营活动中各项具体规则的总称，是保证组织顺利运行、调节组织中各种关系的准则和规范。制度创新就是组织根据内、外部环境的需求变化和自身发展壮大的需要，对组织准则、规范的调整和变革。制度创新可以不断调整和优化组织所有者、管理者、员工之间的关系，使各个方面的权力和利益得到充分体现，使组织中各种成员的作用得到充分发挥。制度创新的范围非常广泛，涉及组织管理的方方面面。如实行护士长竞争上岗制度，护理部对全院护士长进行综合考评，对考评差的护士长实行末位淘汰制，从而增强护士长的竞争意识和业务管理能力；改革护士长夜间总值班制度，针对护理工作的薄弱环节强化护理管理，促进护理质量的全面提升，为更多的患者提供优质高效的服务。

3. 管理模式创新（model innovation） 是指基于新的管理理念、管理原则、管理方法，改变企业的管理流程、业务运作流程和组织形式。通过管理模式创新，可以解决组织中主要的管理问题，降低成本和费用，提高工作效率，增加客户满意度和忠诚度。某些医院推行的医护一体化工作模式就是非常典型的管理模式创新。该模式打破了传统医护模式下医患、护患两条平行线的格局，通过成立医护协同小组，为患者提供治疗、护理、康复一体化的责任制整体医护服务，患者住院期间的一切治疗护理活动及出院后的随访与指导均由同一组医护人员负责。医护之间既有分工又有协作：医生重点关注正确诊断与规范治疗，护士重点关注患者治疗及康复过程中高危风险的防范。医护共同查房、交接班和业务学习，共同决策、解决患者存在的问题。这种全新的工作模式深化了优质护理工作内涵，优化了工作流程，提高了医疗护理效率，缩短了患者平均住院时间，节省了住院费用，同时也降低了患者并发症的发生率，显著提高了患者的满意度。

三、管理方法的创新

管理方法是指用来实现管理目的而进行的手段、方式、途径和程序的总和。管理方法的创新是指组织根据内、外部环境的需求变化改进管理手段、方式、途径和程序，以提高管理效率，实现组织目的。管理方法通常按其普遍性程度不同分为通用管理方法及专门管理方法。通用管理方法是以不同领域的管理活动都存在某些共同的属性为依据而总结出的管理方法，如任务管理法、人本管理法、目标管理法、系统管理法等，它为人们运用专门管理方法提供思路和基本原则；专门管理方法则是对某个资源要素、某一局部或某一时期实施管理所特有的方法，是解决具体管理问题的管理方法，如改进护理质量的 PDCA 循环管理法、六西格玛管理方法等。下面介绍两种护理领域创新的专门管理方法。

（一）流程再造

流程再造（business process reengineering, BPR）是 20 世纪 90 年代初兴起于美国的管理思想，其定义：是对企业的业务流程做根本性的思考和彻底重建，其目的是在成本、质量、服务和速度等方面取得显著的改善，使得企业能最大限度地适应以顾客（customer）、竞争（competition）、变化（change）为特征的现代企业经营环境。流程再造实现了成本和效率的整体优化，增强了组织的竞争力。流程再造的原则是尽可能清除不必要的活动，对剩下的必要活动进行简化，进一步整合简化的任务，以使之流畅、连贯并能够满足顾客需要。流程再造的过程主要包括以下几个方面：

1. 对原有流程进行全面分析　当工作环境、技术条件发生变化，使现有作业程序难以适应时，工作效率或组织结构效能就会降低。因此，必须分析现有工作流程的问题：①功能障碍：随着技术的发展，使原来的组织机构设计不合理、工作流程运行不畅，增加管理成本；②重要性：随着市场的发展，顾客对产品、服务需求的变化，工作流程中的关键环节及各环节的重要性发生变化；③可行性：根据市场、技术变化的特点及组织的现实情况，分清问题的轻重缓急，找出流程再造的切入点。

2. 设计新的流程改进方案　为了设计更加科学、合理的工作流程，必须群策群力、集思广益、鼓励创新。在设计新的流程改进方案时，可以考虑将现在的数项业务或工作组合；工作流程的各个步骤按其自然顺序进行；给予员工参与决策的权力；为同一种工作流程设置若干种进行方式；尽量减少检查、控制、调整等管理工作。对于提出的多个流程改进方案，还要从成本、效益、技术条件和风险程度等方面进行评估，选取可行性强的方案。

3. 制定配套的改进规划　制定与流程改进方案相配套的组织结构、人力资源配置和业务规范等方面的改进规划，形成系统的组织再造方案。工作流程的实施是以相应组织结构、人力资源配置方式、业务规范、沟通渠道甚至组织文化作为保证的，所以，只有以流程改进为核心形成系统的组织再造方案，才能达到预期的目的。

4. 组织实施与持续改善　实施流程再造方案必然会触及原有的利益格局。因此，必须精心组织、谨慎推进。既要态度坚定，克服阻力，又要积极宣传，形成共识，以保证流程再造的顺利进行。流程再造方案的实施并不意味着工作的终结。在社会发展日益加快的时代，组织总是不断面临新的挑战，这就需要对工作流程再造方案不断改进，以适应新形势的需要。

目前，我国许多医院的护理组织在门诊就医流程、手术患者核对流程、患者转运流程、危重患者的急救流程（急诊绿色通道）等方面的创新已经取得了一定成效，合理调配了资源，优化了管理流程，提高了服务效率。比如某三甲医院发现脑卒中患者的院前、院内急救未达到无缝衔接：从患者呼救到医生急救，中间要经过120急救中心车辆调度派遣、医生到达现场急救、安全转运、护士接诊、专科急救、多学科会诊等若干环节，通常是一个环节结束另一个环节才开始。急救流程缺乏有效整合，急诊脑卒中救治团队缺乏统一调度。于是该医院基于国外医院急诊脑卒中急救的循证指南、系统评价文献及前期现状调研结果对脑卒中急诊急救进行了流程再造，借助多学科综合治疗模式的平台，通过头脑风暴法确定"预检—分诊—抢救—出抢救室"流程主线，研发信息化平台，建立多学科协作急救团队，制定急救团队相关制度及规范，保障脑卒中急诊救治团队中多部门、多学科、多角色之间的协作配合。急诊脑卒中急救流程的再造有助于优化整合多学科医疗资源，提高医疗护理工作的效率，节省人力资源，提高脑卒中的救治成功率，降低致死率及致残率，提升患者的生活质量，同时也减少了医疗资源的消耗。

（二）项目管理

项目管理（project management）就是项目的管理者在有限的资源约束下，运用系统的观点、方法和理论，对项目涉及的全部工作进行有效的管理，即从项目的决策开始到项目结束的全过程进行计划、组织、指挥、协调、控制和评价，以实现项目的目标。科学化的项目管理兴起于20世纪40年代，逐渐形成完善并广泛应用于建筑、军事、航空、金融、制造等各行业的管理实践中。20世纪90年代，项目管理开始应用于医院管理领域，经过了近20年的实践，在护理领域中逐渐受到重视，在保障护理质量及医疗安全、优化护理工作流程、提高护理工作效率等方面有了初步的探索与应用。

项目管理应用的领域不是在于常规任务，而是不同职能部门的成员因为某一个项目组成临时团队，准时、优质地完成项目任务，因此项目管理可以帮助组织处理需要跨领域解决的复杂问题，并实现更高的工作效率。

1. 项目管理的形式

（1）设置项目管理的专门机构，对项目进行专门管理。项目的规模庞大、工作复杂、时间紧迫；项目的不确定因素多，有很多新技术、新情况和新问题需要不断研究解决；而且，项目实施中涉及部门和单位较多，需要相互配合、协同攻关。因而，对此应单独设置专门机构，配备一定的专职人员，对项目进行专门管理。

（2）设置项目专职管理人员，对项目进行专职管理。对于项目的规模较小、工作不太复杂、时间也不太紧迫、项目的不确定因素不多、涉及的单位和部门也不多、只需要加强组织协调的项目，可委派专职人员进行协调管理，有些项目规模、复杂程度、涉及面和协调量较大，可设置项目主管，对项目进行临时授权，委派其全权负责项目的计划、组织与控制。

（3）设置矩阵结构的组织形式，对项目进行综合管理。所谓"矩阵"，是借用数学中的矩阵概念把多个单元按横行纵列组合成矩形。矩阵结构就是由纵横两套管理系统组成的矩形组织结构。一套是纵向的部门职能系统，另一套是由项目组成的横向项目系统。将横向项目系统在运行中与纵向部门职能系统两者交叉重叠起来，就组成一个矩阵。如图10-2：

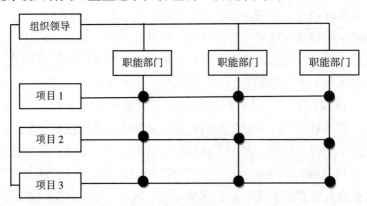

图10-2　矩阵结构组织形式图

在矩阵结构组织中的每一个成员要接受两个方面的领导，即一方面在日常工作中接受本部门的垂直领导，另一方面在执行项目任务时接受项目主管部门和项目主管人的领导，一旦该项目任务完成，就不再接受项目主管部门和项目主管人的领导。矩阵结构组织形式使一个职工在一定的时间内同时从属几个不同的领导部门，因此它具有双重性和多重性。同时它又把原来垂直领导系统中的不同专业人员为完成某一项目任务而集中起来，一方面增强了力量，另一方面也有利于调动其积极性，确保项目任务的完成。矩阵结构组织形式的优点是：加强了各职能部门的横向业务联系，便于相互协调，具有较大的适应性；便于集中各种专门人员的知识和技能，迅速完成某一项目任务，提高了管理的有效性；在保持了组织职能系统相对稳定的前提下，增强了管理组织的灵活性。

2. 项目管理的基本过程　从项目管理的基本过程来看，项目管理要经过启动、计划、执行、控制和结束五个过程。

（1）**启动**　项目构思阶段，开展调查、分析、论证，明确实施项目。

（2）**计划**　制定明确、可行、具体和可以度量的目标，并为实现项目目标和完成项目要解决的问题范围制定执行计划。

（3）执行　在项目组内分配任务职责，实施项目管理计划。

（4）控制　统筹规划项目间的活动，定期测量并监控项目运行情况，发现偏离项目管理计划之处，以采取纠正措施来实现项目目标。

（5）结束　对项目进行技术分析、归纳，评价项目实施产生的成效，例如产品、服务或成果等，进行项目收尾总结。

运用项目管理方法避免了不同部门在运作项目过程中产生的摩擦，可以快速处理需要跨领域解决的复杂问题，以实现更高的工作效率。例如，某医院护理部接到紧急申报医院护理专业建设项目的通知，如何在极短时间内完成符合要求的申报任务成为医院护理管理者面临的挑战。护理部采取项目管理方法，组织管理层认真学习文件精神，明确任务和目标；制定实施计划，申报内容按条目分工，明确每一位成员的责任和完成任务时间；按照申报要求迅速从多种渠道收集相关资料和数据；在此基础上，成员之间协调配合，保障项目顺利实施，所有申报材料和答辩 PPT 按要求准时提交给国家卫生健康委员会，该项目顺利通过答辩，使医院护理专业建设又迈上一个新台阶。

【案例导入分析】

1. 该公司的管理创新主要体现在技术创新、管理制度创新和业务创新等方面。

2. 本案例中，管理者成立了创新管理委员会，积极鼓励、支持、引导员工树立创新意识，营造积极的创新氛围，并通过建立合理的奖酬制度及时强化创新行为。

【本章小结】

1. 创新的基本概念及含义。

2. 管理创新的概念及含义，它至少包括五个方面内容。

3. 创新的原则包括：逆向思维原则、交叉综合原则、加一加二原则。

4. 创新的过程有创意形成、创意筛选、创意验证实施三个阶段。

5. 创新活动的组织从树立创新意识、营造创新氛围、制定弹性计划、正确地对待失败、建立合理奖酬制度这几方面考虑。

6. 护理管理创新内容可围绕管理的理念、手段、方法开展，其中管理手段的创新包括组织、制度、模式创新，管理方法创新有流程再造、项目管理。

【走进护理管理】

实践项目：医院护理部（病区）考察。

实践目的：通过现场考察，了解医院护理管理创新的内容、过程及效果，加深对护理管理创新的感性认识和理解。

实践内容：拟定考察提纲，阅读病区开展的各项活动记录及改进的规章制度。

实践考核：提交考察提纲和考察报告。

【思考题】

1. 假如您是一位护理管理者，应如何营造护理团队的创新氛围？

2. 试举例说明如何运用护理管理方法创新，提高护理工作效率。

第十一章
护理信息管理

扫一扫，查阅本章数字资源，含PPT、音视频、图片等

学习目标：

识记：能正确说出护理信息、护理信息管理、护理信息系统的概念；能正确说出护理信息系统的组成及应用。

理解：能理解护理信息化的发展阶段；能理解护士工作站的组成和应用。

运用：能综合分析信息化技术在护理管理工作中的应用。

【案例导入】

2020年3月，广东省新冠肺炎患者定点收治医院之一的中山大学附属第三医院，在5G网络环境下，基于物联网及生命体征监测技术，开发云护理智能体温监测大数据平台。通过给每位患者贴上无感柔性体温贴，实现远程无接触式7×24小时连续体温监测、预警、分析，设备采集患者数据后，通过大带宽、低时延、高速率的5G网络上传数据至云平台，医院能实时掌握院区内所有患者体温情况，发现异常后精准处理，提高了治疗效率，保障了医院抗疫工作的顺利进行。

请分析大数据、互联网是如何助力抗疫防控工作的？

大数据时代背景下，信息化的飞速发展给护理管理模式带来极大的影响，护理管理也逐渐由传统的管理模式转变为信息化、智能化管理模式。护理信息化是智慧医院建设及医患服务的重要环节，作为护理管理者应重视护理信息化管理，将云计算、大数据、物联网、移动计算和数据融合技术等先进技术应用于护理管理中，以患者为中心，创新管理模式，方便护士借助信息技术手段为患者提供优质、安全的护理服务。

第一节 护理信息管理的现状及发展趋势

一、护理信息管理的现状

（一）概念

1. 护理信息（nursing information） 是指在护理活动中产生的各种情报、消息、数据、指令、报告等，是护理管理中最活跃的因素。

2. 护理信息管理（nursing information management） 是为了有效地开发和利用信息资源，

以现代信息技术为手段，对医疗及护理信息资源的利用进行计划、组织、领导、控制和管理的实践活动。简而言之，护理信息管理就是对护理信息资源和信息活动的管理。护理信息管理是医院信息管理的重要组成部分，建立一套完整的护理信息系统，有助于提高工作效率，减少医疗差错，让护士有更多的时间投入对患者的直接护理中。

（二）我国护理信息化发展阶段

我国护理信息化伴随着中国医院的信息化发展，具有以下特点：从早期的单机单用户应用，到部门级和全院级管理信息系统应用；从以财务、药品和管理为中心，开始转向以患者信息为中心的临床业务支持和电子病历应用；从局限在医院内部应用，发展到区域医疗信息化应用尝试；从基础信息化向智能数字化应用快速迈进。主要包括以下四个阶段。

1. 第一阶段：医院管理信息化阶段　从 1998 年起，管理信息化阶段建设以财务为核心的医院信息系统（hospital information system，HIS），目标是实现管理的规范化与电子化，这是护理信息管理的基础。

2. 第二阶段：临床信息化平台阶段　从 2010 年起，临床信息化阶段建设以医嘱为驱动的临床信息系统（clinical information system，CIS），目标是提高医疗服务质量和患者安全。CIS 可细分为非护理现场临床信息系统和护理现场临床信息系统。护理现场临床信息系统主要指信息的产生和应用都在护理现场（患者床边）的系统，包括各种临床科室的临床信息系统，如医生工作站、护士工作站、手术麻醉信息管理系统、临床决策支持系统、电子病历系统等。在门诊、病区设立护士工作站，是 HIS 的重要部分，初步解决文案和护理工作记录计算机化，实现医嘱输入、打印和各种患者信息的查询。

3. 第三阶段：院内信息集成平台阶段　2015 年以来，建设以数据/集成中心为核心的卫生信息交换平台（health information exchange，HIE），目标是实现院内业务集成交互和数据共享。如条码与射频识别技术、移动护士工作站的应用，改变了护士的工作模式，在确保患者能够得到及时恰当处理的同时，有效降低了医疗事故率，对于提升患者医疗安全，推动医院信息数字化建设起到了重要的作用。

4. 第四阶段：区域信息共享利用阶段　建设以数据应用为导向的自动识别系统（automatic identification system，AIS），目标是实现信息共享以及数据融合利用。物联网、大数据、云计算、人工智能等新兴信息技术的兴起，与卫生健康深度融合，在实现大健康的同时，创新技术服务模式。《全国护理事业发展规划（2016—2020 年）》及《全国医疗卫生服务体系规划纲要（2015—2020 年）》均明确提出借助云计算、大数据、移动互联网、物联网等信息技术的快速发展，大力推进护理信息化建设，积极探索创新优化护理流程和护理服务形式，强化移动医疗设备等护理应用信息体系，提高护理服务效率和质量，减轻护士工作负荷。

二、护理信息管理的发展趋势

（一）推动信息技术与护理工作深度融合

借助信息化手段积极优化护理服务流程和服务模式，提高护理工作效率，减轻护士工作负荷，保障护理质量安全。以问题和需求为导向，逐步建立具备护理业务运行、护士人力调配、岗位培训、绩效考核、质量改进等功能的护理管理平台，为实现医疗机构护理管理的科学化、精细化提供信息技术支撑。借助信息化技术降低护士书写等负荷，有条件的医疗机构逐步实现静脉药物配置中心、消毒供应中心等部门下收下送服务到病房，让护士最大限度投入对患者的直接护理工作中。借助大数据、云计算、物联网和移动通信等信息技术的快速发展，大力推进护理信息化建设，积极优化护理流程，创新护理服务模式，提高护理效率和管理效能。推动护理领域生活性服务业态创新，改进服务流程，积极发展智慧健康护理等新型业态。

（二）开展"互联网＋护理服务"工作

"互联网＋护理服务"指医疗机构利用在本机构注册的护士，依托互联网等信息技术，以"线上申请、线下服务"的模式为主，为出院患者或罹患疾病且行动不便的特殊人群提供护理服务。2020年国家卫生健康委员会办公厅提出要进一步推进"互联网＋护理服务"试点工作，要求制定完善"互联网＋护理服务"管理制度、服务规范和技术标准，加强对互联网信息平台的管理。网络信息技术的发展让"互联网＋护理服务"等新型模式更加专业化、便捷化、多元化，与群众多样化、差异化的健康需求服务对接变得更加精准，是护理工作未来的方向。

（三）拓宽远程护理发展空间

"互联网＋"医疗健康服务模式加快了远程医疗的发展。作为远程医疗的重要组成部分，远程护理是指护士通过可穿戴设备或移动工具，随时监控慢性病、普通术后、心血管疾病、精神病等患者的指标，借助电话、电子邮件、视频等电子通信方式对患者进行护理保健并指导护理实践。信息通信技术的迅猛发展，远程护理除应用在慢病管理外，还将在个体化健康管理、老年人群智能照护等方面发挥积极作用，必将拓宽护理工作领域，让患者获得更加方便、快捷的医疗服务。

（四）推动护理信息标准化进程

大数据时代的到来，在所有医疗场所，采用标准的护理信息表达方式、标准的护理病历格式是当前护理电子病历和护理决策支持系统开发中亟待解决的问题，也是护理信息共享的保障。护理信息标准化包括护理术语标准化、护理工作流程标准化、护理数据标准化等，其中术语标准化是学科发展的基础，它对标准化工作的开展具有至关重要的作用。护理术语标准化的过程就是指尽可能将护士对患者的描述和临床观察用标准表达方式表示。目前，我国现有的信息化建设缺乏统一的标准来进行电子病历和临床护理实践的记录，尚未形成统一的护理信息标准体系，限制了医院与医院之间、我国与其他国家之间护理信息的交流与资源共享，因此，建立适合我国国情的标准化护理信息系统已迫在眉睫。

（五）推进智慧护理建设

目前，我国护理信息化系统还处于实验性应用阶段，应用范围多限于单个医院内部。而根据"互联网＋"战略的要求，护理信息化系统应用范围应该是以患者为中心，从建档、治疗到后期跟踪的"纵向范围"及医院内各部门间、各医院之间、医疗行业内以及医疗行业与其他相关行业间的"横向范围"的集合，是基于互联网和大数据技术的"智慧化"建设。智慧护理是伴随智慧医疗应运而生的新概念，通过系统计算技术、云计算技术、物联网技术及数据融合技术等对医疗数据进行采集、存储、评估、分类、编辑及应用，以实现医疗资源共享，通过个人信息基本数据与公共共享数据进行比对，制定出最佳的临床决策、护理方案、健康管理方案，为患者提供"端到端"的护理服务。

（六）加强护士信息专业队伍建设

护士在医院信息化发展进程中应该是信息化管理的设计者和参与者。信息护士是指具有丰富的临床经验，熟悉护理程序且具备一定信息技术的护士。随着信息技术的飞速发展，医院信息系统的不断更新，信息护士扮演着越来越重要的角色。我国护理信息发展起步较晚，目前国内信息护士专科培训项目较少。作为我国新兴的专科护理发展方向，信息护士队伍建设是我国护理发展的一个空白领域。为了更好地适应医疗信息的发展，应改变传统的护理人才培养模式，学习和借鉴国外的先进经验，开展多渠道、多层次的护理信息课程和培训项目，开展信息护士专科人才培养及资格认证，逐步形成规范且成熟的护理信息专业人才培养模式。

第二节　常见护理信息系统

护理信息系统指一个由护理人员和计算机组成的能对护理管理和临床业务技术信息进行收集、存储和处理的系统，是医院信息系统的重要组成部分。护理信息系统可大大提高护理人员的工作效率，有效地减少护理不良事件的发生，正确地支持临床决策。护理信息包括护理工作量、护理质量、护理人员技术档案管理、护理教学、科研、病历记录、医嘱处理、不良事件分析、物品供应、成本核算、绩效考核等。护理信息系统对信息的处理过程包括收集、汇总、加工、分析、储存、传递、检索等基本环节。

一、护理信息系统的组成

护理信息系统是医院信息系统应用最为广泛的部分，主要包括临床护理信息系统和护理管理信息系统。

（一）临床护理信息系统

临床护理信息系统应用于临床护理过程中，覆盖了护理人员日常工作中所涉及的所有信息处理的内容。包括具备患者信息、医嘱处理、药品管理、费用管理等功能的住院护士工作站；具备患者评估、病情观察及记录、护理计划拟定等功能的护理电子病历系统；各专科护理系统，如重症监护护理管理系统、急诊护理系统、手术护理系统等；各专项护理系统，如预约挂号及辅诊系统、输血闭环管理系统、智能护理呼叫系统、互联网＋护理系统等方面。

（二）护理管理信息系统

护理管理信息系统包括护理制度管理系统、护理人事档案管理系统、护理排班管理系统、护理质量与安全管理系统、护理教学与科研管理系统、护理绩效考核系统、库存物资信息管理系统等方面。

二、常见的护理信息系统

（一）临床护理信息系统

1. 住院护士工作站系统

（1）患者信息管理系统　患者管理是医院管理的重要组成部分，患者信息管理系统主要是对患者基本信息和出入院信息管理，应用该系统患者办理住院手续后，护士工作站就可显示患者信息，有利于及时准备床单位；同时可打印患者一览表、床头卡等相关信息；医嘱录入后，可随着医嘱自动更改护理级别、饮食等。此外，该系统信息还可与药房、收费处、病案室等相关部门共享，不仅强化了患者的动态管理，还大大减少了人、财、物等资源的耗用。

（2）住院患者药物管理系统　本系统可将患者的口服药、静脉用药、外用药等发送至药房，实现药物的统一配置、统一发放，此外，还设有退药、借药功能，在患者转科、出院、死亡及医嘱更改时可及时退药，并根据药品种类，设置借药、退药权限，避免人为因素造成误退药、滥借药的现象。

（3）住院患者医嘱管理系统　医嘱系统是医生实现对住院患者信息数字化管理的系统，医生可对住院患者的住院病历、诊断、治疗、处方和医疗医嘱、病程记录、会诊、转科、手术、出院等进行存储和查询。医嘱处理是医疗执行的关键环节，充分体现着严肃性及法律效应性。医生在系统内录入医嘱，护士通过工作站核实医生下达的医嘱，确认无疑后即可产生各种执行单、医嘱明细单等，同时药费自动划价与收费处联网入账，住院费用及部分治疗项目按医嘱自动收费。

（4）住院患者费用查询系统　随着医疗服务行业的不断发展和医疗水平的不断提高，医院物价管理和医疗收费成为各方关注的焦点。医疗费用查询系统利用信息化手段可实现住院费用实时清单自助查询及缴费，减少了护理人员解释费用的工作，并避免因此可能产生的医疗纠纷。此外，系统还可根据医嘱，随时统计住院患者、病区的费用管理信息，如患者住院产生费用、科室某一时段收入情况、某一诊疗项目的收入情况，有利于费用结构的调整，达到科学管理的目的。

2. 护理电子病历系统　是指通过电子病历以电子化方式记录患者就诊信息的系统，涉及患者信息的采集、存储、传输、质量控制、统计和利用，包括体温单、入院评估单、病程记录、检查检验结果、医嘱处理、手术记录、护理记录单，以及患者跌倒、压疮、深静脉血栓发生的风险评估等。电子病历系统将计算机信息技术应用于临床护理中，还可与监护仪器无缝衔接进行信息的自动读取和传输，同时随着移动医护查房系统的应用，护理电子病历系统还可以和掌上电脑（personal digital assistant，PDA）终端相关联，方便护士在床旁执行医嘱后记录。

护理电子病历属于护理文书，是医疗机构的举证材料，因此安全性尤为重要。护士经用户名和密码登录进行书写，并只能修改自己的记录；护士长、护理组长可以修改所管辖护士的护理记录。该系统还能对电子病历的书写时限、书写质量行全过程实时监控，有效提高工作效率、改进护理质量，保证了护理电子病历书写的安全、有效。

3. 重症监护护理管理系统　该系统集数据自动采集、数据引用、手动输入等多种方式，打破各个医疗护理信息系统的信息堡垒。如利用计算机通信技术，对监护仪、呼吸机、输液泵等设备输出数据进行自动采集，并对采集结果是否异常进行初步判定，起到警示作用。通过模块化数据输入、手动输入，整合后自动生成重症监护单、护理记录和治疗措施等各种医疗文书。该系统主要是为医院重症监护病房（ICU/CCU）的临床护士设计，覆盖护理评估、护理执行等重症监护相关的各个临床工作环节，能够将 ICU/CCU 的日常工作标准化、流程化和自动化，大大提高了整个工作流程的效率。

4. 消毒供应追溯系统　该系统实现对各类无菌物品的身份识别、监控管理，为各个无菌物品构建唯一身份标识，进行规范化标识管控；记录复用器械处理各环节的关键参数，包括回收、清洗、消毒、检查包装、灭菌、储存发放、使用等信息，构成相对完整的工作闭环全程监控记录；系统地记录清洗、消毒、灭菌关键设备运行参数，实现数据信息化管理；对手术器械及外来医疗器械与植入物进行信息化管控，降低信息传递失真风险，提高工作效率；运用分析统计功能，包括成本核算、人员绩效统计等，提高管理效率，实现成本管理的信息化处理。

5. 智能护理呼叫系统　智能护理呼叫系统是患者向医护人员寻求帮助的工具，通过系统快速地将请求传送给医护人员，使患者与医护人员迅速达成沟通，并与物联网设备进行数据交换，实现感知和数据传输，如坠床、输液泵数据采集与传输、心电监护设备数据采集与传输等。也可实时更新与显示"患者信息、责任医生护士、护理等级、饮食要求、注意事项"等护理信息，大量减少护士重复性更换床头卡片的工作，同时保障了信息更新的准确性和及时性。同时还能支持患者微信扫码，实现患者公众号应用。此外，还可收集患者对医院服务的评价，为医院服务改进提供辅助数据，从而为患者提供更加人性化的一站式服务。

6. 移动护理工作站　是以医院医疗信息系统为中心，利用院内无线网络及院外 3G/4G/5G/ 无线网络为数据承载交互平台，以平板电脑、PDA、智能手机终端为载体，将医院 HIS 系统整合延伸到移动终端，实现所有护理执行工作从护士站电脑前移到患者床边，形成一个高效、实时、动态的工作平台。

移动护理能够实现医嘱执行、体征采集、标本采集、工作提醒、护理记录等功能，通过移动护理能够快速进行信息对应关系的确认，有效杜绝人工判断差错的产生，确保在正确的时间，对正确的患者进行正确的治疗；同时借助条形码、射频识别（radio frequency identification，RFID）、无线接入点（wireless access point，WAP）、移动运算等技术，减少了医护工作中处理海量信息录入、手工抄写等工作环节；所有业务均可通过移动终端，在患者床旁完成，避免了来回奔波的困境，使护理人员能随时随地获得和处理患者诊疗信息，提高了工作效率，获得了更多的时间和精力对患者进行治疗和护理，真正体现了"以患者为中心"的医院管理理念。

7. 自动摆药系统　目前，信息化医院建设不断推进，先进的自动化设备被应用到医院临床，并与医院信息系统相连接，自动摆药系统被用于住院和门诊患者口服药的分发。自动摆药系统完成药房口服药品的分包装工作，摆药全过程密封操作，避免了药品污染；实现了机摆药品的动态管理，提高了摆药的准确性，保证了患者的用药安全；使医疗服务工作更加高效和规范。

（二）护理管理信息系统

1. 护理制度管理系统　通过护理制度管理模块，可维护护理制度、护理常规、护理操作标准等文档，支持所有文档的上传、下载、废止、分配权限、查看日志、版本变化，控制各个角色对文档的操作权限，查看版本的维护记录。同时具备查阅的统计功能，可查看各个科室文件、通知等文档的查阅比例和未查看人数，实时了解用户对文档的阅读情况，大大推动了无纸化办公的进程，提高工作效率的同时，提升制度落实的有效性，使管理者做到心中有数。

2. 护理人事档案管理系统　是指基于办公自动化平台的护理人事档案管理系统。全方位地展示护理人员的各类档案信息，包括人事基本信息、联系方式、职称、职务、教育经历、工作经历、护理信息、证照信息等内容。护理主管部门可通过此功能更便捷地进行人员的各类档案信息的日常维护工作，包括信息更改、注销、人员调动等操作，也可将护理人员继续教育经历、奖励信息、学术成果等信息实时汇总到护士的个人档案中。该系统不仅实现了档案的规范化管理，减少档案遗失、泄露的危险，并能通过网络随时随地地进行档案的检索、查看、管理，提升档案管理工作效率。同时可生成各类统计报表，包括性别、职称、职务、层级、学历、状态、注销率、工作年限等，让护理管理者更快捷、更精确地了解现有人力资源情况，对科学开展人力资源管理起着积极作用。

3. 护理排班管理系统　护理排班管理系统可实现考勤电子化、模板化，大大简化排班、考勤工作需通过护理人员个人填报、病区护士长审核、护理部审核三步走的功能结构形式。病区护士长可自行设置一套特有的排班班次（如日班、夜班等班次名称），各个排班班次对应的时间（如早班可能对应 0.5 天）。系统还可支持设置班次的颜色及不同的排班需求，如组排、批量复制排班、排班轮转等，方便排班及查阅。同时可以汇总统计护士各个班次的数量、请假天数、夜班数量等，数据精准，节省了人工统计的时间。另外，通过班次的维护和 HIS 中获取的床位数和患者数可产生实时的床护比和护患比，为管理者进行人员调配提供了数据支持，并结合科室工作量需求，最终可实现科学合理地安排各科护理人力、提高护理服务质量的目标。

4. 护理质量与安全管理系统　护理质量与安全管理系统包括护理质量管理、不良事件管理、敏感指标等模块。各医院结合实际情况根据护理质量的关键要求制定护理质量考核与评价标准，并建立数据库，护理部、护士长、质控组长等将检查结果及时、准确地录入系统，由系统完成相关信息的存储、分析和评价。通过信息反馈，护理管理者可及时得知各护理单元的护理质量状况，从而快速发现问题，纠正问题，减少护理差错事故的发生，提高护理工作质量。

（1）护理质量管理系统　实施护理质量安全三级监控，即护理部—护理质量与安全管理小组—护士长。护理部、质控组长、护士长等将检查结果及时、准确地录入计算机数据库，被检查者根据检查结果进行系统填报，同步形成鱼骨图等根源分析，并在规定时间内执行、整改到位，护理管理者进行追踪督查。通过建立网络化、无纸化、过程化的护理质控平台，实现护理质控实时记录和实时护理质量查询，管理者可及时获知各护理单元的护理质量反馈，及时发现和纠正问题，突出了环节质量控制，将终末质量管理变为环节质量控制，降低护理差错事故的发生率，有效提高临床护理质量及护理工作效率。

（2）不良事件管理系统　系统采用无责、自愿填报不良事件的方式，以事件为主要对象，实现报告内容填写—流转审批—发生原因分析、定位—制定处置对策—统计分析—事件跟踪、持续改进全过程管理，通过汇集不同类型事件的报告，自动生成各类异常事件的统计情况，形成可视化图表，可自动、及时、实际地反映医院存在的安全、不良、近似错误等事件的情况，使管理者能够更好地掌握不良事件的发生趋势，为及时采取适当的管理措施和改进流程、制度提供了良好的量化依据，将发生差错事故的风险降到最低，从而保证患者安全和医护人员安全。

（3）敏感指标管理系统　包括敏感指标的采集、分析和查看，可实现省质控中心平台及国家质控中心平台的数据同步上传。敏感指标管理系统是根据国家卫生健康委员会医院管理研究所护理中心护理质量指标研发小组编制的《护理敏感质量指标实用手册》，将指标的计算方法、变量定义、数据采集、统计分析引入系统中，形成指标化管理体系，即自评数据完整性和可靠性—指标比较（自身的趋势、同行的差异）—追问原因（事件的分布、过程的回溯）—确定短板，拟定改进策略。实现全员参与质量管理，有效提升护理质量，改善患者健康结局。

5. 护理教学与科研管理系统　随着信息化的发展，利用信息技术和现代管理方法来辅助护理临床教育与科研的发展和改革，加快教学与科研管理信息化建设，已经成为教育信息化的发展方向。护理教学与科研管理系统主要应用于学习记录、护理科研、护士专业档案、学时学分管理等方面。通过该系统，全院护理人员可以实现个人专业技术档案的自我管理，个人可查看学习班、学术会议、业务学习、在读学历信息等，导入论文、著作、课题、相关证书等，护理部、护士长可实时了解护士的教育和科研情况，同时，可以提醒医院所有护理人员今年所需的各类学分总分完成的情况，以及是否达标。利用现代信息技术实现了教学管理的自动化、科学化，大大地提高了工作效率与准确性。

6. 护理绩效考核系统　医院护理绩效考核由护理部通过护理绩效考核系统统一实施，通过信息系统对护士工作内容进行工作量赋分或加权，建立护理工作量统计信息数据库，综合工作绩效、风险责任、劳动强度、岗位职责、技术职称、教育程度等合理分配，最大限度地调动护理人员的积极性，淡化优势科室、非优势科室，避免护理人力资源向优势科室流动，体现公平、公正，实现护理人力资源的科学管理。

7.库存物资信息管理系统　主要用于医疗库存物资核算以及管理，包括库存物资的入库、出库、库存，使用和维护等处理，提供各种账簿管理，包括过往库存、物资出库明细、物资入库明细、出入流水、物资账页汇总、会计账页等，以及各种查询、报表，如物资进、出、存月报表，库存物资增减汇总等，节约了医疗物资成本，实现了护理资源的优化配置。

【案例导入分析】

对本章的导入案例进行分析，基于物联网及生命体征监测技术，开发的云护理智能体温监测大数据平台，是信息化技术与护理专业工作的有机融合。通过无感柔性体温贴，将患者体温数据，通过网络上传数据至云平台，医院就能实时掌握院区内所有患者体温情况，发现异常、精准处理，提高了治疗效率，保障了医院抗疫工作的顺利进行。

【本章小结】

1.护理信息是指在护理活动中产生的各种情报、消息、数据、指令、报告等，是护理管理中最活跃的因素。

2.护理信息管理是为了有效地开发和利用信息资源，以现代信息技术为手段，对医疗及护理信息资源的利用进行计划、组织、领导、控制和管理的实践活动。

3.我国护理信息化伴随着中国医院的信息化发展，经历了四个阶段：医院管理信息化阶段、临床信息化平台阶段、院内信息集成平台阶段及区域信息共享利用阶段。

4.云计算、移动互联网、智慧医疗、人工智能时代的兴起，推动着信息技术与护理工作深度融合、"互联网＋护理服务"、拓宽远程护理发展空间，推动护理信息标准化进程、智慧护理建设，加强护士信息专业队伍建设是护理信息管理的趋势。

5.护理信息系统指一个由护理人员和计算机组成的能对护理管理和临床业务技术信息进行收集、存储和处理的系统，是医院信息系统的重要组成部分。

6.护理信息系统是医院信息系统应用最为广泛的部分，主要包括临床护理信息系统和护理管理信息系统。

7.临床护理信息系统包括住院护士工作站、护理电子病历系统、各专科护理系统和各专项护理系统。

8.护理管理信息系统包括护理制度管理系统、护理人事档案管理系统、护理排班管理系统、护理质量与安全管理系统、护理教学与科研管理系统、护理绩效考核系统、库存物资信息管理系统等。

【走进护理管理】

实践项目：移动护士站的见习。

实践目的：通过移动护士站的见习，使学生了解移动护士站的实施过程，切身感受信息化技术在护理工作中的应用，激发学生创新意识。

实践内容：学生通过临床见习，了解移动护士站的患者信息、体征采集、医嘱管理、日常评估、风险评估、危重患者护理记录单、健康教育、标本采样、检查检验报告、条码扫描、护理计划等功能模块。

实践考核：完成一份见习报告书。

【思考题】

1. 面对人口老龄化，利用高科技解决老龄社会医疗、护理、安全等问题是全球大势所趋。请思考如何利用信息化技术应对老龄化社会带来的护理挑战？

2. 护士林某在给患者注射胰岛素时，将同一病室患者 A 的胰岛素给患者 B 注射，导致患者 B 发生低血糖休克，引起了患者家属强烈的不满。请思考引起上述后果的原因是什么？如何应用护理信息化手段杜绝类似案例发生？

第十二章
护理管理与法

学习目标：

识记：正确说出护理立法的概念和目标、护理立法的基本原则；列举护理相关法律法规的层次。

理解：能解释护理立法的意义；能结合实际阐释护理实践中潜在的护理问题。

运用：能运用所学知识，制定护理工作中常见法律问题的预防和管理措施。

案例导入

患者，女，73岁。入院诊断"慢性支气管炎并发感染，肺心病及肺气肿"。张护士遵医嘱为患者进行静脉输液，穿刺后忘记解下止血带。张护士下班后，由李护士护理该患者。随后巡视病房时，患者多次诉说"手臂疼""输液太慢"，李护士认为疼痛是由于药物刺激静脉所致，并未仔细察看，仅向患者解释说："因为病情的原因，静脉点滴的速度不宜过快。"6个小时后，500mL液体输完，李护士取下输液针头，发现局部轻度肿胀，以为是少量液体外渗所致，未做处理。3小时后，因患者出汗需要更衣，家属发现静脉输液用的止血带还扎在患者的右前臂，于是立即解下并报告了李护士，李护士未做处理。10小时后，患者右前臂高度肿胀，局部出现水泡，手背发紫，李护士向医生报告，立即给予对症处理，但未见改善。3天后，患者被确诊为右前臂下段组织坏死，无奈之下接受了截肢术。这一案例中，你认为两位护士应该负法律责任吗？针对这种情况，护理管理者应该采取哪些措施？

随着法制的健全，人们法制观念日益增强，医疗护理工作中碰到的法律问题越来越多。因此，我国护理立法已被列为国家法制建设的重要内容。社会的这些变化，从法学角度对护理管理提出了许多新的问题。

第一节 护理立法

为了维护护士的合法权益，规范护理行为，促进护理事业发展，保障医疗安全和人体健康，有必要对护理立法。

一、法的概述

1. 法的概念　法（law）是社会规则的一种，通常指由国家制定或认可，并由国家强制力保证实施的，以规定当事人权利和义务为内容的，具有普遍约束力的社会规范。我国的法律体系由宪法及宪法相关法、民法、商法、行政法、经济法、社会法、刑法、诉讼与非诉讼程序法等门类构成。

2. 法的特征　法的主要特征包括社会共同性、强制性、公正性和稳定性。

3. 法的作用　法作为一种社会规范，一方面用于调整人们的行为，即法的规范作用；另一方面，法对社会产生作用，即对社会或社会关系产生作用和影响，以维护国家利益，执行社会公务。

二、护理立法相关问题

护理立法（nursing legislation）是指国家立法机关依照法定程序，制定、修改或废止有关护理活动的规范性文件。护理立法的目标是明确护理法条文应该涉及的范围，其内容应以符合本国现状，且尽可能与国际惯例相适应为基本准则。

（一）护理立法的意义

1. 保护护理人员的职业权利　护理立法使护理人员的地位、作用和职责范围有了明确的法律依据，护理人员在履行自身法律职责、行使护理工作权利等方面可最大限度地受到法律的保护，从而增加了护理人员对工作的使命感和安全感，使他们能够充分发挥自己的聪明才智，保障公民的健康权益，提高全民的健康水平。

2. 促进护理服务规范化和专业化　护理立法为护理专业人才的培养和护理服务实践制定了一系列法制化的规范及标准。这些标准的颁布与实施，使护理服务的各项制度都统一在护理立法的指导纲领之下，使得护理服务更趋规范化和专业化。

3. 推进护理管理法制化进程，保障护理安全　护理立法为护理管理提供了有力的法律保障和约束，不仅规范了护士上岗的执业资质，还使护理工作中的一切活动与行为均以法律为准绳，做到有法可依、违法必究，将护理管理纳入规范化、法制化的轨道，保证了护理工作的安全，提高了护理质量。

4. 促进护理教育更趋完善　护理立法明确规定了护理人员资格认证条件、注册制度、护理行为规范等，以法律的手段督促护理人员必须不断接受学习和培训。只有不断更新知识、提高技能，方可依法从业。这对于保证和提高护理质量、推动护理专业的整体发展具有深远的意义。

5. 维护护理对象的正当权益　护理立法一方面约束了护理人员的行为及活动，另一方面也给护理对象提供了一个标准，对于不符合这一标准的护理行为，护理对象有权依据相关法律法规追究护理人员的法律责任，因此护理立法同样最大限度地保护了护理对象的合法权益。

（二）护理立法的基本原则

1. 以宪法为最高准则　在所有的法律中，宪法拥有至高无上的权力。护理法的制定必须在宪法的总则下进行，不允许与宪法相抵触。同时，护理立法不能与国家已经颁布实施的其他任何法律条款相冲突。

2. 符合我国护理实际的原则　护理法的制定，一方面要借鉴发达国家先进的护理立法经验，另一方面必须从我国的基本国情出发，兼顾全国不同地区护理教育和护理服务的发展水平，确立切实可行的法规。

3. 遵循医学科学发展基本规律的原则　医疗卫生领域的立法活动必须遵循医学科学的客观规律，护理的基本属性是医疗活动，但它具有专业性、服务性的特点，并以其专业化知识与技术为人类健康提供服务。因此，护理领域的立法活动也必须遵守医学科学发展的基本规律，使其更具科学性。

4. 体现法律基本特征的原则 护理法与其他所有法律一样，应具有法律的基本特征，所以制定的法律法规必须体现社会共同性、公正性、强制性和稳定性。

5. 具有国际化趋势的原则 不管是立法的理论研究，还是立法实践，都应当借鉴国外成熟的立法经验，使我国法制与国际接轨。制定护理法时也必须考虑世界法治文明的进程，使各条款尽量同国际要求相适应。

（三）护理立法的程序

1. 建立起草委员会 护理法起草委员会是由国家或卫生主管部门指派、宣布、授权而具有立法机构权威性的非常设机构。其成员一般由护理专家、卫生行政管理人员、司法工作者组成，是唯一具备护理法条文解释权的法定代表。

2. 确定护理立法目标 由护理法起草委员会确定护理法立法的目标，即明确护理法条文应涉及的范围。

3. 起草法律文件 一般按照集体讨论拟定与分工起草相结合的办法，形成草案初稿，尔后通过相关的组织或会议审议，形成"试行草案"。

4. 审议和通过 经过地方乃至全国人民代表大会或政府主管部门审议通过后，法律草案可由政府颁布试行。

5. 评价、修订与重订 护理法的实施大多经过试行和正式施行两个阶段。试行期一般为2～3年，试行期结束前，国家授权起草委员会全面收集意见，做进一步修订，再提交立法机构和政府主管部门审议通过或批准，最后由政府宣布施行。护理法的重订，一般是在正式施行若干年后，根据国家经济文化的状况而定。

三、护理相关法律法规的种类和内容

（一）护理相关法律法规的种类

我国现行的护理相关法律法规，大体上包含以下几大类。

1.《中华人民共和国民法典》 以下简称为《民法典》。2020年5月28日，十三届全国人大三次会议表决通过了《民法典》，自2021年1月1日起施行。《民法典》共七编，其中与医疗卫生领域密切相关的为第七编"侵权责任"中的第六章"医疗损害责任"，共11条法律条文。

2. 医疗卫生法律 由全国人民代表大会及其常务委员会制定颁布的法律文件。目前和护理领域密切相关的法律有《中华人民共和国传染病防治法》《中华人民共和国药品管理法》《中华人民共和国疫苗管理法》等。

3. 行政法规 由国家最高行政机关即国务院制定颁布的规范性文件。如《护士条例》《医疗机构管理条例》《血液制品管理条例》等。

4. 部门规章 由国家卫生健康委员会制定颁布或国家卫生健康委员会与有关部、委、办、局联合制定发布的具有法律效力的规范性文件。这些文件在全国范围内有效，效力低于法律法规，如《护士执业注册管理办法》《医疗机构管理条例实施细则》《全国医院工作条例》《医务人员医德规范及实施办法》等。

5. 诊疗护理规范、常规 指的是基于维护公民健康权利的原则，在总结以往科学和技术成果的基础上对医疗护理过程的定义和所应用技术的规范或指南。诊疗护理规范、常规，通常分为广义和狭义两种。广义的诊疗护理规范、常规是指卫生行政部门及全国性行业学会针对本行业的特点，制定的各种标准、规程、规范、制度的总称。狭义的诊疗护理规范、常规是指医疗机构制定的本机构医务人员进行医疗、护理、检验、医技诊断治疗及医用物品供应等各项工作应遵循的工作方法、步骤。

（二）护理相关法律法规的基本内容

护理相关法律法规的基本内容主要涉及总纲、护理教育、护士注册及执业、护理服务四个方面。

1. 总纲　明确护理相关法律法规的法律地位、护理立法的基本宗旨、立法程序的规定、护理的含义、护理工作的目标、与人类健康的关系及社会价值等。

2. 护理教育　包括教育类别、教育宗旨、专业设置、编制标准化、审批程序、注册和注销的标准和程序等，也包括对入学护生条件、护校学制、课程设置的要求，还有课时安排计划、考试流程及护校科学评估的一系列规定等。

3. 护士注册及执业　包括注册种类、注册机构、申请注册标准和流程，从事护理服务资格的授予或准予注册的标准等详细规定。

4. 护理服务　包括护理人员等级分类的命名，各类护理人员的职责范畴、权利义务、专业技能、管理，以及各项专业的工作规范、护理服务的伦理问题等，此外还包括对违反这些规定的护理人员惩处的流程与标准等。

第二节　护理工作中常见法律问题及预防

作为护理管理者，应该学习法律及护理法的相关知识，正确评估和发现护理工作中容易出现的法律问题，熟悉应对和预防措施。同时，应加强对护理人员进行医疗卫生管理法律、行政法规、部门规章及诊疗护理规范、常规的培训和护理职业道德教育。

一、护士执业注册

护士执业注册严格依照 2008 年 1 月 31 日公布的《护士条例》（中华人民共和国国务院第 517 号令），和 2008 年卫生部（现国家卫生健康委员会）发布的《护士执业注册管理办法》（中华人民共和国卫生部第 59 号令）执行。

（一）常见的违反护士执业注册规定的情形

1. 卫生行政主管部门及工作人员未履行法律责任　卫生行政主管部门及工作人员未依照《护士条例》规定履行职责，在护士监督管理工作中滥用职权、徇私舞弊，或者有其他失职、渎职行为。

2. 医疗卫生机构及工作人员未履行法律责任　医疗卫生机构及工作人员未依照《护士条例》规定履行职责：①配备护士的数量低于国务院卫生主管部门规定的护士配备标准。②允许未取得护士执业证书的人员或执业地点变更而未办理执业地点变更手续的护士、护士执业注册有效期届满未延续执业注册的护士在本机构从事诊疗技术规范规定的护理活动。③允许护理临床实习的人员未在护士指导下开展有关工作。

3. 护士未履行法律责任　护士未履行法律责任常见于：①发现患者病情危急未立即通知医师；②发现医嘱违反法律、法规、规章或者诊疗技术规范的规定，未及时向开具医嘱的医师提出，在必要的时候未向该医师所在科室负责人或者医疗卫生机构负责医疗服务管理的人员报告；③泄露患者隐私；④发生自然灾害、公共卫生事件等严重威胁公众生命健康的突发事件时，不服从安排参加医疗救护。

（二）护士执业注册管理

1. 熟悉法律法规有关规定　管理者应认真学习和解读《护士条例》《护士执业注册管理办法》等法律法规，熟悉护士执业注册条件、执业注册程序及有效期、变更执业地点、延续注册及注册管理机构等有关规定。

2. 严格履行法律责任　《护士条例》明确规定：护士是经执业注册取得《护士执业证书》，依照《护士条例》规定从事护理活动，履行保护生命、减轻痛苦、增进健康职责的卫生技术人员。护士经执业注册取得《护士执业证书》后，方可按照注册的执业地点从事护理工作。护理管理部门应充分认识到护士执业准入管理的重要意义，严格履行法律责任。加强护士执业准入管理工作，杜绝招聘、使用不符合《护士条例》规定的人员。

二、患者权利的保护

权利是指公民依法应享有的权力和利益，或者法律关系主体在法律规定的范围内，为满足其特定的利益而自主享有的权能和利益。患者的权利受法律保护。《宪法》《中华人民共和国民法典》《执业医师法》《护士条例》等相关法律中都提到与患者权利有关的内容。尊重和保护患者的权利是护理人员要遵守的职业道德内容之一，也是避免产生护理法律问题的重要措施。

（一）侵害患者权利的表现

在护理活动中，对患者的侵权行为（tort）主要表现在：①侵犯患者享受医疗的权利。享受医疗权作为患者最基本的权利之一，患者有权享受平等医疗权，患者不论何种性别、国籍、民族、信仰、社会地位及病情轻重，都有权受到礼貌周到、耐心细致、合理而连续的诊治；享受安全有效的诊治，如病情需要，凡有助于改善健康状况的诊断方法、治疗措施及护理条件，都有权获得；有权要求安静整洁的医疗环境，并有权被告知经管医生及护士的姓名；有权知道有关诊断、治疗、处置和病情等确切内容和结果，并有权要求做出通俗易懂的解释。从医疗角度不能相告或尚未明确诊断的，应向患者家属解释；有权决定自己的手术及特殊诊治手段。未经患者及家属同意，医务人员不得擅自进行。同时，有权知道各种诊治手段的相关情况，如副作用、对健康的影响、可能发生的意外及并发症等。若医护人员在工作中歧视患者，不告知患者相关事宜，未经同意擅自进行手术或特殊诊疗即侵犯了患者享受医疗的权利。②侵犯患者生命、身体、健康权。护士执业时误用医疗器械，违反操作流程，造成患者身体损害或使用恶性语言和不良行为均侵犯了患者生命、身体、健康权。③侵犯患者知情同意权。《中华人民共和国民法典》第一千二百一十九条规定："医务人员在诊疗活动中应当向患者说明病情和医疗措施。需要实施手术、特殊检查、特殊治疗的，医务人员应当及时向患者具体说明医疗风险、替代医疗方案等情况，并取得其明确同意；不能或者不宜向患者说明的，应当向患者的近亲属说明，并取得其明确同意。"其中，"明确同意"可以采取任何能够被证据固定和确认的方式（如书面方式），但不能以默许推定同意。若医护人员不告知患者相关事宜或强迫患者接受某种治疗或医学实验，即侵犯了患者的知情同意权。④侵犯患者身体自由权。患者的自由权受宪法保护，如果护士以治疗的名义非法拘禁患者或以其他形式限制和剥夺患者的自由，即侵犯了患者身体自由权。⑤侵犯患者隐私权。《中华人民共和国民法典》第一千二百二十六条规定："医疗机构及其医务人员应当对患者的隐私和个人信息保密。泄露患者的隐私和个人信息，或者未经患者同意公开其病历资料的，应当承担侵权责任。"只要医疗机构或者医务人员泄露了患者的隐私和个人信息，无论是否对患者造成伤害，都应承担侵权责任。⑥侵犯患者财产权。医护人员利用职务之便索取、非法收受患者财物，即侵犯了患者的财产权。

（二）保护患者权利的措施

1. 熟悉法律法规的有关规定 管理者应加强相关法律法规的学习，了解患者权利的内涵，以及医务人员应履行的责任和义务。

2. 加强护理人员的教育 对护理人员加强职业道德、法律知识的教育，培养高尚的职业情操和实事求是的科学态度，增强法律意识，提高依法执业的能力。

对患者权利的保护

某医院肛肠外科收治了一名直肠癌患者章某，护士小周负责该患者基本信息的登记。小周评估患者后，了解到该患者有宗教信仰，不接受异体血输血治疗。

章某做完术前检查后，医生便拟定好直肠癌根治术的时间，准备通知血库为患者备红细胞悬液。小周听闻医生要为患者备血，想起在评估患者时，患者不接受异体血输血治疗，便告知医生应当获得章某的知情同意才能进行备血。医生了解上述情况后，在与章某进行术前谈话时，详细解释和告知了手术麻醉的风险和并发症，同时告知术前常规备血的目的，章某得知后仍表示不接受异体血输血治疗，并和所有直系亲属一起签字为证。

在这种情况下，医生取消了备血医嘱，并针对该患者术中出血风险做了个性化的术前准备，最终手术顺利，患者安全返回病房。医生对小周表示感谢，她细心的提醒使自己避免了一起潜在的医疗纠纷。

三、意外事件与护理过失的预防

（一）意外事件的概念

意外事件是指由于不可抗拒或不能预见的原因，行为人的行为在客观上造成了损害结果，但并非出于行为人的故意和过失。具备以下条件的意外事件可以免责：意外事件具有不可预见性；意外事件归因于当事人行为之外的原因；意外事件属偶发事件，并包括第三人行为。

（二）护理过失的概念

过失是指行为人应当预见或者能够预见自己的行为可能发生危害社会的结果而没有预见，或者虽然已经预见却轻信能够避免，以致危害结果发生。根据该定义，过失存在疏忽大意的过失和过于自信的过失两种情况。护理过失以疏忽大意的过失为多见。

1. 疏忽大意的过失（careless and inadvertent negligence） 包括应当预见而没有预见和能够预见而没有预见两个方面。①应当预见是指注意义务。应当预见而没有预见指的是行为人违反注意义务，即行为人未尽到其应尽的注意义务。注意义务又分为一般注意义务和特殊注意义务：一般注意义务指在通常情况下社会普通人所应履行的注意义务；特殊注意义务指行为人在从事特殊行为时所应履行的注意义务，又称专业注意义务。护理人员应尽的注意义务来源于医疗卫生管理法律法规、部门规章和诊疗护理规范、常规的规定，以及护理人员的道德规范，属于特殊注意义务。②能够预见是指有能力预见。一个人是否有能力预见与年龄、文化程度、知识、经验等多种因素有关。

2. 过于自信的过失　即已经预见而轻信可以避免的过失。

（三）预防措施

1. 加强护理人员教育　管理者应对护理人员加强法制教育、职业道德教育、风险教育和沟通能力与技巧的培训，提高责任心，增强法律意识、风险意识、安全意识、质量意识、服务意识和证据意识。

2. 加强护理过程管理　通过加强护理过程质量管理，防患于未然。同时，通过规范化管理，提高护理人员的专业能力，从而提高护理服务质量，减少意外事件和护理过失的发生。

3. 加强护理安全管理　加强安全管理和风险管理，制定处理预案，从系统上采取措施减少意外事件和护理过失的发生。

4. 加强规范化管理　加强培训和管理，规范护理人员的言行。

四、护理纠纷与医疗事故的预防

（一）护理纠纷

1. 护理纠纷的概念　患者或其家属对护理流程、内容、结果等不满而发生争执，或对同一护理事件护患双方对其原因、结果及处理方式或轻重程度产生分歧而发生争议，相互争执的情形，称为护理纠纷。护理纠纷不一定会存在护理过失。

2. 护理纠纷的分类

（1）医疗性纠纷　①有过失行为纠纷：包括医疗事故、医疗差错；②无过失行为纠纷：包括医疗意外、并发症等。

（2）非医疗性纠纷　在护理工作中，由非医疗护理技术问题引发的纠纷事件，如护士语言不谨慎、服务态度差、侵犯患者肖像权、收受贿赂等。

3. 护理纠纷的处理原则

（1）要正确处理护理纠纷事件。

（2）要保护患者和医疗机构及护士的合法权益。

（3）要维护医疗秩序，保障医疗安全。

（4）保证公开、公平、公正。

4. 护理纠纷的处理途径

（1）由医疗机构与患者协商解决。

（2）可申请医疗事故技术鉴定。

（3）可按照法律诉讼程序解决。

（二）医疗事故

1. 医疗事故的概念　医疗事故是指医疗机构及医务人员在医疗活动中，由于违反医疗卫生管理法律、行政法规、部门规章及诊疗护理规范、常规，过失而造成患者人身损害的事故。构成医疗事故所需的必要条件包括：①其主体必须是医疗机构及医务人员；②行为具有违法性；③过失已造成患者人身损害；④过失行为与后果之间存在因果关系。

2. 医疗事故的分级 《医疗事故处理条例》将医疗事故分成四个等级：一级医疗事故，指造成患者死亡、重度残疾的事故；二级医疗事故，指造成患者中度残疾、器官组织损伤而导致严重功能障碍的事故；三级医疗事故，指造成患者轻度残疾、器官组织损伤而导致一般功能障碍的事故；四级医疗事故，指造成患者明显人身损害而导致其他后果的事故。

3. 不属于医疗事故的情形

（1）非法行医所造成患者人身损害，属于刑事犯罪而非医疗事故。

（2）在紧急情况下为抢救生命垂危患者而采取紧急医疗措施而造成不良后果的。

（3）在医疗活动中因为患者病情异常或患者体质特殊而导致医疗意外的。

（4）在现有医疗科技水平下，发生无法预料或无法预防的不良后果的。

（5）因无过错输血感染而造成不良后果的。

（6）因患者及家属方面的原因延误诊疗而导致不良后果的。

（7）因不可抗力而造成不良后果的。

4. 医疗事故的法律责任

（1）**行政责任** 当医疗机构发生医疗事故时，医疗行政部门应根据医疗事故的等级、情节轻重给予警告，对于情节严重者，责令限期停业整顿甚至最终吊销执业许可证，对主要负责人，给予行政处分或者纪律处分。

（2）**民事责任** 根据民法规定，承担损害赔偿责任。

（3）**刑事责任** 根据《刑法》医疗事故罪规定，医务人员因为严重不负责任而造成就诊人员健康严重损害或者死亡的，处三年以下有期徒刑或者拘役。

5. 医疗事故的预防措施

（1）加强护理人员教育：增加护理基础教育阶段的法制课程，将法定规范教育纳入继续教育范畴，强化护士终身学习，并把法制教育贯穿到护理工作的整个过程中。

（2）加强护理过程管理：护理部门应根据患者数量和病情轻重安排相应数量及资格的护士，用正规的法令、政策、操作规程规范护士言行，并经常深入一线监督并检查规章制度的执行情况，切实加强护理过程管理。

（3）加强护理安全管理：抓住护理安全管理的几个关键点：①关键制度：包括查对、抢救、差错事故管理、消毒隔离等制度；②关键患者：包括疑难危重、术后、新入院及有发生医疗纠纷苗头的患者；③关键人员：包括护理业务骨干，新上岗护士，进修、实习学生，由于家庭、社会、人际关系、意外事件等导致精神负担、心理压力大的人员；④关键环节：包括手术、创伤性操作、特殊检查与治疗等环节；⑤关键时间：包括交接班时间、节假日、夜班、工作繁忙及易疲劳时；⑥关键设备与药品：包括抢救设备、麻醉药品等。

（4）加强规范化管理：参照新法规修订并完善护理制度与规程，同时认真推行新的制度与规程，以促进规范化管理。

（5）医疗事故处理依据《医疗事故处理条例》的相关规定执行。

【案例导入分析】

1. 张护士应当预见而没有预见自己的行为可能发生危险结果，属于疏忽大意过失。李护士在患者多次主诉下均未仔细查看，在发现止血带扎在患者的右前臂的情况下仍未做处理，最终导致患者截肢，造成重度残疾。根据《医疗事故处理条例》，这种情况属于一级医疗事故。

2.针对这种情况，护理管理者应该加强护理人员教育，将法定规范教育纳入继续教育范畴，强化护士的终身学习，并把法制教育贯穿到护理工作的整个过程中。还应加强护理过程管理，用正规的法令、政策、操作规程规范护士言行，并经常深入一线监督并检查规章制度的执行情况。此外，加强护理安全管理，应用患者安全技术、根本原因分析、重大事件稽查等方法，制定处理预案，从系统上采取措施减少护理过失的发生。

【本章小结】

1.护理立法的目标是明确护理法条文应该涉及的范围，其内容应以符合本国现状，且尽可能与国际惯例相适应为基本准则。

2.护理立法的意义包括保护护理人员的职业权利、推进护理管理法制化的进程、促进护理服务规范化和专业化、促进护理教育更趋完善和维护护理对象的正当权益。

3.护理工作中的常见法律问题包括护士执业注册、患者的权利、意外事件、护理过失、护理纠纷和医疗事故。

4.针对护理工作常见的法律问题，采取的预防措施主要包括：加强护理人员教育、加强护理过程管理、加强护理安全管理和加强规范化管理等。

【走进护理管理】

实践项目：护理管理者访谈。

实践目的：通过访问护理管理者，了解护理实践过程中涉及的潜在法律问题及解决的措施，思考如何提高护士的法律意识。

实践内容：拟订访谈提纲，访问一名护理管理者。

实践考核：提交访谈报告。

【思考题】

1.处理及执行医嘱中应注意的法律问题有哪些？

2.作为一名在医院实习的护生，如何避免在临床工作中发生法律纠纷？

参考文献

1. 罗哲. 管理学［M］. 2版. 北京：电子工业出版社，2014.

2. 龚龙，刘兴星. 管理理论与实务［M］. 北京：北京理工大学出版社，2011.

3. 周三多，陈传明，鲁明泓. 管理学——原理与方法［M］. 5版. 上海：复旦大学出版社，2010.

4. 芮明杰. 管理学原理［M］. 上海：上海人民出版社，2008.

5. 张创新. 现代管理学概论［M］. 3版. 北京：清华大学出版社，2010.

6. 娄凤兰. 护理管理学［M］. 2版. 北京：人民卫生出版社，2009.

7. 姜小鹰. 护理管理理论与实践［M］. 北京：人民卫生出版社，2011.

8. 李继平. 护理管理学［M］. 3版. 北京：人民卫生出版社，2012.

9. 吴之明. 护理管理学［M］. 上海：同济大学出版社，2011.

10. 周颖清. 护理管理学［M］. 北京：北京大学医学出版社，2009.

11. 段培蓓. 护理管理学［M］. 长春：吉林科学技术出版社，2012.

12. 孟庆慧，刘美萍. 护理管理学［M］. 北京：科学出版社，2013.

13. 陈锦秀. 护理管理学［M］. 9版. 北京：中国中医药出版社，2012.

14. 李继平. 护理管理学［M］. 3版. 北京：人民卫生出版社，2014.

15. 朱春梅，王索珍. 护理管理学［M］. 上海：第二军医大学出版社，2010.

16. 王静成. 护理管理学［M］. 北京：科学出版社，2015.

17. 张振香，罗艳华. 护理管理学［M］. 2版. 北京：人民卫生出版社，2013.

18. 邹江，谢勇. 管理学［M］. 2版. 武汉：华中科技大学出版社，2010.

19. 潘绍山，孙方敏，黄始振. 现代护理管理学［M］. 北京：科学技术文献出版社，2007.

20. 姜丽萍. 护理管理学［M］. 杭州：浙江大学出版社，2012.

21. 焦强. 管理学［M］. 3版. 成都：四川大学出版社，2014.

22. 叶文琴. 护理管理［M］. 上海：复旦大学出版社，2015.

23. 关永杰. 护理管理学［M］. 北京：中国中医药出版社，2005.

24. 刘华平，李红. 护理管理案例精粹［M］. 北京：人民卫生出版社，2015.

25. 田君叶，李晶，胡美华，等. 医院护理人力资源配置与使用研究进展［J］. 中国护理管理，2014，14（12）：1300.

26. 王皓岑，章雅青. 组织支持理论在护理人力资源管理中的应用研究进展［J］. 中华护理杂志，2013，48（4）：374.

27. 叶文琴，王筱慧，张伟英. 实用医院护理人力资源管理学［M］. 北京：科学出版社，2014.

28. 胡艳宁. 护理管理学［M］. 北京：人民卫生出版社，2012.

29. 斯蒂芬·P. 罗宾斯，戴维·A. 德森佐，玛丽·库尔特. 管理学原理与实践［M］. 8 版. 北京：中国人民大学出版社，2013.

30. 赵涛，齐二石. 管理学［M］. 北京：清华大学出版社，2013.

31. 穆匡华. 管理学［M］. 北京：清华大学出版社，2014.

32. 周三多. 管理学［M］. 2 版. 北京：高等教育出版社，2005.

33. 高映红，王华强. 管理学原理［M］. 天津：天津大学出版社，2013.

34. 潘连柏，伍娜. 管理学原理［M］. 北京：人民邮电出版社，2013.

35. 徐小平. 管理学［M］. 2 版. 北京：科学出版社，2014.

36. 王海和，钟森，宋宏先，等. 我国医疗安全不良事件报告系统现状分析与对策探讨［J］. 中国卫生质量管理，2014，21（4）：26.

37. Ashley L，Armitage C. Failure Mode and Effect Analysis; an empirical camparison of failure mode scoring procedures［J］. Journal of Patient Safey，2010，6(4)：210.

38. Duwe B，Fuchs BD，Hansen-laschan I Failure mod and effets analysis application to crit- ical care medicine［J］. Critical Care Clinics，2005，21(1)：21.

39. 王海燕，王美兰. 医疗失效模式与效应分析在临床护理风险管理中的研究现状［J］. 护理学杂志，2015，30（19）：107.

40. 左月燃. 护理安全［M］. 北京：人民卫生出版社，2009.

41. 林菊英. 医院管理学——护理管理分册［M］. 北京：人民卫生出版社，2004.

42. 郭锦丽，李艳春，白帆，等. 品管圈护理实践［M］. 北京：科学技术文献出版社，2015.

43. 宋素真，廖秀宜，马淑清，等. 当代护理行政学［M］. 2 版. 台北：华杏出版股份有限公司，2012.

44. 张军，陈昌龙. 现代管理学［M］. 北京：清华大学出版社；北京交通大学出版社，2009.

45. 何颖. 创新管理［M］. 北京：经济管理出版社，2009.

46. 谷薇娜，王艳. 非惩罚性护理安全（不良）事件上报平台的建立和使用［J］. 南京：江苏卫生事业管理，2015，2（26）：50.

47. 戴夫. 公立医院改革下护理管理的创新思路［J］. 中国医院管理，2013，33(5)：74.

48. 王晓晖. 创新细节在护理管理中的尝试［J］. 现代护理，2010，7（4）：10s.

49. 赵玉沛，于晓初，吴欣娟. 创新护理管理模式，建立长效运行机制［J］. 中国医院，2010，14(11)：11.

50. 曾莉，朱晓萍，李宏，等. 对脑卒中急诊急救流程再造的思考［J］. 中国护理管理，2015，15 (7)：887.

51. 吴欣娟，王艳梅. 护理管理学［M］. 4 版. 北京：人民卫生出版社，2017.

52. 陈锦秀，全小明. 护理管理学［M］. 北京：中国中医药出版社，2016.

53. 黎秀芳，张开秀. 三级护理［J］. 护理杂志，1955，(02)：80-82.

54. 李树贞. 不熄的灯光 -- 怀念黎秀芳先生［J］. 当代护士（综合版），2008，(07)：16-19.

55. 于秀娥. 中外管理思想史［M］. 北京：中国商业出版社，2011.

56. 安义中，李丹. 管理学［M］. 成都：四川大学出版社，2018.

57. 陈锦秀. 护理管理学［M］. 长沙：湖南科学技术出版社，2013.

58. 翁开源，王浩. 医院管理学［M］. 北京：人民军医出版社，2015.

59. 张薛晴，翁艳翎，宋玉磊，等. 我国护理人力资源结构配置研究进展［J］. 中国医院管理，2020，40(8)：88-90.

60. 徐玮，柏亚妹，王丹丹，等. 护理工作量测量方法研究进展［J］. 护理研究，2017，31(24)：2956-2958.

61. 石美琴，席淑新，彭峥嵘，等. 病人分类系统在国内外护理人力分配中应用研究进展［J］. 中国护理管理，2015，15(6)：684-687.

62. Jill Flo，Bjorg Landmark，Siri Tonnessen，etal.Patient classification systems used to classify nursing intensity and assess nursing staffing resources in home healthcare-a scoping review［J］.Int J Nurs Stud.2019 Nov，99：103361. doi：10.1016/j.ijnurstu.2019.05.009.Epub 2019 May 22.

63. 王东.护理驱动力 护士岗位管理创新与实践［M］.北京：中国医药科技出版社，2014.

64. 丁炎明，吴欣娟，王秀英，等.我国地市级以上护理学会专科护士培训的调查研究［J］.中华护理杂志，2020，55(5)：747-750.

65. 刘逸文，刘天贶，田永明.援鄂重症专科护士在新型冠状病毒感染肺炎救治工作中的作用［J/OL］.中华重症医学电子杂志，2020，6(2)：236-240.

66. 环球网.国家卫生健康委员会：全国已派出 3.2 万余名医务人员援鄂，主要来自于呼吸感染重症等专业［EB/OL］.https：//china.huanqiu.com/article/9Ca Krn Kpq DH.2020-02-17.

67. 乔治·米尔科维奇，杰里·纽曼，巴里·格哈特著.成得礼（译）.薪酬管理（第 11 版）［M］.北京.中国人民大学出版社，2014.

68. 沈晓，夏冕.公立医院绩效管理与薪酬设计［M］.武汉.华中科技大学出版社，2020.

69. 张玉芳.济南市 A 医院薪酬管理体系优化设计［D］.长春工业大学，2020.06.

70. 李晓懿.X 公立医院行政后勤职能部门薪酬管理优化研究［D］.重庆理工大学，2020.06.

71. 叶文琴，王筱慧，张伟英.实用医院护理人力资源管理学［M］.北京.科学出版社，2014.

72. 陈国云.公立医院薪酬与绩效管理改进策略论述［J］.财经界，2021(1)：169-170.

73. 王红.浅析事业单位人力资源管理中薪酬管理的问题［J］.经济师，2021(2)：259-260.

74. 李梦茹，耿仁文，林凯程，等.宽带薪酬在我国大型公立医院的适用性分析［J］.中国卫生经济，2014，33(7)：19-20.

75. 史瑞芬，张晓静.护理管理者素质与能力修炼［M］.北京：人民卫生出版社，2015.

76. 陈致中.魅力型.领导理论综述及对管理者的启示［J］.现代管理科学.2013(6)：33-35

77. 陈致中，许俊仟.变革型领导：理论、结构与最新研究综述［J］.现代管理科学，2012(9)：27-29，87.

78. 于博.愿景型领导理论的研究进展和未来趋势［J］.社科纵横，2015，30(1)：50-52.

79. 顾炜.护理管理学［M］.2 版.北京：清华大学出版社，2016.

80. 叶文琴、徐筱萍、徐丽华.现代医院护理管理学［M］.北京：人民卫生出版社，2017.

81. 斯蒂芬·P·罗宾斯.管理学［M］.13 版.北京：中国人民大学出版社，2017.

82. 王永柏，许颖.用柔性管理减轻精神科护士压力［J］.中国卫生人才，2019，12(8)：38-39.

83. 王春英.护理安全管理不良事件案例分析［M］.杭州：浙江大学出版社，2020.

84. 陆皓.护理安全管理［M］.北京：人民军医出版社，2013.

85. 刘华平，李红.护理管理案例精粹［M］.北京：人民卫生出版社，2015.

86. 胡艳宁.护理管理学［M］.北京：人民卫生出版社，2012.

87. 刘于，汪晖，陈军华，等.突发新型冠状病毒肺炎疫情的护理人力及物力应急管理［J］.中华护理杂志，2020，55(3)：343-346.

88. 林陶玉，方鹏骞.疫情防控紧急状态下医院护理人力资源配置与动员管理策略［J］.中国卫生事业管理，2020，37(5)：332-334.

89. 张利漫，鲁桂兰，沙莉，等.突发传染病护理应急管理体系的构建［J］.中华现代护理杂志，2017，23(36)：4557-4561.

90. 张安琴.突发公共事件护理应急预案体系的建立与完善［J］.护理实践与研究，2010，7(1)：78-79.

91. 龚贝贝，韦彩云，米元元，等. 传染病专科医院新型冠状病毒肺炎护理应急管理体系构建与实施［J］. 护理学杂志，2020，35(9)：7-10.

92. 刘庭芳，刘勇. 中国医院评审评价追踪方法学操作手册（试行本）［M］. 北京：人民卫生出版社，2012.

93. 张燕，杨金凤. 追踪方法学在护理安全管理中的应用进展［J］. 交通医学，2019，33（4）：376-377.

94. 刘庆春，吕建伟，刘海峰. 追踪方法学在医院内涵质量建设中的应用［J］. 武警后勤学院学报，2014，23（8）：681-68.

95. 李秋燕，胡艳宁，刘晓瑜. 追踪方法学在临床护理质量中的应用进展［J］. 全科护理，2018，16(11)：1306-1309.

96. 钟立，唐兰，陈容，等. 个案追踪法在体检不良事件管理中的应用［J］. 中华健康管理学杂志，2018，12(3)：259-261.

97. 黄菊华. 患者追踪方法学在危重患者护理安全与质量管理中的应用［J］. 中国社区医师，2018，34(28)：142-144.

98. 蒋群燕，李华，李琰. 追踪方法学在护理安全管理中的应用效果评价［J］. 中西医结合护理：中英文，2017，3(4)：154-155.

99. 赵静，曹艺. 追踪方法学在静脉治疗护理质量管理中的应用［J］. 实用临床护理学杂志，2018，3(36)：175，187.

100. 朱慧，凌勇武，黄松平. 追踪方法学在患者安全目标管理中的应用［J］. 现代医院管理，2014，12(3)：45-47.

101. 赵丽丽，李海霞，姚辉. 追踪方法学在老年患者跌倒防范中的应用［J］. 中华护理杂志，2014，49(11)：1298-1302.

102. 方妍，周晓娟，方储馨. 追踪方法学在心内科患者跌倒管理中的应用效果评价［J］. 安徽卫生职业技术学院学报，2019，18(1)：12-13.

103. 沈翠华，叶春萍，陈盈盈，等. 追踪方法学用于预防人工髋关节置换术后深静脉血栓［J］. 护理学杂志 2015，30(4)：17-21.

104. 李会芹，司桂梅，郭丽华等. 追踪方法学在精神科高风险攻击行为患者管理中的对照研究［J］. 世界最新医学信息文摘，2016，16(46)：36-37.

105. 陈秀云，梅缙瑶. 追踪方法学在重症监护室输液护理质量管理中的运用［J］. 解放军护理杂志，2018，35(9)：68-70.

106. 蓝静，黎彩红. 系统追踪法改善用药错误护理不良事件的效果［J］. 护士进修杂志，2016，31(16)：1466-1468.

107. 丁桂兰，翟荣慧，武霞，等. 追踪方法学在降低儿科患儿静脉留置针非计划拔管率中的应用［J］. 国际护理学杂志，2018，37(3)：403-406.

108. 王姗姗，李文芳，孙东晗. 运用追踪方法学减少患者身份识别缺陷［J］. 护理学杂志，2017，32(3)：75-77.

109. 史铁英，尹安春. 外科疾病临床护理路径［M］. 北京：人民卫生出版社，2018.

110. 史铁英，尹安春. 内科疾病临床护理路径［M］. 北京：人民卫生出版社，2018.

111. 胡艳宁. 护理管理学［M］. 2版. 北京：人民卫生出版社，2016.

112. 刘华平. 中华医学百科全书［M］. 北京：中国协和医科大学出版社，2019.

113. 叶文琴. 护理管理［M］. 上海：复旦大学出版社，2015.

114. 王静成. 护理管理学［M］. 北京：科学出版社，2015.

115. 张洪君，成守珍 . 临床护理与管理信息化实践指南［M］. 北京：北京大学医学出版社，2016.

116. 杨茜，鞠梅，李雨昕，郑思琳，等 . "互联网＋"背景下的智慧护理建设初探［J］. 护理学杂志，2017，32(11)：8–10.

117. 胡静超，王韬，章雅青 . "互联网＋护理服务"的态势分析［J］. 中华护理教育，2020，17(10)：956–960.

全国中医药行业高等教育"十四五"规划教材

全国高等中医药院校规划教材（第十一版）

教材目录（第一批）

注：凡标☆号者为"核心示范教材"。

（一）中医学类专业

序号	书 名	主 编		主编所在单位	
1	中国医学史	郭宏伟	徐江雁	黑龙江中医药大学	河南中医药大学
2	医古文	王育林	李亚军	北京中医药大学	陕西中医药大学
3	大学语文	黄作阵		北京中医药大学	
4	中医基础理论☆	郑洪新	杨 柱	辽宁中医药大学	贵州中医药大学
5	中医诊断学☆	李灿东	方朝义	福建中医药大学	河北中医学院
6	中药学☆	钟赣生	杨柏灿	北京中医药大学	上海中医药大学
7	方剂学☆	李 冀	左铮云	黑龙江中医药大学	江西中医药大学
8	内经选读☆	翟双庆	黎敬波	北京中医药大学	广州中医药大学
9	伤寒论选读☆	王庆国	周春祥	北京中医药大学	南京中医药大学
10	金匮要略☆	范永升	姜德友	浙江中医药大学	黑龙江中医药大学
11	温病学☆	谷晓红	马 健	北京中医药大学	南京中医药大学
12	中医内科学☆	吴勉华	石 岩	南京中医药大学	辽宁中医药大学
13	中医外科学☆	陈红风		上海中医药大学	
14	中医妇科学☆	冯晓玲	张婷婷	黑龙江中医药大学	上海中医药大学
15	中医儿科学☆	赵 霞	李新民	南京中医药大学	天津中医药大学
16	中医骨伤科学☆	黄桂成	王拥军	南京中医药大学	上海中医药大学
17	中医眼科学	彭清华		湖南中医药大学	
18	中医耳鼻咽喉科学	刘 蓬		广州中医药大学	
19	中医急诊学☆	刘清泉	方邦江	首都医科大学	上海中医药大学
20	中医各家学说☆	尚 力	戴 铭	上海中医药大学	广西中医药大学
21	针灸学☆	梁繁荣	王 华	成都中医药大学	湖北中医药大学
22	推拿学☆	房 敏	王金贵	上海中医药大学	天津中医药大学
23	中医养生学	马烈光	章德林	成都中医药大学	江西中医药大学
24	中医药膳学	谢梦洲	朱天民	湖南中医药大学	成都中医药大学
25	中医食疗学	施洪飞	方 泓	南京中医药大学	上海中医药大学
26	中医气功学	章文春	魏玉龙	江西中医药大学	北京中医药大学
27	细胞生物学	赵宗江	高碧珍	北京中医药大学	福建中医药大学

序号	书　名	主　编		主编所在单位	
28	人体解剖学	邵水金		上海中医药大学	
29	组织学与胚胎学	周忠光	汪　涛	黑龙江中医药大学	天津中医药大学
30	生物化学	唐炳华		北京中医药大学	
31	生理学	赵铁建	朱大诚	广西中医药大学	江西中医药大学
32	病理学	刘春英	高维娟	辽宁中医药大学	河北中医学院
33	免疫学基础与病原生物学	袁嘉丽	刘永琦	云南中医药大学	甘肃中医药大学
34	预防医学	史周华		山东中医药大学	
35	药理学	张硕峰	方晓艳	北京中医药大学	河南中医药大学
36	诊断学	詹华奎		成都中医药大学	
37	医学影像学	侯　键	许茂盛	成都中医药大学	浙江中医药大学
38	内科学	潘　涛	戴爱国	南京中医药大学	湖南中医药大学
39	外科学	谢建兴		广州中医药大学	
40	中西医文献检索	林丹红	孙　玲	福建中医药大学	湖北中医药大学
41	中医疫病学	张伯礼	吕文亮	天津中医药大学	湖北中医药大学
42	中医文化学	张其成	臧守虎	北京中医药大学	山东中医药大学

（二）针灸推拿学专业

序号	书　名	主　编		主编所在单位	
43	局部解剖学	姜国华	李义凯	黑龙江中医药大学	南方医科大学
44	经络腧穴学☆	沈雪勇	刘存志	上海中医药大学	北京中医药大学
45	刺法灸法学☆	王富春	岳增辉	长春中医药大学	湖南中医药大学
46	针灸治疗学☆	高树中	冀来喜	山东中医药大学	山西中医药大学
47	各家针灸学说	高希言	王　威	河南中医药大学	辽宁中医药大学
48	针灸医籍选读	常小荣	张建斌	湖南中医药大学	南京中医药大学
49	实验针灸学	郭　义		天津中医药大学	
50	推拿手法学☆	周运峰		河南中医药大学	
51	推拿功法学☆	吕立江		浙江中医药大学	
52	推拿治疗学☆	井夫杰	杨永刚	山东中医药大学	长春中医药大学
53	小儿推拿学	刘明军	邰先桃	长春中医药大学	云南中医药大学

（三）中西医临床医学专业

序号	书　名	主　编		主编所在单位	
54	中外医学史	王振国	徐建云	山东中医药大学	南京中医药大学
55	中西医结合内科学	陈志强	杨文明	河北中医学院	安徽中医药大学
56	中西医结合外科学	何清湖		湖南中医药大学	
57	中西医结合妇产科学	杜惠兰		河北中医学院	
58	中西医结合儿科学	王雪峰	郑　健	辽宁中医药大学	福建中医药大学
59	中西医结合骨伤科学	詹红生	刘　军	上海中医药大学	广州中医药大学
60	中西医结合眼科学	段俊国	毕宏生	成都中医药大学	山东中医药大学
61	中西医结合耳鼻咽喉科学	张勤修	陈文勇	成都中医药大学	广州中医药大学
62	中西医结合口腔科学	谭　劲		湖南中医药大学	

（四）中药学类专业

序号	书名	主编		主编所在单位	
63	中医学基础	陈晶 程海波		黑龙江中医药大学	南京中医药大学
64	高等数学	李秀昌 邵建华		长春中医药大学	上海中医药大学
65	中医药统计学	何雁		江西中医药大学	
66	物理学	章新友 侯俊玲		江西中医药大学	北京中医药大学
67	无机化学	杨怀霞 吴培云		河南中医药大学	安徽中医药大学
68	有机化学	林辉		广州中医药大学	
69	分析化学（上）（化学分析）	张凌		江西中医药大学	
70	分析化学（下）（仪器分析）	王淑美		广东药科大学	
71	物理化学	刘雄 王颖莉		甘肃中医药大学	山西中医药大学
72	临床中药学☆	周祯祥 唐德才		湖北中医药大学	南京中医药大学
73	方剂学	贾波 许二平		成都中医药大学	河南中医药大学
74	中药药剂学☆	杨明		江西中医药大学	
75	中药鉴定学☆	康廷国 闫永红		辽宁中医药大学	北京中医药大学
76	中药药理学☆	彭成		成都中医药大学	
77	中药拉丁语	李峰 马琳		山东中医药大学	天津中医药大学
78	药用植物学☆	刘春生 谷巍		北京中医药大学	南京中医药大学
79	中药炮制学☆	钟凌云		江西中医药大学	
80	中药分析学☆	梁生旺 张彤		广东药科大学	上海中医药大学
81	中药化学☆	匡海学 冯卫生		黑龙江中医药大学	河南中医药大学
82	中药制药工程原理与设备	周长征		山东中医药大学	
83	药事管理学☆	刘红宁		江西中医药大学	
84	本草典籍选读	彭代银 陈仁寿		安徽中医药大学	南京中医药大学
85	中药制药分离工程	朱卫丰		江西中医药大学	
86	中药制药设备与车间设计	李正		天津中医药大学	
87	药用植物栽培学	张永清		山东中医药大学	
88	中药资源学	马云桐		成都中医药大学	
89	中药产品与开发	孟宪生		辽宁中医药大学	
90	中药加工与炮制学	王秋红		广东药科大学	
91	人体形态学	武煜明 游言文		云南中医药大学	河南中医药大学
92	生理学基础	于远望		陕西中医药大学	
93	病理学基础	王谦		北京中医药大学	

（五）护理学专业

序号	书名	主编		主编所在单位	
94	中医护理学基础	徐桂华 胡慧		南京中医药大学	湖北中医药大学
95	护理学导论	穆欣 马小琴		黑龙江中医药大学	浙江中医药大学
96	护理学基础	杨巧菊		河南中医药大学	
97	护理专业英语	刘红霞 刘娅		北京中医药大学	湖北中医药大学
98	护理美学	余雨枫		成都中医药大学	
99	健康评估	阚丽君 张玉芳		黑龙江中医药大学	山东中医药大学

序号	书名	主编		主编所在单位	
100	护理心理学	郝玉芳		北京中医药大学	
101	护理伦理学	崔瑞兰		山东中医药大学	
102	内科护理学	陈 燕	孙志岭	湖南中医药大学	南京中医药大学
103	外科护理学	陆静波	蔡恩丽	上海中医药大学	云南中医药大学
104	妇产科护理学	冯 进	王丽芹	湖南中医药大学	黑龙江中医药大学
105	儿科护理学	肖洪玲	陈偶英	安徽中医药大学	湖南中医药大学
106	五官科护理学	喻京生		湖南中医药大学	
107	老年护理学	王 燕	高 静	天津中医药大学	成都中医药大学
108	急救护理学	吕 静	卢根娣	长春中医药大学	上海中医药大学
109	康复护理学	陈锦秀	汤继芹	福建中医药大学	山东中医药大学
110	社区护理学	沈翠珍	王诗源	浙江中医药大学	山东中医药大学
111	中医临床护理学	裘秀月	刘建军	浙江中医药大学	江西中医药大学
112	护理管理学	全小明	柏亚妹	广州中医药大学	南京中医药大学
113	医学营养学	聂 宏	李艳玲	黑龙江中医药大学	天津中医药大学

（六）公共课

序号	书名	主编		主编所在单位	
114	中医学概论	储全根	胡志希	安徽中医药大学	湖南中医药大学
115	传统体育	吴志坤	邵玉萍	上海中医药大学	湖北中医药大学
116	科研思路与方法	刘 涛	商洪才	南京中医药大学	北京中医药大学

（七）中医骨伤科学专业

序号	书名	主编		主编所在单位	
117	中医骨伤科学基础	李 楠	李 刚	福建中医药大学	山东中医药大学
118	骨伤解剖学	侯德才	姜国华	辽宁中医药大学	黑龙江中医药大学
119	骨伤影像学	栾金红	郭会利	黑龙江中医药大学	河南中医药大学洛阳平乐正骨学院
120	中医正骨学	冷向阳	马 勇	长春中医药大学	南京中医药大学
121	中医筋伤学	周红海	于 栋	广西中医药大学	北京中医药大学
122	中医骨病学	徐展望	郑福增	山东中医药大学	河南中医药大学
123	创伤急救学	毕荣修	李无阴	山东中医药大学	河南中医药大学洛阳平乐正骨学院
124	骨伤手术学	童培建	曾意荣	浙江中医药大学	广州中医药大学

（八）中医养生学专业

序号	书名	主编		主编所在单位	
125	中医养生文献学	蒋力生	王 平	江西中医药大学	湖北中医药大学
126	中医治未病学概论	陈涤平		南京中医药大学	